中医

治未病 博文

彭 康 著

华南理工大学出版社

SOUTH CHINA UNIVERSITY OF TECHNOLOGY PRESS

· 广州 ·

图书在版编目（CIP）数据

中医治未病博文/彭康著. —广州：华南理工大学出版社，2022.6
ISBN 978 - 7 - 5623 - 6987 - 5

I. ①中… II. ①彭… III. ①中医学 - 预防医学 - 普及读物 IV. ①R211 - 49

中国版本图书馆 CIP 数据核字（2022）第 047792 号

ZHONGYI ZHIWEIBING BOWEN

中医治未病博文

彭 康 著

出 版 人：柯 宁
出版发行：华南理工大学出版社
（广州五山华南理工大学 17 号楼，邮编 510640）
http：//hg. cb. scut. edu. cn E-mail：scutc13@ scut. edu. cn
营销部电话：020 - 87113487 87111048（传真）
责任编辑：毛润政
特邀编辑：龙 辉
责任校对：詹伟文
印 刷 者：广州永祥印务有限公司
开 本：787mm×960mm 1/16 印张：17.25 字数：310 千
版 次：2022 年 6 月第 1 版 2022 年 6 月第 1 次印刷
定 价：55.00 元

前　言

　　"不治已病治未病"是早在《黄帝内经》中就提出来的防病养生谋略，历代医家乃至现代医学对治未病思想都极为重视，并将其发扬光大。中医治未病包括"未病先防、既病防变、瘥后防复"。其中未病先防是未雨绸缪、养生防病；既病防变是料在机先，阻截已病后的变化，以防疾病进一步恶化和转变；瘥后防复则着眼于病后扶助人体正气，促进疾病康复，防止疾病复发。这三个层次或三种境界，都是保证人体健康、少生病、不生大病和有病能及时康复的重要条件。

　　记得几年前，当"治未病"概念被重新提出时，许多人都将其误解为"治末病"或"治胃病"。而今，中医养生保健"治未病"已上升为国家战略，中医治未病的理念也越来越深入人心。在各级中医院，治未病科工作蓬勃开展，治未病工作深入社区乡村，养生保健成为人们生活的一部分。如何治未病养生防病，中医提出的"天人合一""形神合一""因人制宜"等医学观点为其提供了指引。中医养生提出的形神共养、协调阴阳、顺应自然、饮食调养、谨慎起居、调和脏腑、通畅经络、节欲保精、益气调息、动静适宜等一系列原则都是"治未病"的重要内容和方法。

　　南方医科大学中西医结合医院作为国家中医药管理局首批治未病建设试点单位，较早启动治未病工作。本人从2010年起开通博客撰写科普博文至今已有200余篇，其中部分文章应媒体约稿而作，先后在《中国中医药报》《广州日报》《羊城晚报》《南方都市报》《广东科技报》《老人报》《大众医学》及"学习强国"学习平台、"广东省中医药公众号"等媒体发表。2011年在《南方都市报》发表的《养生，先看你是哪一"派"》一文，通俗化地讲解中医九种体质，在广大群众中产生了较好的影响，2014年度获第七届广东省科普作品创作大赛一等奖。近两年，我开设《节气养生》网络专栏，受众颇多，如《寒露秋意浓，暖足防寒生》一文在新华网客户端一日阅读量达到 150 万。本人在长期的临床实践中也深切感受到广大患者朋友需要普及中医养生保健知识，这对防治疾病、提高疗效、融洽医患关系都有积极的意义。我从事中医临床和大学本科课程"中药学"的教学工作多年，在研究生学习阶段，师承国医大师、中药学大家颜正华教授，原中央军委保健专家臧堃堂教授和中药药理学家郑有顺教授（曾任中国中药药理专业委员会主任委员），从各位老师那里学到并强化了中医临床、临床中药学和中药药理学的专门知识和技能，也深刻体会到了老师们做人做事的高贵品质。在教学和临床中做到中医中药不分家，医药合一，努力熟知药性，学习前辈"用药如用兵"，力求"排兵布阵"恰当，切合病情，提高疗效。近十年来开展治未病工作，在利用各种媒体予以宣传的同时，也把诊室当成课堂，在看诊把脉时，尽量多说几句话，给患者科普中医药知识：如何从中医的角度认识疾病，如何煎药服药，注重饮食起居、情志调理……以帮助患者正确看待疾病，克服恐惧心理，提高战胜疾病的信心。这都是治未病的内容，可以看成是媒体线上宣传与诊室线下讲解的有机结合。

本书汇编了中医治未病概述、四时顺养、日常起居饮食和情绪调节、中老年人保健、常见病的调养、中药应用和闻出健康——香味中药等内容，大部分文章是短文，通俗易懂，同时也内含专业知识，适合广大读者阅读使用，也可为中医治未病专业人士提供参考。

学海无涯，中医药学博大精深，学习和临床永远在路上，永无止境。由于笔者水平有限，不妥之处恳请广大读者和同行们批评指正。

彭　康

2022 年 5 月 2 日

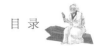

目　录

第二部分　日常起居、饮食和情绪调节

第三部分 中老年人保健

第四部分 常见病的调养

第五部分　中药应用

第六部分　闻出健康——香味中药

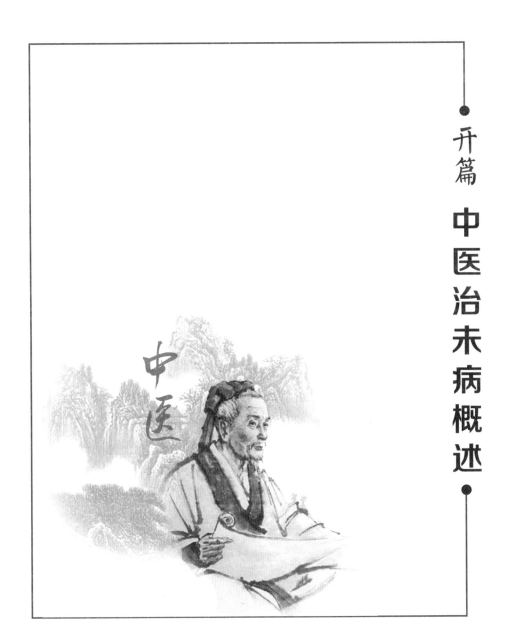

开篇

中医治未病概述

努力发挥中医药在治未病中的主导作用

中医在整体上对个人的健康状态进行衡量，是真正意义上的个体化健康管理。将治未病的精神内涵与现代医学的健康体检相结合，就能较好地评价人体的健康状态并予以干预调理。自 2006 年建院开始，南方医科大学中西医结合医院就开展了"中西医联合查体"和"一号两看中西医"工作，积极建设和发展治未病科，搭建以健康管理科、特需服务住院病区、慢病管理中心为主要平台的综合治未病服务区域，形成了治未病健康管理门诊、中西医结合治未病特需住院病区和慢病管理及随访中心，始终将治未病作为核心理念，全面推进治未病工作。

1. 中医治未病思想与现代医学相契合

治未病思想源自《黄帝内经》，历代医家乃至现代医学对治未病思想都极为重视，并将其发扬光大。两千多年来，众多医家通过长期临床实践，不断完善治未病思想，使之成为中医预防保健理论体系。该体系由三个层次或三种境界组成，即"未病先防、既病防变、瘥后防复"。其中，"未病先防"是未雨绸缪，养生防病；"既病防变"是料在机先，阻截已病后的变化，以防疾病进一步恶化和转变；"瘥后防复"则着眼于病后扶助人体正气，促进疾病康复，防止疾病复发。现代医学也正从"疾病医学"向"健康医学"发展，从"重疾病治疗"向"重疾病预防"转变，从强调医生作用向重视病人的自我保健作用发展。

治未病与现代医学的三级预防思想也有着许多契合之处。"体质三级预防学说"是针对不同人群制定的相应预防保健措施。一级预防是针对个体体质的特殊性，积极改善特殊体质，增强自身的抵抗力，从而实现对特殊人群的病因预防，阻止相关疾病的发生；二级预防是临床前期预防，即在疾病的临床前期做好早期发现、早期诊断、早期治疗的"三早"预防措施；三级预防是临床预防，对已患某些疾病者，结合体质的特异性及时治疗，防止恶化，由此可见中医治未病的思想内涵。中西医在健康保健和预防医学领域有着先天的共识和巨大的结合空间，在医院学科建设、专科特色优势方面将发挥积极的推进作用。

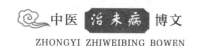
2. 中医治未病体现"天人合一""形神合一""因人制宜"观念

中医的最高境界是治未病，中医在治未病中的作用主要体现在未病先防。如何未病先防，中医提出的"天人合一""形神合一""因人制宜"等医学观点为养生防病提供了指引。

"天人相应"是中医的整体观念之一。《黄帝内经》曰："人与天地相参也，与日月相应也""人以天地之气生，四时之法成""阴阳四时者，万物之终始也，死生之本也，逆之则灾害生，从之则苛疾不起……从阴阳则生，逆之则死"。人与自然是一个动态变化着的整体，在这一整体中，人与动植物、水、空气、土壤、岩石、光、热等组成生物圈，其中大气对人类影响最大。一年四季经历着春温、夏热、秋凉、冬寒不同时序的气候变化，人类也就受到不同气候中各种不同的光热、辐射、气压的影响。人类是生物进化序列中最高级的生命，是在与周围环境周期的适应与不适应、对立与统一的矛盾中生存和发展的。人的生活起居、生理活动、病理变化无不与环境周期、日时变异密切相关。随着年月、季节、日时的更替变迁，人体也相应地呈现不同的生理节律。掌握自然界阴阳变化的规律，从而调整人体的阴阳，使之适应自然界的各种变化，就能减少发病。

《黄帝内经·素问·生气通天论》指出："清静则肉腠闭拒，虽有大风苛毒，弗之能害"，即指思想上安定清静，使真气和顺，精神内守，避免不良刺激，提高自我心理调摄能力，就无从得病。同时，调摄精神，可以增强正气，抗邪能力，预防疾病，即"正气存内，邪不可干"。

"亿万苍生，九种体质，人各有质，体病相关；体质平和，健康之源，体质偏颇，百病之因。"中医体质辨识为中医体质与易发健康风险的关联性提供了重要临床经验，在此基础上综合运用中医"天人合一"的整体观、"体病相关、体质可分、体质可调"的中医体质学说理论和"辨证施治"的调理方案，可以实现"未病先防"和"既病防变"的治未病目标。

根据以上三种理念衍生而来的许多中医养生防病的方法，实践证明可以起到预防疾病、维护身心健康和延缓衰老进程的作用。具体来说，主要有顺时养生、调神养生、惜精养生、饮食养生、运动养生、药物养生、针推养生等方式，以及通过体育锻炼来增强体质，调整生活起居使之有规律。

因此，"天人合一""形神合一""因人制宜"的养生保健理念和相应的系列措施，是源自中医几千年临床实践经验的总结，也是大数据时代下汇总得出的科学结论，值得我们弘扬和发展。

3. 中医治未病引领"中西医联合查体"

治未病包含对自身健康状况进行管理，这种管理是通过健康评价，根据不同的健康问题和危险因素来制定改善目标，针对目标实行不同干预措施，最终达到有效预防的目的。各种体质偏颇是导致疾病发生的内在依据，体质的不同，机体疾病的发生与转归也不尽相同。因此，通过体质辨识，可以实现个性化的、针对性的健康管理。将治未病的理念和特色融入现代健康管理系统中，可有效服务于有健康需求的各类人群。

具体操作是：既采用西医以检验为主的体检方法，用具体数据来精确描述身体的健康状况，又根据中医"有诸内必形诸外"理论，通过望、闻、问、切四诊进行体质辨识，将人的体质分为平和、气虚、阴虚、阳虚、气郁、血瘀、痰湿、湿热和特禀等9种，宏观、整体地把握人体的健康状态。在辨证施治的原则下，制定个体化的养生调理方案，包括食疗、经络、药膳、膏方、草本、香疗、情志等各方面的调理养护，以期达到"五脏安、经络通、气血和、百岁康"的养生调理愿景。

因此，中医在整体上对个人的健康状态进行衡量，是真正意义上的个体化健康管理，将治未病的精神内涵与现代医学的健康体检结合起来，就能较全面地评价人体的健康状态并予以干预调理。

（1）重视体质，关注亚健康

中医体质辨识为分析中医体质与易发疾病风险的关联性提供了新的路径，在此基础上运用中医"天人合一"的整体观、"体病相关、体质可分、体质可调"的中医体质学说理论和"辨证施治"的中医调理方案，可以实现"未病先防"的目标。中医体质辨识同时也为中医体检标准化探索提供了一个良好的范例，有助于中医理论与现代科技的结合。改善亚健康状态也是防止疾病发生的重要手段，符合中医未病先防的理念，对机体的阴阳失调进行及时调整，就能恢复"阴平阳秘，精神乃治"的良好状态。

（2）干预调理，欲病施治，防微杜渐

运用中医理念和中药、针灸、推拿、导引等传统中医方法，并结合现代预防医学、运动、康复等手段，对各种体质和亚健康临床症状进行干预调理。针对不同个体采用不同的诊疗方案，通过个性化用药治疗及调养，使个体达到平衡状态。

（3）建立健康数据库，开展干预疗效评价

利用现代科学技术手段，建立标准统一、结构合理、便于处理的健康管

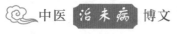

理数据库和技术平台。对体质辨识与干预过程中采集到的各项数据进行记录、整理，实现健康档案数字化动态管理，并对辨识的准确性和干预的有效性进行评价，为进一步开展中医治未病研究提供可靠的数据资料。

（4）加大治未病宣传和健康教育

大力传播中医药文化，广泛宣传中医治未病知识、中医养生保健优势和中医治未病的重要性。特别是要面向农村，做好健康教育，增强农民未病先防的理念和知识，以期达到早期发现、早期诊断、早期治疗的目的。

4. 中医治未病丰富特需医疗服务内涵

随着社会经济的发展，医疗服务也呈现复合性、多样性、多层次性的需求特点。将中医治未病理念和方法手段植入特需医疗服务中，中西医互补，既能提高疗效，又能满足部分患者的特殊需求。近年来，南方医科大学中西医结合医院在创新医疗服务模式，精准对接人民群众日益增长的多样化健康服务需求方面不断发展。在特需服务病区开展住院查体保健和优势病种治疗康复。重点在肿瘤、心脑血管病、脾胃（消化）、糖尿病等方面开展中西医结合诊治个性化服务，包括中西医专家联合会诊、西医辨病治疗以及结合中医体质辨识和中医专家辨证分型制定个性化的中西医治疗方案等。充分运用中药、针灸、足浴、耳穴压豆等传统中医方法以及太极拳、八段锦、易筋经等运动导引疗法，同时开展医学科普讲座，产生了良好的效果。例如，在肿瘤治疗中能减轻患者痛苦、有效对抗放化疗副作用、防止复发转移、促进康复、延长生命等。此外，慢性病管理也成为医院工作中的一部分。

5. 中医治未病融入慢性病管理

随着以"疾病为中心"的模式转向以"健康为中心"的模式，当今社会，慢性非传染性疾病得到越来越多的关注。慢病管理是医疗的服务延伸和社会化，医院为慢性病患者提供预防、治疗与教育的管理，引导患者强化自我管理，改善生活习惯，调高生理和心理社会应变能力，促进健康，延缓慢病进展，降低致残率，提高生活质量。

在慢性病管理中融入中医治未病的思想理论和技术方法，是新形势下形成的中国特色慢性病管理新模式。治未病的体质辨识和辨证分型为慢性病（如常见的高血压病、糖尿病、肿瘤等）提供了能反映人体正当时的疾病状态，较现代医学疾病分期更能体现人体与疾病"正邪双方"相互作用的动态变化，从而为诊治提供更个性化的依据。在此基础上，发挥中医简、便、验、廉的特色，在膳食、起居、性情、运动等方面提供专业指导，丰富慢性病管理调治方法和手段，进一步完善慢性病管理体系，这也是中医治未病与现代医学三级预防在慢性病管理领域的结合。

发挥中医药在治未病中的主导作用，南方医科大学中西医结合医院在学术研究和人才培养上积极跟进、落实国家治未病战略计划，积极申报治未病研究课题，深入开展科研工作，承担治未病的学术研究任务，包括治未病理论的完善和创新、传统养生预防方法的挖掘、创新与疗效评价研究，以及治未病相关产品的研发与应用等研究，搭建治未病科研平台。同时，努力培养治未病专业人才，对现有的专科人才进行全科培养发展，也努力培养全科医师治未病方向的基础人才队伍，使治未病工作后继有人，可持续发展。治未病的思想是在中医整体观念、辨证施治指导下的预防保健理念，是对人体疾病发生发展和转归的全程认识，高度体现了"天人合一""形神合一""因人制宜"的大健康观，对科技高速发展的当今社会仍具有重要的指导意义。中西医结合在治未病领域有巨大的合作空间，两者相互补充、融合发展，并形成特色和优势，在医院内涵建设中发挥核心驱动力的作用，必将推动中西医结合学科的全面发展。

"治未病"与"治未病"

近几年，"治未病"概念被医学界重视并逐渐深入人心。但许多没有学过中医的人对此依然陌生，经常把"治未病"说成"治末病"或听为"治胃病"。这不奇怪，"治未病"是中医的专业术语。随着国家政策的重视和社会的需求，"治未病"成了医学领域和普通老百姓常说的词汇。这是好事，是"古为今用""中为西用"。这是中医的发展传承和推广，是中国文化的传播，也是中医对人类的贡献。作为中医人，应该自豪。

"不治已病治未病"是早在《黄帝内经》中就提出来的防病养生策略，"未病"一词首见于《黄帝内经·素问·四气调神论》篇："是故圣人不治已病治未病，不治已乱治未乱，此之谓也。夫病已成而后药之，乱已成而后治之，譬犹渴而穿井，斗而铸锥，不亦晚乎。"《黄帝内经》中出现"治未病"一词的还有2篇。《黄帝内经·素问·刺热篇》说："病虽未发，见赤色者刺之，名曰治未病。"此处所谓"未发"，实际上是已经有先兆小疾存在，即疾病时期症状较少且又较轻的阶段，类似于唐代孙思邈所说的"欲病"，在这种情况下，及时发现、早期诊断治疗无疑起着关键性作用。《黄帝内经·灵枢经·逆顺》篇中谓："上工刺其未生者也；其次，刺其未盛者也……上工治未病，不治已病，此之谓也。"两篇均强调在疾病发作之前，把握时机，予以治疗，从而达到"治未病"的目的。

"不治已病治未病"是至今为止我国卫生界所遵守的"预防为主"战略的最早思想，它包括未病先防、已病防变、已变防渐等多个方面的内容，这就要求人们不但要治病，而且要防病；不但要防病，而且要注意阻挡病变发生的趋势，并在病变未产生之前就想好能够采用的救急方法，这样才能掌握疾病的主动权，达到"治病十全"的"上工之术"。治未病是采取预防或治疗手段，防止疾病发生、发展的方法。治未病包含两种意义：一是防病于未然，强调摄生，预防疾病的发生；二是既病之后防其传变，强调早期诊断和早期治疗，及时控制疾病的发展演变。

"不治已病治未病"就是要：

1. 摄生防病

《黄帝内经》中"正气内存，邪不可干"的论述，历代医家都极为重视，并通过他们的医学实践加以运用和发挥，使其成为别具特色的预防医学理论。只有强身才能防病，只有重视摄生才能强身。摄生以调摄精神意志为宗旨，思想上要保持安闲清静，没有杂念。精与神守持于内，避免过度的情志变动，要心胸开朗、乐观愉快，这样才能达到补养真气的目的。对于外界不正常的气候和有害的致病因素，要及时避开，顺从四时寒暑的变化，保持与外界环境的协调统一。要求人们饮食有节制，生活起居有规律，身体虽劳动但不使其过分疲倦，同时还要节欲保精。反对"以酒为浆，以妄为常，醉以入房，以欲竭其精，以耗散其真"。否则，就会导致疾病、早衰。此外，在长期实践的基础上，创造了许多行之有效的强身健体的方法，如五禽戏、气功、太极拳、八段锦、易筋经等。

2. 既病防变

疾病发生后，必须认识疾病的原因和机理，掌握疾病由表入里、由浅入深、由简单到复杂的发展变化规律，争取治疗的主动权，以防止其传变。例如治疗肝病结合运用健脾和胃的方法，这是因为肝病易传于脾胃，健脾和胃即是治未病。

历代医家都有非常重视"治未病"。唐代大医家孙思邈是位极重视治未病的医家，他比较科学地将疾病分为"未病""欲病""已病"三个层次，"上医医未病之病，中医医欲病之病，下医医已病之病"。他反复告诫人们要"消未起之患，治病之疾，医之于无事之前"。他论治未病主要从养生防病和欲病早治着眼，所著《千金要方》中载有一整套养生延年的方法和措施，有实用。明末清初医家喻嘉言深谙治未病思想的深义，他的著作《医门法律》就是以未病先防、已病早治的理念贯穿始终。如中风门中的人参补气汤便是御外入之风的绸缪之计；又如血痹虚劳篇中对于男子平人谆谆致戒，是望其有病早治，不要等虚劳病成，强调于虚劳将成未成之时，调荣卫，节嗜欲，积贮渐富，使虚劳难成。清代名医叶天士对既病防变研究颇深，他在《温热论》中指出"务在先安未受邪之地"。温病属热症，热偏盛而易出汗，极易伤津耗液，故保津护阴属未雨绸缪、防微杜渐之举，是控制温病发展的积极措施。后来吴鞠通在《温病条辨》中提出保津液和防伤阴，其实与叶氏"务在先安未受邪之地"之意吻合，体现了治未病的思想。此外，东汉华佗创五禽戏健身法、晋代葛洪强调气功摄生等注重强身健体以预防疾病的经验也是很可贵的。

养生，先看你是哪一"派"

你是容易长痘的"苔藓派"，还是口干舌燥的"沙漠派"？你是心宽体胖的"大腹便便派"，还是郁郁寡欢的"林妹妹派"？这与体质相关。所谓体质，是由先天禀赋和后天因素共同影响，最后在心理、身体功能、形态结构上形成的相对稳定的状态。辨别好体质可以帮助我们更好地养生，而在中医学中认为体质有九种，可以通过胖瘦、行为、喜好、性格来辨别，进行针对性养生。

1. 平和体质——"健康派"

先天禀赋良好，后天调养得当，神、色、形、态皆好，这便是最健康的平和体质。

【体质分析】

外在表现：体态适中，面色唇色红润，目光有神，头发浓密有光泽。精力充沛，耐受寒热，吃得好、睡得香。

性格特征：随和开朗。

发病倾向：较少生病。

【开方】

调理原则：中庸之道。

食疗法：只需顺应四季进补，春升补、夏清补、秋平补、冬温补。

运动法：一般选择温和的锻炼方式，运动强度不要太大就可以。

提醒：一切只需维持正常。

2. 气虚体质——"气短派"

所谓"人活一口气"，气虚体质则是少了这口"气"而显得气息低弱，称为"气短派"。

【体质分析】

外在表现：形体消瘦或虚胖，肌肉松软，脸色萎黄或淡白。体力差，一活动就虚汗大出、气喘吁吁、疲乏无力。站起时容易晕眩。消化无力，只吃一点便腹胀。喜欢安静、懒得说话，说话时声细如蚊、底气不足。

性格特征：内向，反应迟钝、冷淡，不爱冒险。

发病倾向：不耐寒，易感冒，脉虚弱。

男女有别：男性性功能较弱，女性则月经量少且色偏淡、白带多而稀薄。

【开方】

调理原则：补气为主。

食疗法：可用黄芪泡茶、每天早上嚼一把枸杞子、每天吃七颗红枣等。此外，北芪、党参、西洋参、茯苓等都是益气的食物。

运动法：选择较柔缓的运动，如气功、瑜伽、太极；慢跑、散步也有助于加强心肺功能；运动适量，循序渐进。

提醒：气虚者应注意保暖，尤其在运动出汗后不要马上脱衣吹风。

3. 阳虚体质——"怕冷派"

阳虚体质是一种阳气不足的体质，生命之火不够旺盛，身体得不到温煦而从里到外冷，故称之为"怕冷派"。

【体质分析】

外在表现：偏胖，脸色发白。怕冷，尤其腹、颈背、腰膝部更怕冷，总是穿得比别人多，手脚发凉。喜欢热乎乎的食物，一吃凉的东西胃就不舒服。小便清长、大便稀溏，甚至在凌晨出现腹泻。精神较差，睡眠较多。

性格特征：性格多沉静、内向。

发病倾向：心脑血管疾病、呼吸系统疾病（如慢性支气管炎、肺气肿）。

男女有别：男性性功能减弱，精子量少、活力弱；女性月经量少、痛经甚至闭经，有部分可能引起不孕。

【开方】

调理原则：温阳补气。

食疗法：多吃甘温益气之物，如附子、干姜、肉桂、狗肉、羊肉，还可以喝点酒。少食生冷寒凉的食物，如黄瓜、西瓜、雪梨、莲藕等。

运动法：进行舒缓柔和的运动，如慢跑、散步、太极拳等。可自行按摩足三里、关元等穴位，以疏通经络。

提醒：秋冬注意保暖，尤其腹部、背部、肩部等部位。

4. 阴虚体质——"沙漠派"

阴虚体质是体内津液精血亏少的体质。"津液"是生命之泉，津液干涸的身体，就像缺乏滋润的"沙漠"。

【体质分析】

外在表现：体型瘦长，面颊和唇色偏红，皮肤和头发干燥无光泽。手脚心发热冒汗、口干舌燥，尤其午休或晚上睡觉时手脚心还常出现"盗汗"。小便黄、大便硬，常便秘。

性格特征：外向好动、聪明伶俐，但较急躁、敏感、多疑、易激动。

发病倾向：秋季易染"秋燥"。

男女有别：男性性功能亢进、遗精；女性经血不足、量少，月经提前。

【开方】

调理原则：滋润为主

食疗法：多吃甘凉、滋润之物，如雪梨、北芪、百合、淮山等，而羊肉、狗肉、韭菜、辣椒等性温燥烈之物只会让阴虚者"火上加火"。

运动法：可做强度稍强的运动，但也不宜大汗淋漓，应及时补水。

提醒：保持一定午休时间，避免熬夜和在高温酷暑下工作。房事伤精耗液，不宜多，不适合蒸桑拿。

5. 湿热体质——"苔藓派"

就像"苔藓"喜欢在温暖潮湿之地萌发，当身体有多余的湿和热时，牛皮癣、湿疹等皮肤病也随之而生，这便是湿热体质。

【体质分析】

外在表现：总是"油光满面"，尤其"T区"、额头"油灾"泛滥，容易长痘痘、皮肤发痒。头发油腻易脱发。大便黏糊不清爽，小便时尿道有发热感、尿色浓。

性格特征：外向活泼，易心烦气躁。

发病倾向：皮肤病，如痤疮、湿疹、牛皮癣等，夏天高发。

男女有别："湿热下出"，男女皆易患泌尿生殖系统感染，男性易患阴囊湿疹，女性则白带多、有异味、色偏黄。

【专家开方】

调理原则：清热化湿。

食疗法：吃清热化湿之物，如杏仁、莲子、竹叶、生薏仁、茯苓、瓜类等；不宜吃辛辣燥烈、大热大补的食物，如辣椒、生姜、大葱、大蒜等。

运动法：适合做大强度、大运动量的运动，如中长跑、游泳、爬山、各种球类运动等，以消耗体内多余的热量，排泄多余的水分。

提醒：嗜烟好酒可积热生湿，须力戒烟酒。

6. 痰湿体质——"大腹便便派"

当"津液"这条生命之河水流缓慢、无法蒸腾时，就只能变成黏滞重浊的湿、瘀、痰在体内堆积，"大腹便便"便是其外在表现。

【体质分析】

外在表现：形体虚胖，腹部肥满松软。眼睛浮肿，面部黏腻多汗。舌苔厚腻，口中黏腻，痰较多，总觉得咽喉部有痰堵着。爱吃甜食、肉食，不爱运动，嗜睡但仍易感困倦。

性格特征：温和、稳重、善忍耐。

发病倾向：易患代谢性疾病，如糖尿病、高血压、高尿酸等。

男女有别：男性代谢性疾病较多，女性则容易不孕或因肥胖引起内分泌失调。

【开方】

调理原则：化痰祛湿。

食疗法：如白术、黄芪、荷叶、橘红、生蒲黄、生大黄、鸡内金等皆有助于化痰祛湿。另外还应清淡饮食，少食肥甘油腻食物，如老火汤等。

运动法：应多进行户外运动，尤其要做较长时间的有氧运动，以舒展阳气，强化机体代谢。运动时间最好在14:00—16:00阳气极盛之时。

提醒：外出时衣着应透气散湿，还可经常晒太阳或进行日光浴。

7. 血瘀体质——"长斑派"

【体质分析】

外在表现：面色和唇色偏晦暗，两眼有细微红丝，易有黑眼圈和褐斑。总觉得下肢沉重、浑身疼痛，有时还感到胸闷、头昏眼花。不小心碰一下就瘀青、流血，甚至莫名出现青紫瘀斑。

性格特征：急躁、健忘。

发病倾向：出血性疾病、心脑血管疾病、肿瘤等。

【开方】

调理原则：活血化瘀。

食疗法：当归、红花、益母草、山楂、红糖等都可活血化瘀。非饮酒禁忌者还可喝点黄酒、葡萄酒、白酒等，有利于促进血液循环。

运动法：步行、太极拳、舞蹈。

提醒：若运动时出现胸闷、呼吸困难、恶心眩晕、脉搏显著加快等不适症状，应立即到医院检查。

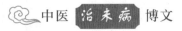

8. 气郁体质——"林妹妹派"

【体质分析】

外在表现：较瘦削，食欲不振；常唉声叹气、闷闷不乐；多愁善感，动不动就哭；易心慌、易失眠。

性格特征：忧郁脆弱，敏感多疑，易紧张，易被激怒。

发病倾向：易患心理疾病，如抑郁症。

男女有别：男性常有睡眠障碍，血压波动大；女性则乳房胀痛，内分泌失调。

【开方】

调理原则：疏肝行气，解郁散结。

食疗法：长期气郁将影响心肺肝脾功能，可吃些荞麦、高粱、蘑菇、豆豉、柑橘、萝卜、洋葱、苦瓜、丝瓜、菊花、玫瑰花、海带等具有疏肝解郁、调理脾胃功能的食物。

运动法：增加户外运动，可坚持较大量的运动锻炼，较大强度负荷的锻炼也是很好的宣泄方法。

提醒：多参加集体活动。

9. 特禀体质——"过敏派"

【体质分析】

外在表现：对花粉过敏，花香四溢却要戴上口罩；对某一种食物如海鲜过敏，美食当前也只能忌口；对尘螨过敏，空气不清新鼻子便立刻"报警"。

发病倾向：肺气不足，易致外邪内侵，导致风团、咳喘等。

【开方】

调理原则：避免"过敏原"

食疗法：应了解自己的"过敏原"并尽量避免，容易引起过敏的食物有海鲜、酒、辣椒、浓茶、咖啡等辛辣之品、腥膻发物。

运动法：通过运动可改善体质，提高免疫力。但春天或季节交替时不宜长时间在室外活动，否则易过敏。

提醒：保持室内清洁，被褥床单要常洗，室内装修后不要立即搬入，最好放上一段时间，让"过敏原"通通排掉。

舌头边缘印齿痕，属气虚或痰湿体质

　　舌是人体中对健康状况比较敏感的部位，舌象能非常直观地表现一个人的身体状况。中医观舌，就是观察舌质和舌苔的变化。舌质变化主要反映脏腑的虚实和气血的盛衰；舌苔的变化可判断感受外邪的深浅、轻重以及胃气的盛衰。

　　早上起床，注意观察一下自己的舌头，就可以大致了解自己的体质和健康状况。健康状况反映为舌象，怎么看有讲究。

　　在中医"望、闻、问、切"四诊中，舌象是"望诊"的重要组成部分。舌头通过经络与五脏相连，因此人体脏腑、气血、津液的虚实，疾病的深浅、轻重变化，都有可能客观地反映于舌象。

　　首先要保证在光线充足的自然光下，对着镜子，张开口，自然地把舌头伸出来，活动一番，看是否自如、柔软。随后把舌头平摊伸出，舌尖稍稍向下压，此时需要注意不能卷曲、用力，观察时也不要时间过长，否则舌头的表象变化会影响到观察。观察舌头的各部位也有顺序讲究，先看舌尖，再看舌中，后看舌两侧，最后看舌根，这四个部位与五脏分别相属。

　　中医认为舌尖属心肺，舌中属脾胃，舌侧属肝胆，舌根属肾。举例来说，如果是心火上炎导致睡眠不好或感冒肺热，可表现为舌尖发红；肝硬化患者的舌两侧颜色发生变化，轻则为淡紫色，重则为紫暗色；肾阴不足导致的腰酸腿软、性能力减弱，可看到舌根处舌苔缺失；而要了解与胃气相关的信息，则主要看的是舌中里的舌苔。健康的舌头是这样的：舌质色泽淡红鲜明，柔软荣润，大小适中，运动灵活自如。舌苔为薄白一层，白苔嫩而不厚，颗粒分布均匀，干湿适中，不滑不燥。两者可简称为淡红舌、薄白苔。

　　1. 齿痕舌

　　指舌体边缘见牙齿的痕迹，又名齿印舌，多因舌体胖大而受齿缘压迫所致。齿痕舌比较常见，可分为气虚型和痰湿型两类。

　　气虚型表现为易乏力疲倦、说话无力、走路无劲、声音低下、易出虚汗等。这类人当以补气为主，宜用人参、黄芪或者四君子汤为主的中成药。

　　痰湿型在肥胖者中容易出现，表现为神疲乏力、倦怠喜卧、口淡不渴、

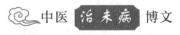

纳呆食少等，这类人当以祛湿为主，宜用党参、茯苓、广木香、砂仁等。

2. 舌苔薄少

舌苔由脱落的角化上皮、唾液、细菌、食物碎屑等组成，其变化主要用来判断感受外邪的深浅、轻重以及胃气的盛衰。而舌苔薄少的主要原因是津液不足、气阴不足、阴液不足，如果是小孩，常见为营养不足所导致。这类人当以补阴为主，适宜用生地黄、麦冬、天冬、百合等，沙参麦冬汤、养胃汤也比较适合。

3. 舌苔厚腻

舌苔厚腻可分为白腻、黄腻。白腻多为寒湿所致，可服用温胃健脾、散寒化湿的食物，党参、干姜可以起到温阳化湿的作用；黄腻为脾胃湿热所致，常伴有口舌干渴、烦躁、大便干结等症状，可选用清热利湿的药物，比如薏米、白术、黄连等。舌头两侧呈淡紫色，则可能是血瘀体质，适宜用活血化瘀的药物，如三七、党参、川芎、红花等。

值得注意的是，网上很多舌象传说不要盲目对号入座，舌头对人体健康状况的变化比较敏感，但是不能准确地表明疾病的位置所在，况且随着身体状况的变化，舌象也在随之变化。为此，中医师除了看舌头以外，还得依靠"望、闻、问、切"的其他步骤来判断病情。如今网络上有各种不同的说法，不能简单地将自己与某些疾病对号入座，陷入盲目自我诊断误区，从而增加心理压力，延误就诊时机。中医是辨证论治，同样的病，在不同人身上表象不一定相同，治疗方法也会不同。例如，三位胃镜同为"胃窦萎缩性胃炎"患者，就有不同的舌象。其中一个舌苔薄白、舌质淡紫、舌尖瘀点，诊断为脾胃虚寒；第二个舌苔黄厚、舌根部灰黑、舌边尖暗红色，诊断为胃中痰热夹瘀；第三个舌苔薄白微黄、舌中舌前部苔剥、舌红少津，诊断为胃阴不足。所以，观舌象仅为平时了解自己身体状况的参考，即使积累了一定的医学常识，也不要把自己当医生，如果发现身体不对劲，一定要上医院检查。

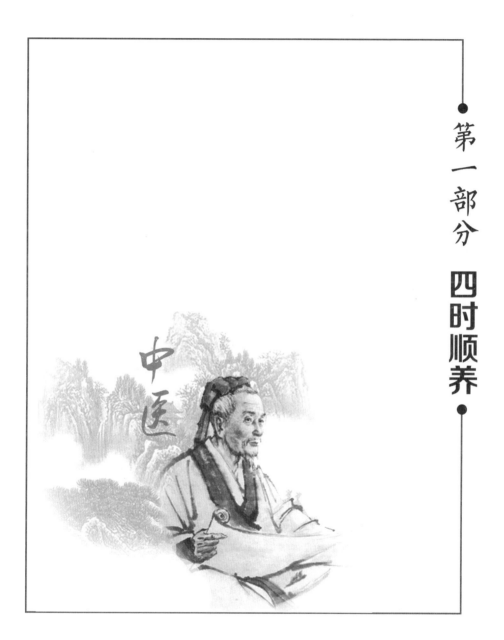

第一部分　四时顺养

春

走进大自然，拥抱春天

春属木，木性生长、升发、条达、舒畅。阳气生发，气温转暖，万物生长发育，自然界到处充满欣欣向荣的生机。人体少阳之气春生，皮肤舒展，末梢血液供应增多，汗腺分泌也增加，身体各器官负荷加大，脑部供血减少，肢体感觉困倦。所以，春天的养生保健贵在护养春生之阳。其要点如下。

1. 春天养生保健要点

（1）和日春游，怡畅生气

春属木合肝胆，性喜条达而恶抑郁。当春来之时，去郊外春游，观花赏木，使人身心怡悦，目秀眸明（肝开窍于目），护养少阳（肝经）之气。保持乐观情绪，力戒动怒，使肝气顺达。多做伸展运动，以唤醒身体。不可贪睡，贪睡不利阳气生发。青少年加强体育锻炼是促进生长发育的最好时机。

（2）衣着适宜，护益阳气

春日和煦，阳气生发，人之腠理，日渐疏松，以便向外发越。户外活动，虽宜披发缓形，但莫敞怀露体，以防伤风。特别是年高素有停痰宿疾者，尤需注意。衣带护体，应渐减，衣着调适，以暖为宜，旨在固护春生之阳气。

（3）饮食调摄，固养阳气

春季人体代谢开始旺盛，当固养初生之阳气，饮食选择辛、甘、温之品。但春令为肝旺之时，饮食又须忌助肝太过而克脾。"食味宜减酸益甘以养脾气"。应多吃味甘性平之品，且富含蛋白质、糖类、维生素和矿物质的食物，如瘦肉、禽蛋、牛奶、蜂蜜、豆制品、新鲜蔬菜和水果等，忌过食"水团煎粽，冷粘肥癖之物"。益阴以养阳，制阳之生发太过。

2. 春季常见疾病的防治

"百草回芽，百病发作"，春天容易旧病复发。春天温暖多风，适宜于细菌、病毒等微生物的繁殖和传播，流行性感冒、麻疹、流行性脑膜炎、猩红热、肺炎、流行性结膜炎等传染病最容易发生。

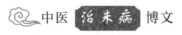

"春捂秋冻"，春天气候变化无常，忽冷忽热，患有高血压、心脏病的应特别注意，避免中风、心肌梗死发生。花粉随风飘扬，过敏性哮喘容易发生。

3. 春季保健用药

注意防寒保暖，开窗通风，保持环境卫生，提高抗病能力。

介绍几种春季常用的中成药：

（1）玉屏风散：补肺益卫固表，增强抵抗力，预防感冒。

（2）逍遥丸：疏肝解郁，调理肝脾。用于肝气郁结、肝脾不调而见胁痛、胃满腹胀、乳房胀痛、月经不调等。

（3）疏肝理脾丸：调理肝脾，由于肝气太过克伐脾土而致胁痛、消化不良、嗳气吞酸、胃痛腹胀、大便不调等。

（4）银杏叶制剂：扩张血管，改善心脑供血，用于升发太过、气血走于肌表末梢或心脑供血不足而致乏力疲倦、嗜睡、注意力减弱、精力不足等。

春光无限好，走进大自然，拥抱春天！

春喝疏肝、养阴酒

许多人习惯在冬令进补之时喝药酒，以促进气血的运行，温肠胃，御风寒。其实，春季适当喝点药酒，对身体同样也有好处。建议选择疏肝养阴的药酒。

中医理论认为，春季属木，人体五脏中的肝也属木。在春天，肝主疏泄、主生发，人体肝气旺盛，此时养肝护肝，有事半功倍之效。在春季，人们最适宜饮用的是有疏肝养阴之效的药酒。可以用柴胡、香附、白芍、枸杞、桑葚、生地、熟地、百合、合欢皮、川芎、当归、麦冬这几种中药，按照干药材与酒1:7的比例来调制药酒。其中，枸杞、麦冬、百合、生地、熟地的分量可略多一些，柴胡的用量可略少一些。春季喝药酒，以少量为宜，每天一小杯就可以起到疏肝养阴之效。在春天喝过量温补的药酒很容易使人体气血过度耗散，带来健康隐患。尤其是阴虚体质的人（特征为形体消瘦、容易口燥咽干、五心烦热、小便短黄、舌红少津），饮用温燥的药酒后，常常会出现"上火"的症状，如流鼻血、口干、咽喉胀痛、头晕、血压升高等。

需要指出的是，药酒一味追求温补反伤身，很多人都喜欢在家每天饮药酒，但容易出现一个误区，即一味追求温补。完全不理会中药配伍的规律，把鹿茸、狗鞭、高丽参等温燥的中药材一股脑地倒入酒中。一味追求温补，很容易导致阴阳失衡，出现副作用，容易导致疾病的发生。对此，我们要注意，调制药酒应"阴中求阳"。中医认为，孤阴不生，独阳不长，"善补阳者，必于阴中求阳，则阳得阴助而生化无穷"。在调制药酒时，也要遵循中药材的配伍原则，在使用温燥药材的同时，也要适当用一些滋阴的药材。比如，用鹿茸泡制药酒时，可以适当加点枸杞、生地，枸杞性甘平，滋补肝肾，生地味甘性寒，养阴生津，三者配伍，既可发挥温补之效，又能制约鹿茸的温燥；再如，用高丽参制药酒时，可适当加点百合、麦冬、砂仁，高丽参不容易吸收，砂仁味辛性温，可行气宽中、健胃消食，帮助人体更好地吸收高丽参的精华。

春天血压易波动，5 种中药助降压

春天气候变化大，血压容易波动。有高血压病史的人群，除了注意健康饮食、加强运动、合理用药外，也有简便的中药疗法可起到治疗性或辅助性的效果，有助于降低和控制高血压。

凡血压测量，收缩压≥140mmHg，舒张压≥90mmHg，二者具有一项即可确诊为高血压。高血压可导致脑卒中、心肌梗死、心力衰竭、肾功能不全等严重的并发症。从死因来看，我国以脑卒中最多，其次是心衰和肾功不全。目前，我国 15 岁及以上人群高血压患病率 24%，全国高血压患者人数 2.66 亿，每 5 个成人中至少有 1 人患高血压病。

针对春天气压变化大，冷暖交替，人的情绪和血压都容易受到较大影响，中药简便疗法助你安然度春。这里介绍有关高血压的中药简便疗法，但一定要咨询中医师，在医生指导正确服用才能保证效果。

中药简便疗法：

1. 罗布麻叶

用罗布麻叶 3 ～ 6g，开水泡代茶饮，或早、晚煎服。罗布麻叶甘、苦、微寒，归肝经，能平抑肝阳，清热利尿，现代药理研究有降压利尿作用，并能降低血脂。

2. 钩藤

用钩藤 30g，加水 100mL，水煎 10min，分早、晚服，30 日为一疗程。

钩藤甘，微寒，归肝、心包经，清热平肝，息风止痉，含多种生物碱，现代药理研究有良好的降压作用，还有镇静抗惊厥的作用，并能抑制血小板聚集及抗血栓、降血脂等。煎煮时间不宜超过20min，以免影响降压作用。

3. 桑寄生

用桑寄生15g，水煎服，每日一剂，分三次服，30日为一疗程。桑寄生苦、甘、平，归肝、肾经。补肝肾，强筋骨，安胎，祛风湿。对冠状动脉有扩张作用，减慢心率，利尿，有降压作用。

4. 夏枯草

用夏枯草1000g，在大锅中煎煮3次，去渣，加适量蜂蜜熬膏，放冰箱内冷藏，每日早、晚一匙，温开水送服。夏枯草辛、苦、寒，归肝、胆经，清热泻火，散结消肿，明目。夏枯草茎、叶、穗及全草均有降血压作用，但穗的作用较明显。

5. 葛根

每日30g，水煎服，或用葛粉冲服，15日为一疗程。葛根甘、辛、微寒。解肌退热，生津止渴。本品能扩张血管，降低外周阻力，有明显的降压作用。能较好地缓解高血压病人的"项紧"症状，并有降血糖作用。

春季护肝治未病

《黄帝内经》曰："春三月，此谓发陈。天地俱生，万物以荣……逆之则伤肝，夏为寒变，奉长者少。"春天，自然界的生发之气发动，万物欣欣向荣，天人相应，春属木性，对应人体五脏之肝。木性生长升发、舒畅条达，肝喜条达而恶抑郁，有疏通气血、调畅情志的功能。春天肝脏处于"活动"频繁、肝气蓬勃旺盛时期，也是肝病易发时节。好好护肝是当下时令治未病保健的重点所在。

1. 舒畅情志护肝

肝在五脏六腑中属于刚烈之脏，喜温和、柔润、条畅，而忌抑郁、沉闷和动怒。肝在志为怒，肝气虚则恐，实则怒，"怒伤肝"。郁怒则肝经气郁，可见两胁胀痛，喜太息，咽中如有物梗阻等症；或气滞血瘀则妇女痛经、闭经、乳腺及子宫肿块等；过度愤怒影响肝的疏泄功能，导致肝气上逆，血随气逆，并走于上，临床常见头胀头痛，面红目赤、呕血，甚则昏厥猝倒。

俗话说，预防肝病从"心"做起，这里的"心"就是指心情。有研究表明，良好的情绪能够使肝脏血流量增加，促进肝细胞的活力，使肝脏处于良好的状态；不良的情绪，如抑郁、沉闷、发怒会使肾上腺素分泌紊乱，也会使肝脏压力过大，危害肝脏健康。

2. 饮食调摄护肝

春季人体代谢开始旺盛，当固养初生之阳气，饮食选择辛、甘、温之品。但春令为肝旺之时，饮食又须忌助肝太过而克脾。"食味宜减酸益甘以养脾气"。应多吃味甘性平之品，且富含蛋白质、糖类、维生素和矿物质的食物，如瘦肉、禽蛋、牛奶、蜂蜜、豆制品、新鲜蔬菜（宜辛甘发散的油菜、香菜、韭菜、洋葱、芥菜、白萝卜、茼蒿、白菜、芹菜等，少食酸收之品如橙子、橘、柚、杏、木瓜、枇杷、橄榄、柠檬等）和水果等。豆芽、香椿芽、荠菜、春笋等芽苗类具升发性，小儿多吃有助于生长发育。食物忌过食"水团煎粽，冷粘肥癖之物"。

饮食也要注意减轻肝脏的负担，不能服用对肝脏有损的食物或药物，如含酒精饮料及酒类药要适量，羊、牛、猪等饱和脂肪类，都会增加肝脏代谢的负担，不宜过量、暴饮暴食。适量摄入蜂蜜和糖有助于护肝。

3. 运动护肝

适量的运动可以增强体质，促进人体血液循环，改善机体代谢，增强抵抗力，预防疾病，也能使肝细胞充分吸收丰富的营养，改善肝脏的调节机能。选择相对温和的运动，太极拳、步行、慢跑、乒乓球、游泳等都是适合的，剧烈的运动会增加肝脏的负担。运动也能舒畅情志，放松心情，使肝气通达。

夏

立夏养生从心开始

立夏表示即将告别春天，是夏天的开始，天气渐热，农作物进入生长旺季，万物繁茂。中医认为，心属火，夏月也属火，心通于夏气，心阳在夏季最为旺盛，功能最强，此季节有利于心脏的生理活动。所以，在整个夏季的养生中要注重对心脏的养护。立夏为春夏之交，也是养心的开始，重点关注心脏。

心为阳脏，主血脉，主藏神，心脏的阳气能推动血液循环，灌注全身，发挥营养和滋润作用，维持人的生命活动。心主宰人体精神意识思维活动，是人体情志的发生之处和主宰者，"心者，五脏六腑之大主也，精神之所舍也""心者，君主之官，神明出焉"。心阳具有温煦之功，故心属火，心脏的阳气不仅维持其本身的生理功能，而且对全身有温养作用，心阳温煦脾土，助脾运化，心火的温煦有助于肺气的宣发。故人体的水液代谢、汗液调节等，都与心阳的重要作用分不开。所以，立夏养生以保养心脏、调养精神为主。初夏之时，老年人气血易滞、血脉易阻，更需养心通脉，以防心脏病的发作。立夏也要谨防外感，一旦患病不可轻易运用发汗之剂，以免汗多伤心，汗为心之液。立夏之季，在起居生活中，更要使意志活泼愉快，热爱大自然之美，就像含苞欲放之植物，使其华英成秀，才能使人体之阳气宣通开泄，但要切忌暴喜伤心。

下面推荐两味常用的养心中药。

1. 龙眼肉

龙眼肉又名桂圆肉，本品甘温质润，入心、脾经，功善补益心脾，养血安神，既不滋腻，又不壅气，为性质平和的药、食两用之品。可用于心脾虚损、气血不足引起的失眠健忘、心悸怔忡等。煎汤，用量 10～15g，大剂量可至 30～60g。亦可熬膏、浸酒或入丸散。湿阻中满及痰饮气滞者忌用。

（1）桂圆粥。将桂圆 30g、红枣 15g、粳米 150g 共入锅中，加适量的水，熬煮成粥，调入白糖即成。

（2）桂圆膏。取桂圆 100g、红枣 30g、枸杞 30、冰片糖 30g。桂圆、枸杞用水泡洗干净，并沥干水分，红枣用水冲一下去核，加水煮沸，每煮沸30min，滤取煎液1次，如法共取煎液3次，合并所有煎液，再以文火煎熬浓缩，至较黏稠时，冰片糖溶水后加入，煎熬至滴液成珠为度，离火，冷却，装瓶备用。每次1～2食匙，每日2次，用沸水冲服。

（3）桂圆酒。取桂圆250g、白酒1500g。将桂圆置容器内，加入白酒（以高度白酒为好），密封，每日振摇数下，浸泡15天即成。每日服1～2次，适量饮服。

2. 丹参

本品苦、微寒，归心、肝经，具有活血祛瘀、凉血消痈、除烦安神的作用，多用于胸痹心痛、心烦失眠、冠心病、高血压等。在使用时注意炮制方法对其功效的影响，炒丹参具养血活血之功，几无凉血之用；酒炒丹参缓和药物寒性，增强活血、镇痛的功效；鳖血拌丹参既可引之入肝行血，又可防苦燥之弊；猪心血拌丹参养血宁心之力较佳；炒炭后，其止血功能增强，既能止血，又能活血。煎汤，5～15g。丹参的常用制剂复方丹参片、复方丹参滴丸、复方丹参胶囊、丹七片（胶囊、软胶囊）等，按其说明的适用范围选用。以下介绍几种丹参食疗方。

（1）双参猪心汤。炒丹参15g、党参15g、猪心1个、盐适量。将猪心剖开两半，切去筋膜，洗净，丹参、党参分别用清水洗净，放入砂锅内加清水，先用大火煮至水滚，改用文火煲2h左右，加入盐调味，即可服用。

（2）银花丹参饮。金银花20g、炒丹参15g、冰糖适量。将金银花、丹参加适量的水，置大火上烧沸，再以小火煎熬半小时，去渣取汁，加冰糖调味，夏季可放置冰箱作凉饮，清热祛火。

（3）丹参山楂酒。炒丹参30g、生山楂50g、白酒500g（以高度白酒为好）、蜂蜜适量。将上两味药洗净后晾干，置于容器中，加白酒浸泡，密封，每日振摇数下，浸泡15天即成，加入适量蜂蜜搅匀即可饮用。一日1～2次，每次10～15g。

🦋 小满祛湿，用好三药

小满时节，气温明显增高，我国大部分地区已经进入气候意义上的夏季。气温升高的同时，雨水也逐渐增多，正如民谚所说："小满小满，江满河满。"小满时节高温多雨，冷暖交汇频繁，强对流天气也时有发生，如暴雨、狂风、雷电等天气。在这种高温高湿、湿热交加的环境中，人体感觉湿热难耐，出现胸闷、心悸、精神不振、全身乏力等一系列不适症状。热邪和湿邪都能侵害人们的身体健康。湿邪入侵，湿性下趋，易导致湿性脚气、妇女带下等病症；湿邪侵入关节，则会导致风湿或类风湿性关节炎、关节疼痛、伸屈不利、肌肤麻木；湿邪侵入脾胃，会引起腹泻、水肿、食欲不振、恶心等病症。所以，小满时节养生要特别注意防"湿"，尤其是南方地区。

中医认为，湿邪为"六淫"外邪之一，其致病有三方面的特点：

一是湿为阴邪，易伤阳气，阻遏气机，常致脾阳不振，运化无权，使水湿内生，发为泄泻、水肿、尿少等症。湿为弥漫存在的水，弥漫于上，湿阻上焦则头沉闷、胸闷等；湿阻中焦则脘痞腹胀、大便不爽；湿停下焦则小腹胀满、小便淋涩不畅。

二是湿性重浊，易下趋、袭阴位，湿邪致病，出现以沉重感临床表现和排泄及分泌物秽浊不清的特点。因湿有形，性属阴，湿邪侵入，下部先受湿为病，病多有留滞趋下、袭阴位之表现，如水肿以下肢为甚、小便淋浊等。

三是湿性黏滞，易兼他邪。湿病症状多黏滞而不爽，起病隐缓，病程较长，往往反复发作，或缠绵难愈。湿为有形之质，其性重浊黏滞，它邪易于粘着依附，其中以寒、热、暑邪尤多，湿热、寒湿、暑湿是临床最常见的湿邪致病症类。

正因为此，有些人在夏季容易食欲不振，并将其归因于天气太热的缘故，其实"热"并非主要原因，"湿"才是罪魁祸首。"湿"是贯穿于整个夏季的，不单指下雨的那些日子。"湿"的开始就是小满，小满时节天气开始闷热潮湿，这样的气候最易伤害脾胃功能，而导致消化不良、食欲不振。小满时节，宜以防湿祛湿为先，保护脾胃，升降气机。中药"祛湿"有发汗除湿、芳香化湿、健脾燥湿、利水渗湿等许多方法，下面介绍几种常用"祛湿"的中药。

1. 白扁豆

本品为豆科一年生缠绕草本植物扁豆的成熟种子，呈扁椭圆形或扁卵圆形，一侧边缘有半月形白色突起的种阜，质坚硬，种皮薄脆，嚼之有豆腥味。本品甘，微温，归脾、胃经，具有健脾化湿、和中消暑的功效，用于治疗脾胃虚弱、食欲不振、大便溏泻、白带过多、暑湿吐泻、胸闷腹胀等症。炒白扁豆健脾化湿，用于治疗脾虚泄泻、白带过多等症。白扁豆一身都是宝，它的果皮（扁豆衣）、花、叶均可入药。扁豆衣能健脾、化湿，用于治疗痢疾、腹泻、脚气、浮肿等症；扁豆花能解暑化湿、和中健脾，用于夏伤暑湿、发热、泄泻、痢疾、赤白带下、跌打伤肿等症；扁豆叶能消暑利湿、解毒消肿，用于治疗暑湿吐泻、疮疖肿毒、蛇虫咬伤等症。其营养价值较高，矿物质和维生素含量比大部分根茎菜和瓜菜都高，鲜嫩可口。白扁豆也可作为滋补佳品，尤适合夏暑季清补之用。

白扁豆粥：白扁豆60g（鲜品增至120g）、粳米100g同煮粥。可健脾养胃、清暑止泻，适用于脾虚腹胀、慢性泄泻、疰夏等症，也可用于春季疲乏无力、精神萎靡不振者。

2. 赤小豆

本品为豆科一年生草本植物赤小豆或赤豆的成熟种子。呈圆柱形稍扁，表皮赤褐色或紫色，种脐白色，线形突起偏向一端，气微，味微甘，嚼之有豆腥味。本品甘、酸、平。入脾、心、小肠经。具有利水除湿、解毒排脓、利湿退黄功效，用于水肿、小便不利、脚气、黄疸、泻痢、痈肿等。赤小豆可用于煮饭、煮粥、做汤等。赤豆淀粉含量较高，蒸后呈粉沙性，而且有独特的香气，故常用来做成豆沙，以作为各种糕团面点的馅料，美味可口。本品含有蛋白质、脂肪、碳水化合物、粗纤维、钙、磷、铁、维生素 B_1、维生素 B_2、皂苷等营养成分。

（1）赤小豆薏米粥。赤小豆30g、薏米20g、粳米100g、水适量。将赤小豆、薏米用冷水浸泡2h，粳米洗净，加入适量水，同煮成粥，能健脾渗湿、清热消暑。

（2）赤小豆排骨汤。赤小豆100g、猪排骨300g、食盐适量。将赤小豆和排骨分别洗净；置入砂锅中，注入清水，旺火烧滚，约40min后，改文火再熬约2h，至赤小豆起沙，排骨酥软为止，放入食盐即可食用。

3. 茯苓

本品为多孔菌科真菌茯苓的干燥菌核，寄生于松科植物赤松或马尾松等树根上，深入地下20～30cm。茯苓出土后洗净泥土，堆置使其"发汗"，析出水分，至表面皱缩，皮色变为褐色，即为"茯苓个"。将茯苓菌核内部的白色部分切成薄片或小方块，即为白茯苓，是我们日常见到的中药饮片；削下来的黑色外皮部即为茯苓皮；茯苓皮层下的赤色部分，即为赤茯苓；带有松根的白色部分，切成正方形的薄片，即为茯神。茯苓甘、淡、平，归心、肺、脾、肾经。具有利水渗湿、健脾安神的功效，用于水肿尿少、痰饮眩悸、脾虚食少、便溏泄泻、心神不安、惊悸失眠等。茯苓皮利水较好，用于水湿外泛、皮肤浮肿等；茯神安神作用强，用于心神不安、惊悸失眠等；赤茯苓偏于清湿热。现代研究表明茯苓中的主要成分为茯苓聚糖，含量很高，其对多种细菌有抑制作用；能降胃酸，对消化道溃疡有预防效果；对肝损伤有明显的保护作用；有抗肿瘤的作用，能多方面对免疫功能进行调节，能使化疗所致的白细胞减少加速回升，并有镇静的作用。本品为药、食两用之物，食用可煮粥、煲汤、泡酒，制作成各种糕点，如茯苓饼、馒头等。

（1）茯苓麦冬粥。茯苓30g、麦冬15g、粳米100g。洗净，浸泡30min，加水煮粥。用于心脾不足、饮食不振、心神不宁、失眠者。

（2）茯苓栗子粥。茯苓15g、栗子25g、大枣10枚、粳米100g。加水先煮栗子、大枣、粳米；茯苓研末，待米半熟时徐徐加入，搅匀，煮至栗子熟透，可加糖调味食。用于脾胃虚弱、饮食减少、便溏腹泻者。

芒种防暑祛湿还要益气

芒种时节雨量充沛，气温显著升高，常见的天气灾害有龙卷风、冰雹、大风、暴雨等。在华南地区，如果是在雷雨之前，空气湿度大，确实是又闷又热，空气十分潮湿，天气异常湿热。有谚语："芒种夏至天，走路要人牵；牵的要人拉，拉的要人推。"短短几句话，反映了该时节开始有"暑湿伤气"的存在。其原因是气温升高，空气中的湿度增加，体内的汗液无法通畅地发散出来，即热蒸湿动，湿热弥漫空气，人身之所及，呼吸之所受，均不离湿热之气。中医认为，该时节暑湿兼杂，暑多升散，耗气伤津扰神，湿困气滞，气血运行不畅，使人感到四肢困倦、萎靡不振。在调理上，一方面要防暑祛湿，另一方面要注意益气、生津补液和宣畅气机。下面推荐几种中药。

1. 桑葚

本品为桑科植物桑的干燥果穗。4—6月果实变红时采收，晒干或略蒸后晒干。新鲜成熟的桑葚味甜汁多，酸甜适口，又被称为"民间圣果"，是芒种节气的时令水果。本品味甘、酸，性微寒，入心、肝、肾经，具有补肝益肾、生津润燥的功效，主治阴血不足而致的头晕目眩、耳鸣心悸、烦躁失眠、腰膝酸软、须发早白、消渴口干、大便干结等症。桑葚甘寒、养阴生津，可鲜品食用，也常与麦冬、天花粉同用；兼气虚者，可与西洋参、太子参、黄芪等同用。现代研究表明，桑葚果实中含有丰富的葡萄糖、蔗糖、果糖、胡萝卜素、维生素（A、B$_1$、B$_2$、C）、苹果酸、琥珀酸、酒石酸及矿物质钙、磷、铁、铜、锌等营养物质。桑葚还具有免疫促进作用，也能促进血红细胞生长，防止白细胞减少，在肿瘤放化疗中作为辅助用药。

（1）桑葚汁。干桑葚50g（鲜桑葚100g），水煎取汁，加适量冰糖服用。

（2）桑葚酒。取新鲜熟透的桑葚500g、米酒1000mL，浸泡半个月，适量饮用。

（3）桑葚膏。桑葚500g、蜂蜜适量，将桑葚水煎取汁，文火熬膏，加入蜂蜜拌匀饮服，每次10～15g，每日2～3次，

2. 西洋参

本品为五加科植物西洋参的干燥根。甘、微苦，性凉，归肺、心、肾、脾经，具有补气养阴、清热生津的功效。暑热耗气伤阴，常与石斛、麦冬、知母等同用，如清暑益气汤。本品虽为参类，但性凉而补，属于清补之品，既能补气，又能养阴，也能降火、生津液。"凡欲用人参而不受人参之温补者，皆可以此代之。"

服用方法：每次5g，加水炖服，也可每次取1～2g，用开水冲泡代茶饮。

3. 广藿香

本品又名藿香，为唇形科广藿香属植物的地上部分。主产于广东，生于路边、田野，夏、秋季枝叶茂盛时采割。本品辛、微温，归脾、胃、肺经，具有芳香化湿、发表解暑、和中止呕的功效。藿香既能芳化湿浊，又可发表解暑，治疗暑湿表征或湿温初起、湿热并重、发热倦怠、胸闷不畅，常与黄芩、滑石、茵陈蒿等同用；治暑月外感风寒、内伤湿滞之恶寒发热，头痛脘闷，腹痛吐泻等，常配伍紫苏、厚朴等，如藿香正气散。

预防伤暑，可煎水服用，每次5～10g（鲜品20～30g）；或藿香、佩兰各10g，煎水服用。不宜久煎，水煎10～15min即可。

夏至后既要防暑又需养阳

夏至之后，我国大部分地区将进入盛夏，表示炎热的夏天已经到来，夏至后的一段时间内气温仍继续升高，大约再过二三十天，一般是最热的天气了。因此，有"夏至不过不热"的说法。在高温天气下，人很容易中暑。尤其是长期在室外，需要顶着烈日工作的人们，中暑的可能性又会更大。一旦被暑热刺激，人们就容易感到胸闷、头重、疲倦等不适。为了避免此等不

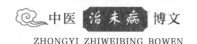

适，建议及时防暑。

炎夏防暑，大家都能意识和理解到其中的道理，但值得注意的是，在中医养生理论中有更深层次的认识。中医认为，夏季阳气盛于外，从夏至开始，阳极阴生，阴气居于内；夏至也是所谓"阴阳争死生分"的时节，俗话说"夏至阴长"，也就是说，尽管天气炎热，可阴气已开始生长。我国古代将夏至分为三候：一候鹿角解；二候蝉始鸣；三候半夏生。麋与鹿虽属同科，但古人认为，二者一属阴一属阳。鹿的角朝前生，所以属阳。夏至日阴气生而阳气始衰，所以阳性的鹿角便开始脱落。而麋因属阴，所以在冬至日角才脱落；雄性的知了在夏至后因感阴气之生便鼓翼而鸣；半夏是一种喜阴的药草，因在仲夏的沼泽地或水田中生长所以得名。由此可见，在炎热的仲夏，一些喜阴的生物开始出现，而阳性的生物却开始衰退了。鹿角（鹿茸）、蝉（蝉蜕）、半夏都是常用中药，它们的生长都蕴含着大自然阴阳变化的道理。俗话说：冬至养生，夏至治病，一个安内，一个攘外。热极而寒生，寒生百病重。因此，这一时节的养生保健，除了一方面要顺应夏季阳盛于外的特点，防暑、避免暑伤气阴外，另一方面也要注意保护阳气，顺应中医"春夏养阳"的养生规律。

夏至养阳，谨遵"三忌"。第一，忌夜卧贪凉。夜卧吹冷风，尤其头部受风邪，极易导致阳气折损。第二，忌冷水洗浴。夏季人的汗孔多处于开泄状态，冷水洗浴使外来寒气极易侵入人体，久之会出现手足畏寒、小腿抽筋、后背发凉等症状。老人和小儿尤其应重视。第三，忌肆食生冷。夏日常食冷饮冰品等，容易引起脾胃虚寒症，可表现为胃痛、腹泻、完谷不化等。女性可出现痛经、经期紊乱、经量减少甚至闭经等。

夏至养阳、避寒措施主要包括：①防腹中寒，睡觉时一定要盖"肚子"，尽量进食温热饮食，不贪吃冷饮、冷食；②防头、脚、躯体受寒，主要是要正确使用电扇和空调，不宜夜晚露宿，更不宜运动后立即用冷水冲头、淋浴。③适当吃点生姜，温通阳气，民间所说，"冬吃萝卜夏吃姜，不劳医生开药方"。

此外，推荐夏日养阳的几种中药。

1. 生姜

本品辛、温，归肺、脾、胃经。辛散温通，能发汗解表、祛风散寒、温肺散寒、温中散寒。主要用于风寒感冒轻症，可煮水或配红糖、葱白煎服。夏日煲汤、煮粥均可放入生姜，以助机体通阳散寒。

2. 葱白

本品为葱近根部的鳞茎。辛、温，归肺、胃经。本品辛温不燥烈，具有发汗解表、散寒通阳的作用。药力较弱，用于风寒感冒之轻症，可以单用煮水，也可与淡豆豉同用，如葱豉汤。也可外用，捣烂后，外敷肚脐，再施温熨，能通阳散寒，治阴寒腹痛。

3. 黄芪

本品为豆科植物蒙古黄芪或荚膜黄芪的根。甘，微温，归脾、肺经。本品甘温补脾而善升举下陷之中焦阳气，补益肺气而能"直达肤表肌肉，固护卫阳，充实表分"，不仅有止汗之效，也有助于发汗。能扶持正气，托毒外出，尚能促进气血的运行和血液的化生。生用（生黄芪）偏于走表利水，炙用（炙黄芪）偏于温补脾胃。夏日用生黄芪为好，用量5～10g，配大枣3～5枚，煮水或冲泡代茶饮。

4. 五味子

本品为木兰科多年生落叶木质藤本植物北五味子（五味子）和南五味子（华中五味子）的成熟果实。甘、酸，温，归肺、心、肾经。本品有明显的酸味，一般视为酸温收涩药。但五味子非仅能敛肺、敛阴而已，《神农本草经》说本品"主益气"，《用药法象》又谓能"补元气不足，收耗散之气"，故本品具有益气作用，并能"酸甘养阴生津"，有较好的生津止渴之功，还能养心安神。夏日暑热耗伤气津，心烦口渴，可与山楂煮水服用：五味子10g、山楂30g，加水煮烂，加入适量白糖即可。

🌿 小暑健脾养心备战盛夏

小暑，标志着夏季时节的正式开始。暑，炎热的意思，意指天气开始炎热，小暑，还没到最热。小暑有三候：一候温风至，小暑时节大地上便不再有一丝凉风，而是所有的风中都带着热浪；二候蟋蟀居宇，由于炎热，蟋蟀离开了田野，到庭院的墙角下以避暑热。三候鹰始鸷，老鹰因地面气温太高而在清凉的高空中活动。小暑的到来，意味着热天是实实在在地来了，紧接着就是一年中最热的大暑，民间有"小暑过，一日热三分"和"小暑大暑，上蒸下煮"之说。人体要经历高温暑热的考验，如何备战、安度盛夏，除了防暑降温，我们还应有哪些准备呢？

炎炎夏季，骄阳普照，地热蒸腾，人体出汗增多，消耗大，易疲劳，情绪易波动，心烦气躁、食欲下降，中医看来是心脾不足。从阴阳消长而论，小暑开始转为阳消阴长，阴生于地下，盛阳覆于阴上，人置身于酷暑，但阴寒在内，阴阳交错，容易发病。夏日人体阳气在外，脾胃相对空虚，易出现上热下寒、外热内寒的状况。同时，大量的出汗，如果没有及时补充水分，很容易伤津耗阳气，汗为心液、精气之所化，所以也不可过泄。因此，小暑后随着气温的逐渐升高，许多人一方面食欲减退，脾胃生化不足，另一方面出汗多，伤津耗气，心气不足，气血运行动力不足，易疲劳，血不养神，加上暑热扰心，易致心神不安。备战盛夏，在外要注意防暑降温，减少暑热刺激，从内就应该健脾养心，及时补充水谷精微，安神定志，减少消耗，所谓"心静自然凉"。

下面推荐几种暑季健脾养心清补之品。

1. 莲子

莲子是睡莲科水生草本植物莲的种子，为小坚果。味甘、涩，性平，归脾、肾、心经。具有补脾止泻、养心安神、益肾固精的功效。《神农本草经》："主补中，养神，益气力。"本品最益脾胃，兼能养心益肾，素有"脾果"之称，心脾不足常用，性平不燥，为清补之品，夏日用较佳。莲子本身营养十分丰富，除含有大量淀粉外，还含有β-谷甾醇，生物碱及丰富的钙、磷、铁等矿物质和维生素。单用水煎服，每日 10～15g。也可煲汤熬粥。

（1）莲子百合麦冬汤：莲子 15g、百合 30g、麦冬 10g，加水煎服。

（2）银耳莲子羹：莲子 100g、银耳 15g、百合 150g、冰糖 100g，加适量水炖煮。

2. 麦冬

麦冬为百合科多年生草本植物沿阶草及麦门冬等的块根。味甘、微苦，性微寒，归心、肺、胃经，具有益胃生津、清心除烦、养阴润肺的功效。本品甘寒质润，善于益胃生津，正如《医学衷中参西录》言其："能入胃以养胃液，开胃进食，更能入脾以助脾散精于肺，定喘宁嗽。"现代研究表明，麦冬主要含沿阶草苷、甾体皂苷、生物碱、谷甾醇、葡萄糖、氨基酸、维生素等，具有抗疲劳、清除自由基、镇静、催眠、抗心肌缺血、抗心律失常等作用。单用水煎服，每日 5～15g。也可煲汤熬粥。

（1）麦冬党参五味子排骨汤：麦冬 15g、党参 10g、五味子 10g，排骨适量，炖汤服食。

（2）麦冬山楂饮：麦冬 15g、山楂 20g，煮水代茶饮。

3. 绞股蓝

绞股蓝为葫芦科植物绞股蓝的全草，又名五叶参、七叶参、七叶胆。味微甘，性凉，归肺、脾、肾经，具有益气健脾、化痰止咳、清热解毒的功效。绞股蓝的主要有效成分是绞股蓝皂甙、绞股蓝糖甙（多糖）、水溶性氨基酸、黄酮类、多种维生素、微量元素、矿物质等。因绞股蓝中含有皂苷成分，结构与人参皂苷结构类似，可起到补益作用，号称"南方人参"。现代研究表明，绞股蓝有调血压、降血脂、降血糖、防治血栓和心血管病、促睡眠、保肝解毒等作用。单用：水煎服，每日 10 ～ 20g，或与灵芝同用。泡茶饮：3 ～ 5g，用沸水冲泡 10min。

大暑清热解暑，吃点"有味道"的叶子

大暑是夏天的最后一个节气。大家都知道"热在三伏"，大暑一般处在三伏里的中伏阶段，是一年中气温最高的时候，正如谚语所说："冷在三九，热在中伏。"大暑相对小暑，顾名思义，更加炎热，"大者，乃炎热之极也。"暑热程度从小到大，大暑之后便是立秋，正好符合物极必反的规律，可见大暑的炎热程度了。暑乃夏季的主气，暑为火热之气所化，在这个时候很容易中暑，暑气太过，伤人致病，则为暑邪。暑邪致病，有明显的季节性，主要发生于夏至以后，立秋之前，而在大暑时节更是易见。故《素问·热论》说："先夏至日者为病温，后夏至日者为病暑。"暑邪致病，有伤暑和中暑之别。起病缓，病情轻者为"伤暑"；发病急，病情重者为"中暑"。尤其老人、儿童、体虚气弱者，往往会引发苦夏、疰夏、中暑等病。患有心脑血管病的中老年人，特别对有高血压、高血脂、糖尿病、肥胖或有过小中风的老年人，由于室内与室外气温相差太大，忽冷忽热，使脑部血管反复舒缩，就可能引发"热中风"。在大暑中，人们对于高温比较难以招架，最容易出现的情况就是中暑，因此，大暑时节清热解暑是首要的措施。特别是在室外工作和外出时，要做好防晒工作，备好防暑药品，如藿香正气水、十滴水、仁丹等。中午至下午 2 时阳光最强时，尽量不要待在户外，有条件的可适当进行午休。空调温度不要开得过低，避免室内外温差太大，防止中暑。日常生活中，绿豆、冬瓜、苦瓜、西瓜都是很好的清热解暑佳品，这里再推荐几种清热解暑的中药。

1. 荷叶

荷叶为睡莲科草本植物莲的叶片。味苦、辛、微涩，性凉，归心、肝、脾经。本品清香升散，具有消暑利湿、健脾升阳、散瘀止血的功效，可用于暑热烦渴、头痛眩晕、水肿、食少腹胀、泻痢等。其化学成分主要有荷叶碱、柠檬酸、苹果酸、葡萄糖酸、草酸、琥珀酸及其他抗有丝分裂作用的碱性成分。荷叶碱中含有多种有效的化脂生物碱，能有效分解体内的脂肪，并且排出体外；荷叶碱有较强阻止脂肪吸收的功效，防止脂肪堆积。本品可作为煎汤，泡茶，煮粥、饭用。煎汤或泡茶饮，每日 5 ～ 10g（鲜品 15 ～ 30g），煮水。

（1）荷叶绿豆粥：荷叶 10g、绿豆 50g，荷叶用纱布包好，同绿豆熬粥。

（2）荷叶莲子茶：荷叶 10g、莲子 10g，煮水代茶饮。

2. 薄荷

薄荷为唇形科多年生草本植物薄荷及同属植物家薄荷的茎叶。全株青气芳香，食之清爽可口。味辛、性凉，归肺、肝经，具有发散风热、清利咽喉、透疹解毒、疏肝解郁和止痒等功效，适用于感冒发热、头痛、咽喉肿痛、无汗、风火赤眼、风疹、皮肤发痒、胸胁痛及瘰疬等症。本品芳香辟秽，兼能化湿和中，用治夏冷感受暑湿秽浊之气、脘腹胀痛、呕吐腹泻等。常与香薷、厚朴、金银花同用。含挥发油，油中主要成分有薄荷醇、薄荷酮、薄荷脑及薄荷酯类等。每 100g 干薄荷中，含水分 9.6g、蛋白质 6.8g 和纤维 31.1g。现代研究表明，薄荷具有抗病毒、抑菌、祛痰止咳、利胆和镇痛、止痒等作用。薄荷是药、食两用之品，鲜用可榨汁服。在食用上，薄荷既可作为调味剂，又可作香料，还可配酒、冲茶等。作为食品添加剂使用的糖果、糕点主要有清凉薄荷糕、薄荷糖、粽子糖、口香糖、润喉糖等；用薄荷的酒类、饮料主要有薄荷酒、薄荷茶、薄荷露、薄荷清凉饮等。本品单用，每日 3 ～ 6g，煎水服。

3. 佩兰

佩兰为菊科植物佩兰的茎叶。味辛，性平，入脾、胃经，具有清暑、辟秽、化湿的功效。治感受暑湿，寒热头痛，湿邪内蕴，脘痞不饥，口中甜腻、多涎、口气腐臭等，常配合藿香、厚朴、荷叶同用。全草含挥发油 1.5% ～ 2%，油中含聚伞花素、乙酸橙花醇酯和 5 - 甲基麝香草醚，前两者对流感病毒有直接抑制作用；叶含香豆精，邻 - 香豆酸及麝香草氢醌。本品内服，每日 6 ～ 10g，鲜品可用 15 ～ 20g，煎汤服用。

（1）夏季防暑：佩兰10g，洗净切碎，冲入开水泡10min，有解暑避浊、化湿和中的功效。适用于流行性感冒、头痛鼻塞、恶心呕吐、食欲不振等症。

（2）用于疰夏（疰夏主要表现为夏季长期发热、食欲不振、消瘦、口渴、皮肤干燥等，以小儿多见）：取西瓜翠衣（西瓜青皮）15g，乌梅、藿香、佩兰各10g，加水煎汤，可加冰糖少许，代茶饮用。

（3）佩兰汁：治夏天蚊虫叮咬，用佩兰叶搓出水后搽于被咬处，可立止蚊虫叮咬之瘙痒，如加配藿香泡酒外搽则疗效更佳。

（4）中药香囊：将佩兰放入香囊内佩带，具有芳香化浊辟秽的功效，可以预防多种呼吸道疾病。

常晒日光浴，神经衰弱好得快

日光浴在国外很流行，经常可见在户外、沙滩，人们充分暴露皮肤迎接阳光。而在我国，很多女性担心晒黑皮肤，在阳光下的时间不多，特别是白领阶层，白天都在室内工作，下班开车回家，更少接触日光。其实，充分利用好阳光，合理晒太阳，将有助于人的健康，也是大自然赐予人类的良药。日光浴不仅是一种养生保健的方式，还是利用日光照射来治疗疾病的一种方法。

日光浴对心脑的健康都有好处，日光中的紫外线能够刺激兴奋过程，提高中枢神经系统的紧张度，从而活跃全身各器官的机能。经过太阳适当照射以后可使人觉得精神振奋、心情愉快。神经衰弱属于抑制型的患者，尤其适宜日光浴。日光浴也可使调节体温的大脑中枢得到锻炼，抵抗过热的刺激，较好地耐受冷热气候，提高神经衰弱患者对外界环境的适应能力。日光照射还可以增加心脏每搏输出量，加速血液和淋巴液流动，使呼吸加深，肺换气量增大，体质增强。经常进行日光浴，能刺激身体的造血功能，使血液中红细胞、白细胞和血小板增多。而且可提高代谢功能，使人感到舒适，食欲增进，睡眠改善，体重增加，有助于改善神经衰弱的状态，早日康复。

日光浴治疗神经衰弱的方式可分为两种：一种是在生活、生产、体育活动中自然进行，另一种是以一定的方式专门地进行。对于后者这种有意识地进行的日光浴，多在海滨、游泳场或家庭的院子里、阳台上进行。最理想的场所是海滨、河湖附近或高山，因为这些地方的阳光所含紫外线最丰富。而一天中进行日光浴最适宜的时间，则要根据地区、季节的不同而定。一般以上午9—12时、下午4—6时为宜。

进行日光浴的方法有讲究，它不是简单地晒太阳，进行日光浴要注意掌握正确的方法。

（1）空腹和饭后不宜立即进行日光浴，应适当间隔一些时间；

（2）专门日光浴可采取卧位姿势，用白布或草帽、竹帽遮住头部，戴茶色眼镜，以保护头部和眼；

（3）照射的时间宜循序渐进，可由十几分钟增加到1～2h，根据个人体质和病情而定。若长时间照射，宜间歇几次（阴凉地方休息）

（4）日光浴后应隔20～30min再进食；

（5）日光浴后宜在树荫下休息十几分钟，然后进行淋浴或擦身。

值得提醒的是，进行日光浴时，如发现皮肤潮红、有烧灼感、瘙痒、皮肤发痛，应立即停止。日光浴后如出现头痛、心跳加快、消化不良、体重持续下降，则不宜继续进行，有时需要休息数日或减少照射时间。

夏天宜"清补凉"

夏月属火，火性温热、上炎。骄阳似火，天阳下济，地气上腾，万物番秀而华实。在夏天，人体阳气趋于外，阳气最旺，新陈代谢十分旺盛，腠理疏松，汗出较多，气随津散，每易伤阳耗津。加之长夏雨多湿重，易困脾阳。夏天补养要有度，更要注重防暑伤阳，宜清补为主，常用西洋参、生地、石斛、薏米、山药、芡实等，可适当饮用清暑益气的饮料或冷饮。但切莫贪凉无度（空调、当风而卧、纳凉过度）而伤伐阳气。不宜用滋补，滋补之品如红参、熟地、阿胶等，都过于滋腻，易伤脾胃，不仅难于吸收消化，也偏于温燥而助火伤阴。夏季人体阳气外越，阴气内伏。长夏雨多挟湿，湿热交蒸，每易侵袭人体而致病。暑为阳邪，多伤津耗气；湿为阴邪，易困阻脾阳。夏天饮食忌"生冷、肥腻、臭恶"，不宜过多地吃冷食、蜜冰、凉粉、冷粥等。避免胃肠炎、痢疾等疾病。饮食当以清淡、易消化为宜，适当吃葱蒜（辛温散寒通阳）。

所谓夏天补阳主要是指夏令养生，顺乎正阳。夏天日长而炎热，在起居生活中，无厌于日，顺其自然，正确面对夏天，不要产生厌恶情绪，仍要早睡早起，使意志活泼愉快，热爱大自然之美，就像含苞欲放之植物，使其华英成秀，才能使人体之阳气宣通开泄——"顺乎正阳"。也包含"冬病夏治"，即冬季发作或加重的疾病在夏季进行预防性治疗，对于患有呼吸系统疾病（如老年慢性支气管炎、过敏性鼻炎、小儿反复呼吸道感染）及风湿性关节炎等慢性疾病的人来说，三伏天是治疗这类疾病的最佳时机，就是"借天阳旺气助药治之力"。

小暑时节，黄鳝体壮而肥，肉嫩鲜美，营养丰富，滋补作用最强，故我国民间有"小暑黄鳝赛人参"之说。其实，"小暑黄鳝赛人参"还有另一层意思，这与中医学"春夏养阳"的养生思想是一致的，蕴涵着"冬病夏治"之意。中医理论认为，夏季往往是慢性支气管炎、支气管哮喘、风湿性关节炎等疾病的缓解期，此时若内服具有温补作用的黄鳝，可以达到调节脏腑、改善不良体质的目的，到冬季就能最大限度地减少或避免上述疾病的发生。因此，慢性支气管炎、支气管哮喘、风湿性关节炎、阳痿、早泄等肾阳虚者，在小暑时节吃黄鳝进补可达到事半功倍的效果。黄鳝味甘性温，有补虚损、除风湿、强筋骨的作用。现代营养学研究表明，鳝肉中含蛋白质、脂肪，还含有磷、钙、铁、多种维生素和烟酸等营养成分，是一种高蛋白低脂肪的优良食品，更是病后体虚、身体羸弱、营养不良者的上好滋补品。黄鳝还有增强性欲的作用，是阳痿等性功能障碍患者的食疗佳品。

夏天应当"吃苦"，是指服用苦味的食品，如苦瓜、莲子心，或中药如菊花、夏枯草及中药凉茶等，因为苦能泻火，苦能燥湿。夏令时节，暑热偏盛，且暑多夹湿，"吃苦"具有清热泻火和化湿之效，缓解因暑热、暑湿引起的身体不适，起到调节阴阳、保持平衡的作用。但也要注意不能太过，苦寒伤脾胃，影响消化吸收功能，特别是对素体虚寒或脾胃不足之人，更要注意。

夏令时节瓜果药用治病

药食同源，中医用来治病的中药有些就是我们平常的食物，简便有效而无副作用。夏令时节，暑湿偏重，暑热伤津耗气，湿毒蕴蒸肌肤。一些普通的瓜果就有较好的防治作用，处处留心皆是药。

1. 西瓜

西瓜是夏令主要水果之一。中医常以西瓜皮（又称西瓜翠衣）、西瓜瓤及由西瓜制成的西瓜霜（将芒硝置入西瓜中，渗出的浆汁形成的结晶）入药。西瓜性味甘、寒，入心、胃、膀胱经，功效解暑除烦、生津止渴、利尿降压，可用于夏天热盛、汗出伤津、心烦口渴、小便短少，对胃热牙痛、高血压等也有一定疗效。

应用举例：

（1）夏天夹湿感冒：西瓜翠衣 20g、生姜 12g、鲜芦根 20g、葱白 3 茎，煎汤服用。

（2）小儿夏季热：西瓜翠衣 15g、金银花 10g、茯苓 12g、太子参 10g、扁豆花 6g、鲜荷叶半张，煎汤服。

（3）热病伤津：西瓜汁适量，频频饮服。

（4）高血压：西瓜翠衣 15g、决明子 10g，煎汤代茶。

2. 甜瓜

甜瓜又叫香瓜、梨瓜。中医很早就用其籽和果蒂治病。性味甘、凉，入胃、大肠、膀胱经。功效清暑热、解烦渴、利小便、通大便，可用于暑热心烦、口渴、小便不利、大便秘结。古代用之治疗肠痈（阑尾炎）。

应用举例：

（1）肠燥便秘：新鲜甜瓜子 20g，吞食。

（2）慢性阑尾炎：甜瓜子洗净晒干，炒黄，研末，每次 3～5g，一日 2 次口服。

（3）湿热黄疸：用新鲜瓜蒂 1 枚，捣烂，用纱布裹成细条形，塞入鼻中，两鼻交替，每日换 2 次。

3. 黄瓜

原产于西域，我国引种已有 2000 多年的历史。黄瓜的果、叶藤、根可作为药用。性味甘、凉，入小肠、胃经，功效清热解毒、利水，可用于胸中烦热、口渴、尿少、暑疖等。

应用举例：

（1）暑疖、水火烫伤：鲜黄瓜洗净，捣烂外敷患处即可。

（2）胸中烦热：鲜黄瓜适量，去皮，切成薄片，放入碗中，加食醋、白糖适量，拌匀后稍等片刻，即可食用。

（3）火眼赤痛：老黄瓜 1 条，上开小孔，去瓤，入芒硝令硝满，悬挂阴处，待有白色结晶状物透出，刮下少许点眼。

4. 枇杷

枇杷果实和叶均可入药，中医习惯上用枇杷叶（去毛）生用或蜜炙用。

性味苦、平，入脾、肺、肝经，功效化痰止咳、和胃降逆，可用于咳嗽痰粘、不易咯出、胃热口渴、呕秽等症。

应用举例：

（1）肺热咳嗽：枇杷叶12g、鲜芦根25g，煎汤饮服。

（2）慢性气管炎：枇杷叶100g、红糖250g，将枇杷叶洗净煎汤，一、二煎药汁相混浓缩，加糖收膏。每次一匙，一日3次。

（3）胃热口渴：枇杷叶15g、石斛15g，煎汤饮服。

5. 甘蔗

一般用其茎部去皮取汁入药。性味甘、凉，入肺、胃经，功效清热生津、下气、润燥，可用于热病伤津口渴、小便短赤、热结便秘及肺燥咳嗽、痰少质粘等症。

应用举例：

（1）热病伤津：取甘蔗茎50cm，洗净去皮，切碎压汁，雪梨50g，洗净去皮核取汁，两汁相合，加凉开水适量，饮服。肺燥咳嗽少痰也可用之。

（2）胃热呕吐：甘蔗汁半杯，生姜汁3～5滴，和匀，每日饮用。

（3）产后便秘：取甘蔗茎50cm，洗净去皮，切碎压汁，加水适量煎汤，用蜂蜜适量调服。

（4）醉酒：服用甘蔗汁。

6. 香蕉

皮、果均可入药。性味甘、寒，入肺、胃经，功效清热解毒、利尿通便、凉血安胎等，可用于暑热疖肿、热结便秘、血热胎动不安等。

应用举例：

（1）痈肿疔肿：香蕉皮30g、鲜蒲公英30g，捣烂外敷患处。

（2）痔疮出血、大便干结：空腹吃香蕉1～2枚，然后用淡盐水漱口饮服，每日坚持，能够止血、润肠、通便。

（3）高血压：香蕉皮30g、橘络5g，泡茶频服。

7. 梨

梨品种很多，可带皮入药。性味甘、微寒，入肺、胃经，功效生津润燥、清热化痰，可用于热病津伤口渴、消渴、热痰咳嗽、进食困难、便秘等症。

应用举例：

（1）热病津伤口渴：鲜梨洗净，去核，捣烂取汁，慢慢含咽。

（2）支气管炎（津伤肺燥型）：梨 60g、川贝母 5g，加水少量，炖服。每日一次。

（3）肺热咳嗽有痰：鲜梨 100g、鲜白萝卜 100g，分别洗净绞汁，将两汁兑匀服用，每日 2 次。

（4）麻疹咳嗽：将瓜蒌壳一个焙干研粉，装入挖去梨核的洞内，再用面粉包裹烧熟，一日内分 3 次食用。

8. 桃

桃的品种极为丰富。未成熟的桃干果称为碧桃干，桃核去皮就是中药桃仁。性味甘、酸、温，入肝、大肠经，功效生津、润肠、活血、消积、降压，可用于津伤肠燥便秘、妇女瘀血型月经不调、食积等症。碧桃干用来止汗、止痛；桃仁用来活血化瘀、润肠通便。

应用举例：

（1）肠燥便秘：食新鲜桃子 150g，每日一次，宜多食。或用桃仁 12g，水煎，加蜜调服。

（2）盗汗、虚汗：碧桃干 10g，水煎服用，每晚服一次，一般 1～3 次即可止汗。

（3）血瘀闭经：桃仁 9g、红花 9g、当归 18g，水煎饮服。

（4）高血压：鲜桃去皮、核吃，每天早晚各一次，每次 1～2 个。

9. 猕猴桃

猕猴桃又称阳桃、藤梨，品种有 40 多个，以中华猕猴桃、毛花猕猴桃为佳。中医用其果实治病已有很长的历史，民间也用其根（藤梨根）治病。性味甘、酸、寒，入脾、胃经，功效清热止渴、消痈通淋、抗癌，可用于热病伤津、烦热口渴、妇人乳痈、脱肛、湿热黄疸、淋浊带下等症。藤梨根抗肿瘤，多用于食道肿瘤、胃癌。

应用举例：

（1）热病伤津：新鲜猕猴桃适量服用。

（2）湿热带下：取根 30～60g、椿根皮 15g，加水煎，日服 2 次。

（3）湿热黄疸：去根 30g、茵陈蒿 12g、茯苓 18g，煎汤饮服。

（4）消化道肿瘤：取根（新鲜）500g，浸泡在 500mL 白酒中，2 周后即可。每天服 3 次，每次 20mL（酒精过敏者忌服）。

10. 葡萄

葡萄近年种植较多，其中以新疆无核葡萄、河北宣化的奶葡萄为上品。

其果、根、茎、叶均可入药。性味酸、甘、寒，入肺、肾、脾经，功效生津止渴、开胃消食、补血安胎，可用于津伤口渴、心烦、尿赤、胃纳不佳、血虚心悸等症。

应用举例：

（1）胃热津伤：葡萄以鲜品味佳者服食。

（2）胎气上逆而见胸部胀满、喘急、坐卧不安：葡萄 30g，煎汤饮服，每日 2 次。

（3）关节扭伤：鲜葡萄根适量，洗净捣烂，敷患处。

11. 荸荠

荸荠又叫尾梨、地栗、乌芋，其苗叫通天草。荸荠洗净、去皮蒂即可药用。性味甘、平，入肺、胃经，功效清热止渴、利湿化痰、降血压，可用于热病伤津、口渴食少、便赤便秘、肺热咳嗽、痰中带血等症，另外对湿热、黄疸、肾炎、水肿以及部分眼疾等也有一定的疗效。

应用举例：

（1）热病伤津：鲜荸荠 150g、雪梨 100g、甘蔗 50cm，各自洗净后取汁相合，慢慢饮服。

（2）肺热咳痰带血：鲜荸荠 60g、海蜇皮 30g，加水少量，炖服。也可用于高血压（肾性高血压者忌用）。

（3）湿热黄疸尿少：荸荠 30g、车前草 20g、茵陈蒿 15g，水煎服。

（4）视力减退：荸荠 100g、羊肝 100g，加入少些调料和适量的水，炖服。

（5）咽喉肿痛：荸荠绞汁冷服，每次 120g。

12. 菱

菱在我国南方诸省均有栽种，习惯上以果肉入药。性味甘、凉，入肠、胃经，生品功效清暑热除烦止渴，熟品功效健脾益气。

应用举例：

（1）暑热伤津口渴：鲜菱 50g，去皮食肉。

（2）脾虚腹泻：山药研粉 30g、菱粉 30g、粳米 100g，熬粥食用，每日一次。

（3）子宫癌、胃癌：以生菱肉，日约 20～30 个，文火煮成浓褐色汤，分 2～3 次服用。

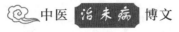
13. 橄榄

橄榄又名青果，产于我国南方诸省。其果、叶、根均可入药，性味甘、酸、平，入肺、胃经，功效清热解毒、化痰消积、消鱼鲠，可用于感冒引起的咽痛、咳嗽有痰及鱼骨鲠喉。

应用举例：

（1）咽痛（慢性咽炎）：用橄榄放在嘴中，咀嚼后慢慢含咽。此法也可治鱼骨鲠喉。

（2）疹痘透发不畅：橄榄50g，绞汁饮用。

（3）食积不化：橄榄15g、神曲12g，煎汤饮用。

（4）醉酒：鲜橄榄适量，生吃或煮茶喝。

（5）过敏性皮炎：鲜橄榄捣烂绞汁搽患处（有化脓溃烂的可用渣敷之），每日数次。或鲜橄榄叶适量，洗净煎汤洗患处。

清热解暑金银花

夏日炎炎，人们容易中暑，多发肠炎、痢疾，皮肤起疖肿，"暑热为患"。中药清热解暑有很好的效果，其中金银花是常用的一种。金银花是忍冬科木质藤本植物"忍冬"的花蕾，金银花初开时，蕊及瓣俱色白如银，经2～3日，色由白变黄似金，新旧相参，先后而开，植株上黄白相映，故名"金银花"，又名"双花""忍冬花"。而"忍冬"是指多年生半常绿缠绕性木质藤本，凌冬不凋，故名"忍冬"。中医认为，金银花性味甘、寒，入肺、胃、大肠经，有清热解毒、宣散风热、凉血止血之功，适用于热毒痈肿、疔疮疖肿、咽喉肿痛、外感风热或温病初起、热毒血痢等，为夏日良药。现代药理研究表明，本品水煎液对各种病原微生物，如细菌、病毒等均有抑制作用；抗炎解热；能提高机体防御机能，并能降低血脂、促进胃液和胆汁分泌。常用中成药如银翘解毒片（丸）、银黄片、双黄连口服液（胶囊）、双黄连注射液、双黄连粉针剂等都以该药为主要成分。下面介绍几种常用金银花食疗方，在炎夏到来之际，帮助清热解暑。

1. 银花露

取金银花50g，加水500mL，浸泡半小时，然后先猛火、后小火煎15min，取药汁，再加水煎，取二煎药汁，再加水煎取汁。最后将数次药汁合并，密封后放入冰箱备用。代茶饮服。

2. 银菊饮

取金银花、白菊花各 10g，开水冲泡或水煮后加白糖或食盐少许饮用。

3. 银花薄荷露

取金银花 30g、薄荷 10g、鲜芦根 60g。先将金银花、芦根加水 500mL，煮 15min，再下薄荷煮 3min。滤出，加适量白糖温服。此饮料有清热凉血解毒、生津止渴的功效。

4. 银花山楂茶

取金银花 6g、山楂片 50g、白糖 100g，开水适量。先将金银花和山楂片放在锅内，文火炒 5～6min，再加适量白糖，武火炒成糖饯。此茶有清热、散瘀、消食的功效。

5. 银花萝卜蜜

金银花 10g、白萝卜 100g、蜂蜜 80g。将萝卜去皮、洗净、切块，同金银花、蜂蜜拌匀置碗内，隔水蒸熟服食，每日 1 剂，分 3 次服用。可疏风润肺、化痰止咳。

6. 金银花粥

金银花 15g、大米 100g、白糖适量。将金银花择洗干净，放入锅中，加清水适量，浸泡 5～10min 后，水煎取汁，加大米煮粥，待熟时调入白糖，再煮一、二沸即成，每日 1～2 剂，连续 3～5 天。

7. 冬藤炖猪肉

金银花藤 30g、猪肉 150g，调味品适量。将金银花藤择净、布包，猪肉洗净，切块，与猪肉同放锅中，加清水适量煮沸后，纳入调味品等，煮至肉熟后，食盐、味精等调服食，每日 1 剂。可清热利湿、通经活络。

8. 银花梨藕汤

金银花 15g、生梨 250g、鲜藕 200g，白糖适量。先将梨、藕去皮，切片备用，金银花择净，水煮取汁，纳入梨、藕煮熟后，白糖调服，每日 1 剂，分 2 次食完，连续 10～15 天。可清热解毒。

9. 银花参贝汤

金银花 10g、西洋参 10g、川贝母 10g、雪梨 1 个，白砂糖适量。将上药择净，雪梨洗净、切块，与诸药同放锅中，加清水适量，浸泡片刻，大火煮沸后，转小火再煮 10min 即成，去渣取汁，白砂糖调服，每日 1 剂。可清热养阴、润肺止咳。

夏天给孩子做中药SPA，防治婴幼儿皮肤病

中医认为，在炎热的夏季，暑湿熏蒸容易引起各种皮肤病。夏天由于温度、湿度大，皮肤温度相应增高，皮脂腺和汗腺分泌增多，毛细血管扩张，并且有蚊虫叮咬，人易患多种皮肤病。尤其是婴幼儿童皮肤嫩弱，汗腺发育不全，汗液不易蒸发，适应外界和抗病的免疫力低下，容易发生痱子、湿疹、疖肿、脓疱疮等感染性皮肤病。中药外用药浴具有保护皮肤、增强抵抗力以及清热解毒、消肿止痛、排脓消痈等作用，对夏季常见皮肤病如痱子、湿疹、疖肿、脓疱疮以及蚊虫叮咬等有较好的预防和治疗作用。中药药浴特别适合婴幼儿，无刺激、无毒副作用，容易接受，还能滋润肌肤。

以下介绍两种常用药浴配方。

1. 复方

方一：艾叶15g、藿香10g、野菊花15g、蒲公英15g、薄荷10g、金银花10g。可用于平日预防保健，有清凉消暑、活血润肤之效。也可用于痱子、疖肿、蚊虫叮咬等。

方二：大黄10g、黄芩10g、黄柏10g、苦参10g，有清热解毒消肿之功，可用于痱子较重、疖肿有红肿痛痒出水者。

方三：黄柏10g、地榆10g、青橄榄10g、绿茶5g、五倍子10g。有清热燥湿敛疮之功，可用于湿疹有渗出或皮损者。

中药药浴的方法：按配方选用中药，先用清水洗净药材，按常规中药煎煮方法煮三次，每次半小时（一般内服药煎煮两次），合并煎液，用纱布过滤，取清液，去除药渣。根据病情按不同浓度配成浴液。预防和病情轻者用低浓度，病情重者用较高浓度。上方一剂可用2～3次。

2. 单方和成药

苦瓜叶、艾叶、风油精、藿香正气水、十滴水、银花露、六神花露水等。将苦瓜叶或艾叶洗净后，加大量水煮半小时，用水给孩子洗澡；在洗澡水中倒上风油精或藿香正气水、十滴水、银花露、六神花露水几滴，搅匀，洗澡时立即感到凉爽舒适，并有较好的预防夏季皮肤病的作用。

秋

顺四时寒温而护养

1. 我的秋天伊始

在武汉的中秋节，一夜之间，温度骤降，金风送爽，秋风瑟瑟，添衣加被，告别夏天，走入秋天了。清晨，我们几个人在体育场跑步，冷飕飕的风迎面吹来，树叶飘落，"一叶落而知秋"，脑海中印象秋应该是杂草枯萎、树叶飘落、满目萧条的景象，如今眼前尽管有一些树叶飘落，但还是一片郁郁葱葱的景色，毕竟是在桂子山华中师范大学百年校园。开始几圈我们都裹紧了单薄的短衣裳，习惯性地抱住了自己削瘦或健硕的肩膀，感觉跑进秋天里了。

同学中有人感冒了，天人相应，机体的警报器拉响了，秋天到了，适时调整。

2. 大自然的秋天

秋天是收获的季节，一年四季有 24 个节气，秋天有 6 个节气，分别为立秋、处暑、白露、秋分、寒露、霜降。立秋是二十四节气中的第 13 个节气，"立秋之日凉风至"，立秋就是凉爽的秋季开始了。立秋后虽然一时暑气难消，还有"秋老虎"的余威，但总的趋势是天气逐渐凉爽。气温的日较差逐渐明显，往往是白天很热，而夜晚却比较凉爽。

处暑是二十四节气中的第 14 个节气。"处"是去的意思。处暑即暑气至此而止，也就是到了处暑，炎热的夏季就要过去了，气温开始逐渐下降，雨量渐少。

每年的 9 月 7 日或 8 日为白露节气。白露是气温渐凉、夜来草木上可见到白色露水的意思。俗话说："白露秋分夜，一夜冷一夜。"这时夏季风逐渐为冬季风所代替，多吹偏北风，冷空气南下逐渐频繁，加上太阳直射地面的位置南移，北半球日照时间变短，日照强度减弱，夜间常晴朗少云，地面辐射散热快，故温度下降速度也逐渐加快。

秋分是表征季节变化的节气。秋分这天，太阳位于黄经 180 度，阳光几乎直射赤道，昼夜几乎等长。这时，我国南方地区气温普遍降至 22℃ 以下，进入了凉爽的秋季。"一场秋雨一场寒"。一股股南下的冷空气，与逐渐衰减的暖湿空气相遇，产生一次次降雨，气温也一次次下降。在西北高原北部，日最低气温降到0℃以下，已经可见漫天絮飞舞、大地素裹银装的壮丽雪景。秋分以后，我国南方大部分地区雨量明显减少，暴雨、大雨一般很少出现；不过，降雨日数反而有所增加，常常阴雨连绵，夜雨率也较高。唐代著名诗人李商隐"巴山夜雨涨秋池"的名句，生动形象地描绘出了南方秋多夜雨的气候特色。

寒露的意思是气温比白露时更低，地面的露水更冷，快要凝结成霜了。寒露时节，南岭及以北的广大地区均已进入秋季，东北和西北地区已进入或即将进入冬季。我国大部分地区进入了干季，霜降节气在每年的10月23日或24日。据《月令七十二候集解》："九月中，气肃而凝，露结为霜矣。"可见霜降是开始见霜的意思。

我国地域辽阔，各地气候差异较大，各区域都有不同的秋天气候特点。总之，秋季天气的主体表现为气温逐渐降低，又有昼夜温差大、冷暖变化极不规律的特点。

3. 中医的秋天

从中医理论认识"秋天"，秋季气候肃杀，燥令司天，人体阳气始敛，阴气渐长。初秋之时，虽早晚气温转冷，但白昼骄阳当空，气温尚高。深秋时节，西风萧瑟，天气清凉。不管早秋还是深秋，久晴无雨，天高气爽，到处都是一派干燥的景象。秋天气候干燥，对人体易伤津耗液，劫损肺阴而见口鼻、咽喉、皮肤干燥等。此时，人应之而奉收，收敛精气，保津养阴。

（1）秋天让肺"润"起来

"燥易伤肺"。因而"肺燥"是秋季就医时患者听到最多的名词。在干燥的气候环境中，人体可由此产生诸多津亏液少的"干燥症"。比如，肺脏受伤，多有咳嗽。秋之咳嗽，常为干咳无痰或胶痰难咳，谓之"燥咳"。鼻乃肺之窍，鼻干燥于秋之后尤为常见，喉、咽也分别是肺的门户和肺气之通道，秋燥袭击，往往会导致咽干、口燥、音哑等不适。肺又外合皮毛，秋季出现的皮肤干涩、皲裂，甚至毛发不荣，都和秋燥有关。某些中药具有滋阴润燥、灌溉脏腑的功效，来弥补秋燥对身体的伤害，减少甚至避免干燥的发生。药物有西洋参、百合、玉竹、沙参、麦冬、天冬、黄精、桑葚等。秋季养生以肺为先，故饮食以滋阴为宜。要少食辛辣之品，如辣椒、生姜、生葱等。肺属金，通气于秋，肺气盛于秋，少吃辛辣味的食品是为了防止肺气太盛。中医认为"金克木",即肺气太盛会伤肝,故在秋天要增加酸味的食品,酸味入肝,可增加肝脏功能,以抵御过剩的肺气侵入。根据中医这一原则,秋季人们一定要控制食用辛辣食物,以达到滋阴、润肺、防燥的目的。适合秋季使用的食品有很多,如山药、白扁豆、藕、黄鳝、栗子、胡桃、花生等。

（2）不和秀发分手在秋天

"不能再回到从前,那个萧瑟的秋天……"歌手浩瀚的那首《分手在那个秋天》又在耳边萦绕。秋天到了,柔顺的头发慢慢地变得没有光泽,甚至变得枯黄干燥,梳洗时发现头发掉落得越发厉害了。此时此刻我们多么想对靓丽的秀发说,不要和你分手在秋天。步入秋季,随着气温下降,空气将变得越来越干燥,如果头发水分得不到及时补充且低于10%时,头发就很容易产生静电,严重的将导致头发掉落,发端分叉。其次是因为秋季气温下降会影响头皮下的血液循环和代谢能力,直接影响发根的健康。当头皮干燥时,毛囊会萎缩,头发就容易脱落。因此,在脱发相对增多的秋季,更应该注意头发的保养。由于秋季风大,气候干燥,头发易痒,可以缩短洗发周期,同时可以选用类似保湿洗发水产品或含首乌、三七等中药植物性的洗发水改善头皮微循环,补血生发,补肾填精。发质的好坏和头皮的新陈代谢有关,精神压抑、焦虑不安将影响头皮的代谢,进而导致脱发,压抑的程度越深,脱发的速度也越快。因此保持愉快心情,避免精神紧张,头发生长也会受益。建议经常进行深呼吸、散步、做松弛体操等,以消除精神疲劳,释放压力。保证充足的睡眠,睡前可以用热水泡脚,不仅有助入睡,同时也有利于头发的养护。平时可以给头部进行适量按摩,也可以促进头部皮肤毛细血管微循环,有利于生发、固发。

（3）秋天皮肤瘙痒要养肺

秋天气候变得干燥,很多人皮肤出现瘙痒现象。传统中医理论认为,肺主皮毛,其通过宣发作用,将卫气和气血津液输布全身,温养肌肤皮毛,以维护正常功能,所以皮肤的毛病还要靠养肺来调。一到秋天,由于气温下降,加上多风,气候变得干燥,很多人都会感到皮肤变粗,甚至出现瘙痒。要解决这样的问题,光靠外搽润肤是不够的,"外病"也要"内治",皮肤的毛病还要靠养肺来调。解决秋季皮肤瘙痒,可从肺部功能失调入手,但也要分清疾病类型。一般可分为三类:一是风热型,由感冒发热引起,病毒破坏组织,导致皮肤瘙痒;二是湿热型,如喜欢吃冰凉食物,导致湿热下行,引发腿部瘙痒，可用些清热祛湿的药物；三是皮肤闭塞不通，致使津液无路外泄，积聚湿气而导致瘙痒。在秋天除了多喝水以外，还宜多喝粥、豆浆，多吃萝卜、莲藕、荸荠、梨、蜂蜜等润肺生津、养阴清燥的食物，特别是梨，有生津止渴、止咳化痰、清热降火、养血生肌、润肺清燥等功能。要尽量少吃或不吃辣椒、葱、姜、蒜、胡椒等燥热之品，少吃油炸、肥腻食物，以防加重秋燥症状。如果出现了皮肤瘙痒症状，可用香菜泡酒涂抹，可很快止痒。

（4）秋天进补需宜先调理脾胃

秋凉季节适当进补，是调节和恢复人体各脏器机能的好方法。经历了漫长的酷热夏季，人们由于频饮冷饮，多有脾胃功能减弱等现象，故秋凉伊始忌贸然匆匆进补，不然，秋凉后马上吃进大量猪、牛、羊、鸡等补品，会骤然加重脾胃负担，使长期处于虚弱的消化器官不能一下子承受，导致消化器官功能紊乱，出现胸闷、腹胀、厌食、消化不良、腹泻等症状。所以，进补之前要给脾胃一个调整适应时期。可先补食一些富于营养又易消化的食物，以调理脾胃机能。如鱼、各种动物瘦肉、禽蛋以及山药、莲子、薏米、茯苓。也可试服健脾丸等健脾类药物。此外，奶制品、豆类及新鲜蔬菜、水果，均宜适量多食。以此开始秋凉进补，逐渐增强脾胃的机能。经过一段时间调整，根据身体需要，进食有关的补品或补药。如血虚者，用滋补膏、蜜炖枣汤、参杞补膏；阴虚者，用首乌延寿丹、龟板胶、双龙膏；阳虚者用参鹿补膏、参茸丸、海参丸等。

（5）生活起居宜宁神敛阳

《黄帝内经》说："秋三月，此谓容平，天气以急，地气以明，早卧早起，与鸡俱兴，使志安宁，以缓秋刑，收敛神气，使秋气平，无外其志，使肺气清。此秋气之应，养收之道也。"秋天阳气下降，阴气升长，风气劲急，地气清肃，景物萧条。此时，生活起居，应早卧以防露，早起以应秋气之清爽。精神调摄，宜宁神敛阳，而令意志外驰，以生秋凉垂暮之感。宋代养生家陈直指出："秋时凄风惨雨……老人动多伤感……若颜色不乐，便须多方诱说，使役其心神，则忘其秋意。"秋季，天气转凉，遍地黄生，人也该宁神静志，收敛精气。此时性生活应加以收敛，克制欲望，减少性生活的次数，使体内的阳气不再过多地向外发泄。现代医学研究表明：秋天是多种影响男性性激情、性能力的疾病症状加重的季节，因此客观上确实有部分存在性功能障碍、前列腺增生、急慢性前列腺炎症等疾病的男士会在这个季节表现出"入秋现象"。因此，中秋刚过，气温骤降，细心的女人们是否感到太阳失去热情，身边的男人也渐渐变得"安静"？前列腺疾病患者在秋天首先要注意局部保温和适当的调治。

（6）秋季要预防传染病和慢性病

秋季也是疾病多发的季节。由于秋天气候的特点：①受到阳光照耀时间缩短了；②秋天地气候慢慢地变干燥了；③早晨和晚上温度差别很大；④苍蝇、蚊子等害虫污染食物的机会增加。所以季节交替时最容易得呼吸道疾病和消化疾病。尤其是秋末，是呼吸道疾病的高发期。秋季常见的传染病有流感、乙脑、麻疹和水痘。流感是病菌引起的感冒，它的传播途径是飞沫；乙脑是一种流行性乙型脑炎的简称，是由乙脑病毒引起，由蚊子叮咬传播的急性传染病；麻疹也是一种急性传染病，病原体是麻疹病毒，利用飞沫传播病毒；水痘是一种急性传染病，病原体是水痘（一种带状疱疹病毒），患者多为儿童，也是利用飞沫传播病毒的。秋季是夏冬的转换期，天气变化往往会使人措手不及，冷暖变化的不规律是各种疾病的多发季节。最常见的有中风、支气管炎、哮喘、胃病复发等。其主要原因是人体受冷空气刺激，导致交感神经兴奋，血压升高，促进了血栓的形成，同时，也可能是因为血液中的组氨酸增多、胃酸分泌增加、胃肠发生痉挛性收缩所致。所以，入秋以后，人们应科学安排衣食住行，才能避免天气变化对人体健康的影响，安全度过"多事之秋"。

秋天是收获的季节，是黄金季节，秋高气爽，月明风清，丹桂飘香，霜露雁行；是各种运动锻炼的好时机，不仅可以强身健体，而且能调节和改善心理状态；秋天也是"多事之秋"，顺时摄养，收敛精气，保津养阴，"多事"就会"没事"。

🌸 中医话秋天

立秋是秋季的初始，《管子》中记载："秋者阴气始下，故万物收。"立秋后天气由热转凉，是阳气渐收、阴气渐长、由阳盛逐渐转变为阴盛的时期，是万物成熟收获的季节，也是人体阴阳代谢出现阳消阴长的过渡时期。秋天属金，性沉降、肃杀、收敛。气候肃杀，燥令司天。久晴无雨，天高气爽，到处一派干燥的景象。人应之而奉收，阳气内敛，阴气渐长，秋天气候干燥，对人体易伤津耗液，劫损肺阴而见口鼻、咽喉、音哑、皮肤干燥、皲裂、毛发不荣等。根据中医理论和临床经验，秋季养生皆以养收为原则，贵在滋阴敛阳。

1. 秋季调养

（1）精神调养

要做到内心宁静、神志安宁、心情舒畅，切忌悲忧伤感，即使遇到伤感的事，也应主动予以排解，以避肃杀之气，同时还应收敛神气，以适应秋天容平之气。按中医"五行"理论，秋内应于肺，肺在志为悲（忧），悲忧易伤肺，肺气虚则机体对不良刺激的耐受性下降，易生悲忧之情绪。

（2）起居调养

立秋之季已是天高气爽之时，应开始"早卧早起，与鸡具兴"，早卧以顺应阳气之收敛，早起为以应秋气之清爽，使肺气得以舒展，且防收敛之太过（减少房事，避免阳气向外发泄）。

立秋乃初秋之季，暑热未尽，虽有凉风时至，但天气变化无常，即使在同一地区也会出现"一天有四季，十里不同天"的情况。因而着衣不宜太多，否则会影响机体对气候转冷的适应能力，易受凉感冒。

（3）饮食调养

《黄帝内经·素问·脏气法时论》说："肺主秋……肺收敛，急食酸以收之，用酸补之，辛泻之。"可见酸味收敛肺气，辛味发散泻肺，秋天宜收不宜散，所以要尽量少吃葱、姜等辛味之品，适当多食酸味果蔬。秋时肺金当令，肺金太旺则克肝木。秋季燥气当令，易伤津液，故饮食应以滋阴润肺为宜。《饮膳正要》说："秋气燥，宜食麻以润其燥，禁寒饮。"秋季时节，宜滋阴润燥。

"燥者润之"。适当食用梨、蜂蜜、甘蔗、芝麻、藕、栗子、胡桃、枇杷、菠萝、花生、荸荠、蜜枣、乳品等；中药有西洋参、百合、玉竹、沙参、麦冬、天冬、山药、黄精、桑葚、白扁豆等。多食柔润之品，少食辛燥之物，滋阴润燥、灌溉脏腑，弥补秋燥对身体的伤害。秋季空气中湿度小，皮肤容易干燥。因此，在整个秋季都应重视机体水分和维生素的摄入。"秋天让肺润起来！"

（4）运动调养

进入秋季，秋高气爽，是开展各种运动锻炼的大好时机，每人可根据自己的具体情况选择不同的锻炼项目。

2. 秋季常见疾病的防治

俗话说："多事之秋。"在秋季常见呼吸道疾病包括流感、乙脑、麻疹和水痘；常见消化疾病包括中风、支气管炎、哮喘、胃病复发等。其主要原因是人体受冷空气刺激，导致交感神经兴奋，血压升高，促进了血栓的形成；同时，也是因血液中的组氨酸增多，胃酸分泌增加，胃肠发生痉挛性收缩所致。应注意上述疾病的发生和发作，增强机体免疫力，保持良好的状态，及时发现和调治。

3. 几种常用的中药配方

（1）百合固金汤

百合20g、熟地黄10g、生地黄10g、玄参10g、川贝母10g、桔梗5g、麦冬10g、白芍10g、当归5g。

（2）沙参麦冬汤

沙参10g、麦冬10g、天花粉15g、玉竹10g、生扁豆10g、桑叶10g、生甘草5g。

（3）清燥救肺汤

桑叶10g、麦冬10g、石膏20g、人参10g、胡麻仁10g、杏仁10g、枇杷叶10g、阿胶10g、生甘草5g。

（4）五汁饮

梨汁、荸荠汁、鲜苇根汁、麦冬汁、藕汁或用甘蔗汁、煨川贝雪梨蜂蜜等各等分。

立秋时节防暑防燥防感冒

立秋是秋季开始的节气。立秋一般预示着炎热的夏天即将过去，秋天即将来临。古代分立秋为"三候"："初候凉风至"，立秋后，我国许多地区开始刮偏北风，偏南风逐渐减少，小北风给人们带来了丝丝凉意；"二候白露降"，由于白天日照仍很强烈，夜晚的凉风刮来形成一定的昼夜温差，空气中的水蒸气使清晨室外植物上凝结成了一颗颗晶莹的露珠；"三候寒蝉鸣"，这时候的蝉，食物充足，温度适宜，在微风吹动的树枝上得意地鸣叫着，好像告诉人们炎热的夏天过去了。但是，"立秋"到了，但并不是秋天的气候已经到来了。我国地域辽阔，各地气候有差别，此时大部分仍未进入秋天气候，况且每年大热三伏天的末伏还在立秋后第3日。尤其是我国南方此节气内还是夏暑之时，同时由于台风雨季渐去，气温更酷热。秋阳肆虐，特别是在立秋前后，气候仍处于闷热之中，故有"秋老虎"之称。立秋时节防暑措施依然不容忽视，应当心"秋老虎"依旧伤人，小心中暑。立秋后，白天仍然炎热，但总的趋势是天气逐渐凉爽，往往白天很热，而夜晚比较凉爽，早晚温差变大，容易引起感冒等。特别是年老体弱和小孩人群，经过炎热的夏季后，人体内耗较大，导致免疫力下降。随着气温降低，病毒乘虚而入，因此初秋时节要预防普通感冒和病毒性感冒的侵袭，应注意防止夜间着凉。立秋标志着进入秋季，秋天是肃杀的季节，以燥气当令，而燥气易伤肺金，耗损人体津液，引起皮肤干燥、舌红少津、毛发干枯、大便干结、口鼻咽干、胸痛干咳、少痰等症状，故应注意养阴生津润燥。下面推荐几种立秋时节可服用的常用中药。

1. 沙参

沙参分北沙参和南沙参。

北沙参为伞形科植物珊瑚菜的根。味甘、微苦，性微寒，入肺、胃经，具有养阴清肺、益胃生津的功效。本品甘润而偏于苦寒，能补肺阴兼能清肺热，用于阴虚肺燥有热之干咳少痰、咳血或咽干音哑等症；补胃阴，生津止渴，兼能清胃热，用于胃阴虚有热之口干多饮、饥不欲食、大便干结等。北沙参质坚，富有脂液，含有挥发油、香豆素、淀粉、生物碱、三萜酸、豆甾醇、各甾醇，沙参素等成分。内服，单味煎汤，每日 10～15g，亦可熬膏。

北沙参炖老鸭：北沙参 15g、枸杞子 30g、老鸭 200g、生姜 3 片、黄酒 6g、精盐适量。老鸭切块，飞水洗净血水，药材清洗干净，加入姜片、黄酒，炖 2.5h 左右，调味即可食用。此汤适宜秋季燥热伤肺、咳嗽少痰、口舌干燥者。

南沙参为桔梗科沙参属多年生草本植物的根。味甘，性微寒，归肺、胃经，具有养阴清热、补气、化痰和益胃生津的功效。本品甘润而微寒，能补肺阴、润肺燥，兼能清肺热，适用于阴虚肺燥有热之干咳痰少、咳血或咽干音哑等症。其润肺清肺之力较北沙参弱，但有祛痰作用，可促进排痰，对于肺燥痰粘、咯痰不利者适宜；还能补肺脾之气，又能养胃阴，气阴双补，可用于胃阴脾气俱虚之症。对热病后期，气阴两虚而余热未清不受温补者，尤为适宜。内服，每日 10～15g（鲜品 15～30g），煎汤，泡茶，煮粥。南沙参叶是一种药食兼用的特种蔬菜。每 100g 嫩叶含水分 74g、蛋白质 0.8g、脂肪 1.6g、碳水化合物 16g、钙 585mg、磷 180mg、胡萝卜素 5.87mg、烟酸

0.7mg、维生素 C 104mg。根中含三萜、类皂甙、沙参皂甙，又含葡萄糖及淀粉。南沙参嫩叶可煮或炒食。南沙参的根经煮熟后于清水中浸泡除苦味，再拌食或炒食、作汤均可。南沙参可做成"南沙参炖鸡""炒沙参叶"等菜肴，食之味美。

沙参麦冬茶：南沙参、麦冬各 15g，桑叶 10g。煎水或沸水浸泡，代茶饮，用于初秋感有燥热、咳嗽咽干、痰粘不易咯出。

2. 枇杷叶

枇杷叶为蔷薇科植物枇杷的叶。味苦，性微寒，归肺、胃经，具有清肺止咳、降逆止呕的功效，常用于治疗燥热咳嗽、气逆喘急、胃热呕逆、烦热口渴等病症。叶含皂苷、苦杏仁苷、乌索酸、齐墩果酸、鞣质、维生素 B_1、维生素 C 等。单味煎服或熬膏服用，每日 5～10g（鲜品 15～30g），止咳宜炙用（炼蜜制），止呕宜生用。枇杷叶生用或用鲜品，先用毛刷除去绒毛，用水喷润，切丝。

（1）枇杷叶粥：取枇杷叶 15g（鲜品加倍）、粳米 100g、清水适量。先煎枇杷叶，去渣取汁，入米煮粥。本品清肺和胃、降气化痰，枇杷叶润肺养胃化痰，粳米补中益气。

（2）枇杷桑叶茶：选取枇杷叶（去绒毛）、桑叶各 10g，用纱布包，煎水代茶饮，具有疏风、清热、化痰的作用，可用于风热感冒咳嗽、咽痛。

3. 生地黄

生地黄为玄参科植物地黄的块根。采挖根茎，除去芦头、茎叶、须根，洗净泥土，即为鲜地黄。鲜地黄直接置焙床上缓缓烘焙，需经常翻动，至内部逐渐干燥而颜色变黑，根烘焙至八成干，全身柔软，外皮变硬时即可取出，捏成团状，为生地黄。生地黄加黄酒蒸至黑润，为熟地黄。生地黄味甘、苦，性寒，入心、肝、肾经，具有清热凉血、生津润燥、滋阴养血的功效，治阴虚发热、消渴、吐血、衄血、血崩、月经不调、胎动不安、阴虚便秘。本品质润多液能养阴，味甘性寒能生津，有较好的养阴润燥生津作用，用于温热病后期、邪热伤津者；本品甘寒质润，既能清热养阴，又能生津止渴，常用于治疗阴虚火旺的口干口渴。鲜地黄中含有 20 多种氨基酸，其中以精氨酸含量最高；干地黄中有 15 种氨基酸，其中丙氨酸含量最高。地黄中还含有铁、锌、锰、铬等 20 多种微量元素。单味内服：煎汤，每日 10～15g（鲜地黄可用 30～50g，可捣汁服用），大剂量地黄 50～100g，熬膏。

生地粥：生地黄 25g、粳米 75g、白糖少许。生地黄洗净细切，用适量清

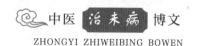
水煮沸约30min后，取药汁，再复煎煮一次，两次药液合并后浓缩至100mL，备用。将米洗净煮成白粥，趁热加入生地汁，搅匀食用时加入适量白糖调味即可。有滋阴益胃、生津润燥的作用。

处暑时节，巧用百合、蜂蜜润肺防燥

处暑，"处，止也，暑气至此而止矣"，是"夏天暑热正式终止"之意。所以有俗语"争秋夺暑"，是指立秋和处暑之间的时间，虽然秋季在意义上已经来临，但夏天的暑气仍然未减。我国古代将处暑分为"三候"："一候鹰乃祭鸟；二候天地始肃；三候禾乃登。"此节气中老鹰开始大量捕猎鸟类；天地间万物开始凋零；"禾乃登"是指的是黍、稷、稻、粱类农作物已经成熟。节令到了处暑，气温逐日下降，已不再暑气逼人。处暑期间的气候特点是白天热，早晚凉，昼夜温差大，降水少，空气湿度低。处暑是秋季的第二个节气，中医学认为，此时秋燥逐渐加重。燥易伤肺，肺为娇脏，外合皮毛，外感燥邪，最易伤肺，表现为体表肌肤和体内脏腑缺乏津液、干枯不润的症状。所以，在这个时节各种呼吸系统疾病的发病率会明显上升。同时，肺与其他各脏腑，尤其是胃、肾密切相关，所以秋天肺燥常常和肺胃津亏同时出现。肺燥津亏的典型症状有口鼻干燥、咽干唇焦、干咳甚至痰带血丝、便秘、乏力、消瘦以及皮肤干燥、皱纹增多等。处暑作为夏秋季节的一个分界线，处在由热转凉的交替时期，自然界的阳气由疏泄趋向收敛，人体内阴阳之气的盛衰也随之转换，阳气渐收，阴气渐长。但值得一提的是，在南方，从立秋到处暑，秋阳肆虐，中午温度较高，加之时有秋雨绵绵，暑湿仍然存在，也不容忽视。总的来说，处暑时节，养肺润燥应当开始。下面介绍几种养肺润燥的中药。

1. 百合

百合指百合科百合或细叶百合的肉质鳞叶。味甘，性微寒，入肺、心、胃经，具有养阴润肺、清心安神的功效。本品作用平和，能补肺阴，兼能清肺热，且有一定的止咳祛痰作用。可用于阴虚肺燥有热之干咳少痰、咳血或咽干音哑等症。还能养阴清心、宁心安神、治疗虚热上扰、失眠、心悸以及神志恍惚、情绪不能自主等症。百合鳞茎含丰富淀粉，可药、食两用。本品除含有蛋白质、脂肪、还原糖、淀粉以及钙、磷、铁、维生素B、维生素C等营养素外，还含有一些特殊的功效成分，如秋水仙碱等多种生物碱（治疗痛风、高尿酸等）。这些成分综合作用于人体，不仅具有良好的营养滋补之功，而且还对因秋季气候干燥而引起的多种季节性疾病有一定的防治作用。单味煎服，每日 10 ～ 15g。

（1）百合汁：鲜百合 15 ～ 30g，洗净，捣烂取汁，以温开水冲服。每日 2 ～ 3 次。润肺止咳，用于肺结核咳嗽以及老年慢性支气管炎伴有肺气肿咳嗽者。

（2）百合蜂蜜羹：生百合 60 ～ 90g，蜂蜜 1 ～ 2 匙。将百合洗净切碎，拌入蜂蜜，蒸熟。每晚睡前服食，具有清心安神、润燥除烦的功效，可用于神经衰弱、睡眠不宁、易醒者。

（3）清蒸百合：百合鲜品 500g，白糖适量。将百合洗净后掰开成片状，置于盘中，加白糖蒸熟即可。具有润肺止咳、清心安神的功效，可治疗干咳、久咳、失眠、心烦等病症。

2. 山药

山药为薯蓣科植物薯蓣的根茎。味甘，性平，入脾、肺、肾经，具有益气养阴、补肺脾肾、固精止带的功效。本品既能补脾肾，又能补肺，兼能滋肺阴，虽然补力稍弱，但其对肺脾气阴俱虚者，补土亦有助于生金。用于治疗肺虚咳喘，脾肺双补。用于气阴两虚之消渴病（糖尿病），本品既补脾肺肾之气，又能补脾肺肾之阴。临床常与黄芪、天花粉、知母等同用。现代药理研究表明，本品有降血糖、抗氧化的作用，是糖尿病患者食疗的好选择。本品还含有较多营养成分，如淀粉、糖蛋白、游离氨基酸、维生素 C、淀粉酶等，又容易消化吸收，可作为食品长期服用，对慢性久病或病后羸瘦需营养调补而脾运不健者，则是佳品。本品单用，每日 15 ～ 30g，水煎服。食用，大剂量 60 ～ 250g。本品可作为煮粥、煲汤、火锅、炒菜等的食材用。

3. 蜂蜜

蜂蜜为蜜蜂科昆虫中华蜜蜂或意大利蜜蜂所酿成的蜜。味甘，性平，具有润燥、补中、止痛、解毒的功效。本品既能补肺益肺，又能润肺止咳，还可补土以生金，治疗虚劳咳嗽日久、气阴耗伤、气短乏力、咽燥痰少者，单用有效。也可与阿胶、川贝母、桑叶等同用。本品用于润肺止咳，尤多作为炮炙止咳药的辅料，或作为润肺止咳类丸剂或膏剂的赋型剂。根据营养学的研究，蜂蜜有着很高的营养价值，它含有多种人体所需的氨基酸，其含有的酶类中的焦糖酶、淀粉酶能够促进糖类的消化和吸收。

本品用开水冲服，每日 15 ～ 30g，大剂量 30 ～ 60g。

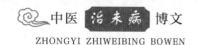
（1）蜂蜜鲜藕汁：取鲜藕适量，洗净，切片，压取汁液，按1杯鲜藕汁加蜂蜜1汤匙比例调匀服食。每日2～3次，适用于热病烦渴、中暑口渴等。

（2）蜂蜜枸杞石斛茶：枸杞15g、石斛10g、蜂蜜10～20g，开水冲泡服用。

处暑时节应少喝凉茶多食鸭肉

"处"是终止的意思，处暑表示炎热的暑天结束，象征着从这天起气温要由炎热向寒冷过度。虽说气温正逐渐下降，但气候仍闷热干燥。正如农谚所说的"处暑天还暑，好似秋老虎；处暑天不暑，炎热在中午"，南方人往往很难适应这个夏秋过渡阶段的冷热变化，稍不注意就容易引发呼吸道、肠胃等方面的疾病。处暑时节宜清补，麦冬、百合、梨子、葡萄、鸭肉等能滋阴润燥，是最佳的时令食物，但不同体质的人适合的养生方法也不尽相同，应因人而异。

在处暑前后如果感到口干舌燥，以性甘寒的麦冬或石斛泡茶，有助消暑热，还能养阴；以雪梨加入蜂蜜、川贝泡水饮用，更是有化痰止咳、生津养肺的作用，也适合气虚的人士。我们说处暑开始要注意防秋燥，对于阴虚火旺的人，更要注重养阴，应多吃梨子、麦冬、百合和石斛。湿热体质的人在处暑还是要多补充水分，多吃利尿和祛暑热的食物，藿香、香薷、白茅根、车前草等中药材都是不错的选择。

鸭肉味甘性凉，处暑吃鸭子已经成为我国很多地方的一种民间传统，而鸭子却不如鸡一般常出现在广州人的餐桌上，但在处暑时间吃鸭子是很好的。鸭肉相对偏寒，能滋阴润肺，特别适合上火和体质内热、虚热的人吃，而虫草炖鸭更是自古流传下来的经典方子，对慢性咳喘等消耗性疾病的治疗有很好的帮助。需注意的是，体质偏阳虚的人最好少吃鸭。推荐以下两种药膳。

（1）荷叶蒸鸭块：能解暑止渴、生津润肺。荷叶味苦、性凉，是清暑、升阳的佳品。取10g荷叶蒸鸭块，特别适合血脂偏高的人士。鸭肉清热解毒，荷叶则具有扩血管和降血脂的功效。

（2）薏米炖鸭：能健脾和胃。薏米本身就有健脾胃的功效，此外还祛湿利水，有助于增加身体免疫力，尤其适合肿瘤患者食用。但因为薏米仁和鸭肉均是偏寒的食物，脾胃虚寒者不宜多吃。

处暑时节兼具夏季的闷热暑气和秋季的凉爽干燥，因此不能像在夏季一样苦寒清热，也不能像在秋冬一样极端进补，而是应该注重"清补"和养阴润肺。处暑来临后，暑热尚未褪尽，许多老广仍热衷于喝凉茶以达到解渴消暑的目的。值得提醒的是，处暑时节应少喝凉茶，因为此时的暑热并不严重，而凉茶过度苦寒，易伤脾胃，同时也对肺和肾无益。

　　俗话说"夏天过后无病三分虚"，处暑一开始，许多人就开始忙不迭地"贴秋膘"了。民间所说的"贴秋膘"实际上就是在秋冬季节进补，但其实处暑时候并不适合温补，过于温燥的食物容易造成肺阴损伤，也不利于消化，深秋开始后再"贴秋膘"也不迟。需要进行适当进补的，如气虚的人，建议以性质较为温和的西洋参和北芪进补，这个时节进补红参、高丽参、鹿茸还为时过早。

白露时节温差大，巧用银杏、葛根可软化血管保护心脑

　　白露是典型的秋季节气，从白露后天气转凉，秋风降温的同时，把空气中的水分也吹干了。过了白露，人们容易出现口干、唇干、咽干、皮肤干燥等症状，这就是典型的"秋燥"。所以，润肺防燥是秋季养生的基本原则。同时，白露又是整个一年中昼夜温差最大的一个节气。露是"白露"节气后特有的一种自然现象。由于天气转凉，白昼阳光尚热，然太阳下山，气温便很快下降，至夜间空气中的水汽便遇冷凝结成细小的水滴，附着在枝叶或花瓣上，呈白色，尤其是经晨光照射，更加洁白无瑕，因而得"白露"美名。"过了白露节，夜寒日里热"，是说白露之后昼夜温差很大。虽然白天的温度仍然接近或超过30℃，可是夜晚之后，气温直接下降到了20多度甚至10多度，昼夜温差达十多摄氏度。昼夜温差大，随着气温波动，血管的收缩和扩张力度也会增大，容易导致急性冠脉综合征、脑梗死等多种与血管健康有关的疾病。特别是中老年人，血管硬化，血管弹性和顺应性降低，血压不稳定，更易出现问题，导致心、脑供血的障碍。随着气候逐渐转凉，有些人易出现手脚冰凉、肢体怕冷、乏力等症状，中医有"白露身不露，寒露脚不露"的说法，也就是说白露节气一过，穿衣服就不能再赤膊露体了。尤其是平常就体虚，经常容易觉得手脚冰凉的人，早晚温差大就应该及时添衣保暖保血管。这里介绍几种对保护心脑血管有良好作用的中药。

1. 银杏

银杏为银杏科，属落叶乔木。银杏出现在几亿年前，是古老的物种，被科学家称为"活化石""植物界的熊猫"。银杏树的果实俗称白果，因此银杏又名白果树。银杏树生长较慢，寿命极长，自然条件下从栽种到结银杏果要二十多年，四十年后才能大量结果，因此又有人把它称作"公孙树"，有"公种而孙得食"的含义，是树中的老寿星，具有观赏、经济、药用价值。

（1）银杏叶。银杏叶为银杏树的叶，别名白果叶。味苦、涩，性平，功能敛肺平喘、活血止痛。银杏叶中含有天然活性黄酮及苦内酯等与人体健康有益的多种成分，具有溶解胆固醇、扩张血管的作用，对改善脑功能障碍、动脉硬化、高血压、眩晕、耳鸣、头痛、老年痴呆、记忆力减退等有明显效果。相关研究表明：银杏叶可明显降低血清胆固醇、甘油三酯和低密度血脂蛋白，减少体内贮存脂肪的作用。对于高血脂的调节、高血压和冠心病等心脑血管系统疾病患者辅助性防治以及肥胖型人群的减肥等有良好的功效，是预防治疗老年痴呆的理想饮品，是目前世界上公认的防治心脑血管疾病理想的药物活性成分。

每日 5～10g，水煎服。或制成片剂、注射剂等。如临床常用的银杏叶片、银杏叶滴丸、银杏内酯注射剂等。

（2）白果。银杏果俗称白果，它由肉质外种皮、骨质中种皮、膜质内种皮、种仁组成。白果养生延年，在宋代被列为皇家贡品。日本有每日食用白果的习惯，西方人圣诞节必备白果。就食用方式来看，白果主要有炒食、烤食、煮食、配菜、糕点、蜜饯、罐头、饮料和酒类。本品甘、苦、涩，性平，有毒，归肺经。有祛痰、止咳、润肺、定喘等功效，能敛肺气、定喘嗽、止带浊、缩小便、消毒杀虫。主治哮喘、梦遗、白带、白浊、小儿腹泻、虫积、肠风脏毒、淋病、小便频数以及疥癣、漆疮、白癜风等病症。据《本草纲目》记载："熟食温肺、益气、定喘嗽、缩小便、止白浊；生食降痰、消毒杀虫。"白果营养成分：每100g含蛋白质6.4g，脂肪2.4g，碳水化合物36g，粗纤维1.2g，蔗糖52g，还原糖1.1g，钙10mg，磷218mg，铁1mg，胡萝卜素0.32mg，核黄素0.05mg，还含有白果醇、白果酚、白果酸等多种成分。现代研究证明，白果有抗大肠杆菌、白喉杆菌、葡萄球菌、结核杆菌、链球菌的作用。

临床应用：咳嗽痰稀患者，白果30g、冰糖15g，煎水服，日服2次；儿童遗尿症，用白果5粒煨熟，每晚睡前取仁服。

值得注意的是，白果大量进食后可引起中毒，白果内含有氢氰酸毒素，毒性很强，遇热后毒性减小。生食更易中毒，一般中毒剂量为 10 ～ 50 颗，中毒症状发生在进食白果后 1 ～ 12h。为预防白果中毒，不宜多吃，更不宜生吃白果。

2. 葛根

葛根为豆科植物野葛的干燥根，习称野葛。味甘、辛，性凉，归脾、胃经，有解肌退热、透疹、生津止渴、升阳止泻之功。常用于表证发热、项背强痛、麻疹不透、热病口渴、阴虚消渴、热泻热痢、脾虚泄泻。葛根含异黄酮成分葛根素、葛根素木糖甙、大豆黄酮、大豆黄酮甙及 β - 谷甾醇、花生酸，又含多量淀粉（新鲜葛根中含量为 19% ～ 20%）。葛根主要含碳水化合物，植物蛋白，多种维生素和矿物质。此外还含有黄酮类物质如大豆素、大豆甙、葛根素、葛根醇、葛根藤及异黄酮甙等，是老少皆宜的滋补品，有"千年人参"之美誉。早在汉代张仲景的《伤寒杂病论》中就有"葛根汤"这一著名方剂，至今仍是重要的解表方。医学家李时珍对葛根进行了系统的研究，认为葛根的茎、叶、花、果、根均可入药。在《本草纲目》中这样记载："葛，性甘、辛、平，无毒，主治：消渴、身大热、呕吐、诸弊，起阴气，解诸毒。"现代研究表明，葛根对高血脂形成的冠状动脉硬化，通过改善心肌缺血状态，可防治冠心病、心绞痛、心肌梗死等心血管疾病；对高血脂形成的脑动脉硬化，通过改善脑缺血状态，可防治脑梗死、偏瘫、血管性痴呆等脑血管疾病。葛根素有明显的降低血糖的作用，葛根所含的黄酮类化合物有降血脂作用，能降低血清胆固醇，降低油三酯，对治疗高血糖、高血脂病症有显著疗效。

水煎服，每日 9 ～ 15g。

（1）葛根粉：由葛根经过清洗、粉碎、磨浆、淀粉分离、沉淀、烘干等过程制作而成，可用沸水冲服。

（2）葛根粉粥：葛粉 200g、粟米 300g。用清水浸粟米一晚，第二天沥出，与葛粉同拌均匀，按常法煮粥，粥成后酌加调味品。此粥软滑适口，清香沁脾，适用于防治心脑血管病症。高血压、糖尿病、腹泻、痢疾患者宜常食之。

3. 山楂

山楂为蔷薇科植物山里红或山楂的成熟果实。味酸、甘，性微温，归脾胃、肝经，具有消食化积、行气散瘀的功效，用于饮食积滞、泻痢腹痛、疝气痛、瘀阻胸腹痛、痛经等。山楂含黄酮类、三萜皂苷类（熊果酸、齐墩果酸、山楂酸等）、皂苷鞣质、游离酸、脂肪酸、维生素C、无机盐、红色素等。现代研究表明，本品所含脂肪酸能促进脂肪消化，并增加胃消化酶的分泌而促进消化，且对胃肠功能有一定调整作用。其提取物能扩张冠状动脉，增加冠脉流量，保护心肌缺血缺氧；并可强心，降血压和抗心律失常；降血脂，抗动脉粥样硬化。还能抗血小板聚集，抗氧化、增强免疫等。现代单用本品制剂治疗冠心病、高血压病、高脂血症均有较好的疗效。山楂通过加工可以制成多种食品：山楂饼、山楂糕、山楂片、山楂条、山楂卷、山楂酱、山楂汁、炒山楂、果丹皮、山楂茶、糖雪球、山楂罐头、山楂糖葫芦等。水煎服，一日10～15g，大剂量30g。

🌿 秋分时节应调摄情志，补土生金防"秋悲"

秋分刚好是秋季九十天的中分点，从秋分起北半球昼短夜长将越来越明显，昼夜温差将逐渐加大，气温渐降，从而步入深秋。秋分之后，凉燥主气，秋分的到来意味着秋天已过去一半了，已经真正进入到秋季。我国古代将秋分为三候："一候雷始收声；二候蛰虫坯户；三候水始涸。"古人认为雷是因为阳气盛而发声，秋分后阴气开始旺盛，所以不再打雷了。第二候中的"坯"字是细土的意思，就是说由于天气变冷，蛰居的小虫开始藏入穴中，并且用细土将洞口封起来以防寒气侵入。"水始涸"是说此时降雨量开始减少，由于天气干燥，水汽蒸发快，所以湖泊与河流中的水量变少，一些沼泽及水洼处便处于干涸之中。俗话说"伤春悲秋"，中医认为"天人相应"，肺属金，与秋气相应，肺主气司呼吸，在志为忧，这个时节更容易触发抑郁情绪，尤其是一些中老年人目睹秋风冷雨、花木凋零、万物萧条的深秋景况，常在心中引起悲秋、凄凉、垂暮之感，易产生抑郁情绪。思为脾志，敏感多疑则过思，过思则伤脾，脾土不生金，母病及子，更易引起肺虚，加重忧郁情绪。现代科学也认为，从秋分这一天起，由于北半球昼短夜长越来越明显，气温渐渐下降，阳光不再充沛，而与阳光调节相关的甲状腺素、肾上腺素分泌就会减少，使细胞兴奋性降低，人就会情绪低沉，就更易导致心情抑郁。因此，秋分时节注重调摄精神为养生之要务，健脾补肺，补土生金，脾肺充足，气血旺盛，改善心脑供血，神安定志。这里介绍几种常用中药。

1. 大枣

大枣为鼠李科枣的成熟果实，又名红枣、干枣、枣子，起源于中国，已有八千多年的种植历史，自古以来就被列为"五果"（桃、李、梅、杏、枣）之一。本品味甘，性温，归脾、胃经，具有补中益气、养血安神的功效。用于脾虚食少、乏力便溏、妇人脏躁。红枣富含蛋白质、脂肪、糖类、胡萝卜素、B族维生素、维生素 C、维生素 P 以及钙、磷、铁和环磷酸腺苷等营养成分。其中维生素 C 的含量在果品中名列前茅，有维生素王之美称。红枣所含有的环磷酸腺苷，是人体细胞能量代谢的必需成分，现代研究表明，红枣能够增强肌力、消除疲劳、护肝、扩张血管、增加心肌收缩力、改善心肌营养，对防治心血管系统疾病有良好的作用；还能镇静催眠。红枣是药食两用之品，在日常生活和临床中都被广泛应用。

（1）红枣 20 枚、鸡蛋 1 个、红糖 30g，水炖服，每日 1 次，适用于产后调养，有益气补血之功效。

（2）晚饭后用红枣加水煎汁服用即可；或者与百合煮粥；临睡前喝汤吃枣，都有助于睡眠。

（3）鲜红枣 1000g，洗净去核取肉捣烂，加适量水，用文火煎，过滤取汁，混入 500g 蜂蜜，于火上调匀取成枣膏，装瓶备用。每次服 15mL，每日 2 次，连续服完，可防治失眠。

（4）甘麦大枣汤（《金匮要略》）：大枣 10 枚、甘草 10g、小麦 20g，水煎服。治妇人脏躁、喜悲伤、欲哭、数欠伸。尤其是更年期女性，可治心不在焉、睡眠欠佳、失眠心烦、潮热汗出等。

2. 灵芝

灵芝为多孔菌科真菌灵芝的子实体。灵芝又称林中灵，以林中生长的为最佳，药效最高。目前也有人工大棚种植，主要生长在较湿润的地方。灵芝药用在我国已有 2000 多年的历史，被历代医药家视为滋补强壮、扶正固本的神奇珍品。《神农本草经》把灵芝列为上品，谓紫芝"主耳聋，利关节，保神，益精气，坚筋骨，好颜色，久服轻身不老延年。"本品味甘、性平，具有补气安神、止咳平喘的功效，用于眩晕不眠、心悸气短、虚劳咳喘。主含氨基酸、多肽、蛋白质、真菌溶菌酶，以及糖类（还原糖和多糖）、麦角甾醇、三萜类、香豆精甙、挥发油、硬脂酸、苯甲酸、生物碱、维生素 B_2 及维生素 C 等；孢子还含甘露醇、海藻糖。现代研究表明，灵芝有调节免疫、降血糖、降血脂、抗氧化、抗衰老及抗肿瘤作用。本品入心经，能补心血、益心气、安心神，故可用于治疗气血不足、心神失养所致的心神不宁、失眠、惊悸、多梦、健忘、体倦神疲、食少等症。可单用，研末吞服，或与当归、白芍、酸枣仁、柏子仁、龙眼肉等同用。本品入肺经，补益肺气、温肺化痰、止咳平喘，常可治痰饮症，见形寒咳嗽、痰多气喘者，尤其对痰湿型或虚寒型疗效较好。可单用或与党参、五味子、干姜、半夏等益气敛肺、温阳化饮药同用。本品还有补养气血作用，故常用于治疗虚劳短气、不思饮食、手足逆冷或烦躁口干等症，常与山茱萸、人参、地黄等补虚药配伍，如紫芝丸（《圣济总录》）。

（1）灵芝饮品：取灵芝（整芝）切片后加清水，放置文火中炖煮 2h，取其汁加入蜂蜜即可饮用。

（2）灵芝水煎法：将灵芝切片，放入罐内，加水煎煮，一般煎煮 3～4 次。把所有煎液混合，分次口服。

（3）灵芝泡酒：将灵芝剪碎放入白酒瓶中密封浸泡，三天后，白酒变成棕红色时即可饮用，还可加入冰糖或蜂蜜。

（4）灵芝大枣汤：灵芝 15～20g、大枣 50g、蜂蜜 5g。灵芝、大枣入锅加水共煎，取煮液 2 次，合并后加入蜂蜜再煮沸即成。

3. 合欢花

合欢花为豆科植物合欢树的花或花蕾。别名合欢米、夜合花、夜合米，对光和热都很敏感，每到夕阳西下，一对对的羽状复叶就慢慢靠拢，次晨才渐渐分开，在炎夏的午后有此种现象，但不如夜里紧贴，故名"夜合"。合欢花象征永远恩爱、两两相对，是夫妻好合的象征。本品味甘、性平，归心、肝经，具有解郁安神、理气开胃、活络止痛等功效，用于心神不安、忧郁失眠等症。花中鉴定出 25 种芳香成分，含有合欢甙、鞣质等，现代研究能抑制神经中枢，有镇静、催眠作用。

本品能安五脏、和心志，令人欢乐无忧，是治疗神经衰弱的佳品。内服：煎汤，5～10g；或入丸、散。

（1）治神烦不宁、抑郁失眠：合欢花、柏子仁各 9g，白芍 6g，龙齿 15g，琥珀粉 3g（分 2 次冲服），煎服。

（2）用治情志所伤、忧郁失眠等症：临床多与远志、郁金、酸枣仁、柏子仁等配伍，能安心神、解郁结；

（3）治心肾不交、失眠：合欢花 10g，官桂 10g，黄连 5g，夜交藤 15g。水煎服。

寒露不露脚，中药泡脚最适合

寒露是二十四节气中的第17个节气，"寒露"节气则是天气转凉的象征，标志着天气由凉爽向寒冷过渡。《月令七十二候集解》说："九月节，露气寒冷，将凝结也。"寒露的意思是气温比白露时更低，地面的露水更冷，快要凝结成霜了。寒露时节，南岭及以北的广大地区均已进入秋季，东北和西北地区已进入或即将进入冬季。我国古代将寒露分为三候："一候鸿雁来宾；二候雀入大水为蛤；三候菊有黄华。"意指此节气中鸿雁排成"一"字或"人"字形的队列大举南迁；深秋天寒，雀鸟都不见了，古人看到海边突然出现很多蛤蜊，并且蛤蜊外壳的条纹及颜色与雀鸟很相似，所以便以为是雀鸟变成的；第三候的"菊始黄华"是说在此时菊花已普遍开放。寒露至，秋意更浓，褪去炎热，人们感觉更为舒爽。但是，有句民谚叫"寒露不露脚"，说的是到了寒露，就不要再赤足穿凉鞋了，要给足部保暖。中医学认为："病从寒起，寒从足生。"因为足部是足三阳经脉以及肾脉的起点，如果足部受寒，寒邪就会侵入人体，对肝、肾、脾等脏器造成损害。现在医学理论也证实了足部保暖对健康的重要性。足部离心脏较远，血液供应相对较少，而且足部表面脂肪层很薄，自身保暖能力弱，所以足部对寒冷非常敏感。而且，一旦足部受冷，还会影响到鼻、咽、气管等上呼吸道粘膜的正常生理功能，削弱这些部位抵抗病原微生物的能力，从而导致致病菌活性增强，人体更容易罹患各种疾病。要想做好足部的保暖工作，除了注意"不露脚"外，用中药泡脚也是很好的方法。下面介绍几种常用的中药。

1. 姜

指姜科多年生草本植物姜的根茎，鲜品为生姜，干品为干姜。在我国，生姜的食用及药用的历史很长，用作烹调配料或制成酱菜、糖姜等。茎、叶、根茎均可提取芳香油，用于食品、饮料及化妆品香料中。生姜除含有姜油酮、姜酚等生理活性物质外，还含有蛋白质、多糖、维生素和多种微量元素，集营养、调味、保健于一身，自古被医学家视为药、食同源佳品，具有祛寒、祛湿、暖胃、加速血液循环等多种保健功能。生姜味辛、性温，入脾、胃、肺经，具有发汗解表、温中止呕、温肺止咳和解毒的功效。主治外感风寒、胃寒呕吐、风寒咳嗽、腹痛腹泻、中鱼蟹毒等病症。还有醒胃开脾、增进食欲的作用。干姜味辛，性热，归脾、胃、心、肺经，具有温中散寒、回阳通脉、温肺化饮的功效。用于中焦脾胃虚寒所致脘腹冷痛、呕吐腹泻；用于心肾阳虚、阴寒内盛所致的亡阳症；用于寒饮咳喘、形寒背冷、痰多清稀之症。现代研究表明，生姜中含有辛辣和芳香的成分，用于风寒感冒，可通过发汗，使寒邪从表而解。姜辣素对口腔和胃粘膜有刺激作用，能促进消化液分泌，增进食欲，可使肠张力、节律和蠕动增加。姜油酮对呼吸和血管运动中枢有兴奋作用，能促进血液循环。

生姜煎服，每日 3～10g。生姜捣汁服，功效偏于开痰止呕，便于应急服用。如遇中药天南星、半夏中毒导致的喉舌麻木肿痛，或呕逆不止、难以下食者，可取汁冲服。足疗方：生姜或干姜 50g 煎水，或打粉制成药包泡脚；也可配红花 15g、食盐 10g，水煎后泡脚。

2. 艾叶

艾叶为菊科多年生草本植物艾的叶。植株有浓烈香气，全草入药，味苦、辛，性温，入脾、肝、肾，有温经止血、散寒调经、安胎等功效，用于虚寒出血，尤宜于崩漏以及下焦虚寒所致的月经不调、痛经、宫寒不孕、胎动不安等。艾叶晒干捣碎得"艾绒"，制艾条供艾灸用，又可作"印泥"的原料，分布于亚洲及欧洲地区。艾草与我国人民的生活有着密切的关系，每至端午节之际，人们总是将艾置于家中以"避邪"，干枯后的植株泡水熏蒸以达消毒止痒的目的，产妇多用艾水洗澡或熏蒸。《本草纲目》记载：艾以叶入药，性温、味苦、无毒、纯阳之性，通十二经，具回阳、理气血、逐湿寒、止血安胎等功效，亦常用于针灸材料，故又被称为"医草"。关于艾叶的性能，《本草纲目》载："艾叶能灸百病。"《本草从新》说："艾叶苦辛，生温，熟热，纯阳之性，能回垂绝之阳，通十二经，走三阴，理气血，逐寒湿，暖子宫……以之灸火，能透诸经而除百病。"说明用艾叶作施灸材料，有通经活络、祛除阴寒、消肿散结、回阳救逆等作用。现代药理发现，艾叶挥发油含量多，如 1.8-桉叶素（占 50% 以上），其他有 α-侧柏酮、倍半萜烯醇及其酯。风干叶含矿物质 10.13%、脂肪 2.59%、蛋白质 25.85%，以及维生素 A、B_1、B_2、C 等。灸用艾叶一般以越陈越好，故有"七年之病，求三年之艾"（《孟子》）的说法。现代研究表明，艾叶具有抗菌及抗病毒，平喘、镇咳及祛痰，止血及抗凝血，镇静及抗过敏，护肝利胆等作用。艾草可作"艾叶茶""艾叶汤""艾叶粥"等食谱，以增强人体对疾病的抵抗能力。艾草具有一种特殊的香味，这种特殊的香味具有驱蚊虫的功效，所以，古人常在门前挂艾草，一来用于辟邪，二来用于赶走蚊虫。本品水煎服，每日 3～10g。温经止血宜炒炭用。本品 50g，水煎后泡脚；或配当归 10g、桂枝 10g、红花 10g，煎水泡脚。

3. 当归

指伞形科多年生草本植物当归的根。全当归根略呈圆柱形，根上端称"归头"，主根称"归身"或"寸身"。支根称"归尾"或"归腿"，全体称"全归"。本品味甘、辛，性温，归肝、心、脾经，具有补血、活血、调经止痛、润燥通便的功效。主治血虚诸证：月经不调、经闭、痛经、症瘕积聚、崩漏；虚寒腹痛、痿痹、肌肤麻木；肠燥便难、赤痢后重、痈疽疮疡、跌扑损伤等。当归味甘而重，故专能补血，其气轻而辛，故又能行血，补中有动，行中有补，为血中之要药。因而，它既能补血，又能活血；既可通经，又能活络。凡妇女月经不调、痛经、血虚闭经、面色萎黄、衰弱贫血、子宫出血、产后瘀血、倒经（月经来潮时出现口鼻流血）等妇女的常见病，都可以用当归治疗。当归是临床常用药，也可用于煲汤，特别适合于贫血患者。现代研究表明，本品含挥发油，其主要成分为藁本内酯、当归酮等，尚含阿魏酸、丁二酸、尿嘧啶、腺嘌呤、当归多糖、氨基酸以及维生素 A、维生素 B_{12}、维生素 E 等，能显著促进机体造血功能，升高红细胞、白细胞和血红蛋白含量；能扩张冠脉、抗心肌缺血、抗心律失常及扩张血管。水煎服，每日 5～15g。一般生用，为加强活血则酒炒用。通常，补血用当归身，活血用当归尾，和血（补血活血）用全当归。足浴可用当归煎水泡脚；还可配肉桂、丁香、乌药、川芎各 15g，煎水泡脚，或打成粉用。

霜降时节养生宜平补

霜降是秋季到冬季的过渡季节，天气渐寒始于霜降，意味着初冬即将开始。此时，秋尽叶枯，霜落蝶飞，雁影无踪，气肃而凝，露结为霜。古籍《二十四节气解》中说："气肃而霜降，阴始凝也。"可见"霜降"表示天气逐渐变冷，阴气始凝。霜降节气后，常有冷空气侵袭，而使气温骤降，昼夜温差变化大。霜不是从天上降下来的，而是地面的水气遇到寒冷天气凝结成的。我国古代将霜降分为三候："一候豺乃祭兽；二候草木黄落；三候蛰虫咸俯。"此节气中豺狼将捕获的猎物先收藏后再食用；大地上的树叶枯黄掉落；蛰虫也全在洞中不动不食，垂下头来进入冬眠状态。中医学认为，霜降作为秋季的最后一个节气，秋燥依然明显，燥易伤津，同时，天气渐凉，寒气来袭，秋燥与寒气并重。因此，霜降养生既要防秋燥，又需防寒保暖。霜降时节养生保健，在民间有谚语"一年补透透，不如补霜降"，足见霜降是进补的好时节。不过，此时进补也不能盲目，应以甘平为主，选择补气养阴之品，避免过于温燥，以平补、淡补为宜。下面介绍几种常用平补中药。

1. 黄精

指百合科黄精属多种植物的根茎，又名鸡头黄精、鸡爪参。味甘、性平，归脾、肺、肾经，具有补气养阴、健脾、润肺、益肾的功效。临床用于肺金气阴两伤之干咳少痰；本品还能补土生金，补后天以养先天，用于肺肾阴虚之劳嗽久咳。既补益脾气，又养脾阴，可用于脾胃气虚、倦怠乏力、食欲不振和脾胃阴虚之口干、饮食乏味等。补益肾精，延缓衰老，用于头晕、腰膝酸软、须发早白等肾虚早衰症状。本品煎汤内服，每日 10 ～ 15g，鲜品 30 ～ 60g；或入丸、散和熬膏服用。黄精性味甘甜，食用爽口。其肉质根状茎肥厚，含有大量淀粉、糖分、脂肪、蛋白质、胡萝卜素、维生素和多种其他营养成分，生食、炖服既能充饥，又有健身之用，可令人气力倍增、肌肉充盈、骨髓坚强，对身体十分有益。黄精根状茎形状有如山芋，山区老百姓常把它当作蔬菜食用。可用黄精 100g 左右，炖猪肉、炖鸡食用。

2. 党参

指桔梗科植物党参、素花党参或川党参的根。本品为常用的传统补益药，古代以山西上党地区出产的党参为上品，生长在海拔 1560 ～ 3100m 的山地林边及灌丛中。味甘、性平，具有补脾肺气、和胃生津的功效。用于脾虚食少便溏、四肢无力、心悸、气短、口干、自汗、脱肛等症。补气生津，用于气津两伤之气短口渴。本品较人参，作用缓和，药力薄弱，但少温燥。本品含甾醇、党参苷、党参多糖、党参内酯、生物碱、氨基酸、微量元素等。现代研究表明，党参有增强免疫力、扩张血管、降压、改善微循环、增强造血功能等作用。此外对化疗放疗引起的白细胞下降有提升作用。本品煎水服用，每日 10 ～ 30g。也可与麦冬、五味子、茯苓等配合使用。

3. 太子参

太子参指石竹科植物异叶繁缕的干燥块根。别名孩儿参，古代小儿多用。味甘、微苦，性平，归脾、肺经，具有补气健脾、生津润肺的功效。用于脾虚体倦、食欲不振、病后虚弱、气阴不足、自汗口渴、肺燥干咳等症。本品能补脾肺之气，兼能养阴生津，虽有滋补功用，但其力较薄，作用平和，特别适合于病后调补之药，也可配合山药、石斛等益脾气、养胃阴之品。本品含氨基酸、多糖、皂苷、黄酮、鞣质、香豆素、甾醇、三萜及多种微量元素等。现代研究表明，太子参对机体具有适应原样作用，既能增强机体对各种有害刺激的防御能力；对淋巴细胞有明显的刺激作用，还可增强人体内的物质代谢。本品煎水服用，每日 10 ～ 30g。太子参 100g，可焖猪蹄髈、炖鸡食用。

🌿 "秋冻"因人而异，老人妇幼应谨慎

民间有"春捂秋冻"之说，"秋冻"是指刚刚入秋之时不要急着添厚衣，适宜地冻一冻，以逐步适应寒冷天气，促进机体的物质代谢，增加产热，有助于提高机体的耐寒能力。但"秋冻"不是一味"冻"着，而是要随着温度的变化、室内外温差来调节，还需因人而异。

"天人合一"，夏转秋是一个渐进的过程，就是外界气温逐步下降，但室内气温还没有明显降低。因而人也要随之慢慢调整，以逐步适应自然界的变化。初秋凉而不寒，是"秋冻"的好时期。若一下子加很多的衣服，容易捂出汗，风一吹就容易感冒，也无法增加机体对外界的适应性。然而深秋时冷空气来袭，气温急剧下降，若再一味强求"秋冻"而不及时、适当增衣保暖，就会适得其反。

人群不同，"秋冻"不同。"秋冻"最适合平和体质和内热的青壮年，阳虚体质气血不足，畏寒怕冷，血液循环差，不适合"秋冻"。而小孩、老人当谨慎。小孩阳气旺盛，天刚冷就穿很多衣服会捂住阳气，身体出汗反而易受风寒感冒，一般婴幼儿比大人多半件衣服即可。老年人身体抵抗力、抗寒力减弱，有支气管病、哮喘、高血压、糖尿病、心脏病等慢性病的老人更不宜"秋冻"，否则易使旧病复发或加重病情。女性以阴为主易体寒，经期女性更不宜受寒。

"秋冻"除了适当少穿衣，还可适当运动强身健体，提高耐寒力。跑步、散步、爬山都是适合秋季的运动。也可选择游泳和冷水浴。冷水刺激可锻炼血管弹性，有利于促进代谢、血液循环，增强体质，提高抵抗力。实在不耐寒者，用冷水洗手洗脸即可。需要提醒的是，应循序渐进，还要看个人体质，尤其是阳虚、寒底之人不宜"秋冻"。

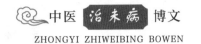

🌿 秋季饮品——"五汁饮"

秋天气候干燥，人体易出现口鼻干燥、干咳少痰、咽干喉痛、皮肤干燥、头发脱离、胃纳不食、大便干燥等症状，这都是肺、胃失养所致。调养应当润燥滋养肺、胃。"五汁饮"是中医传统处方，来源于《温病条辨》，由梨汁、荸荠汁、鲜苇根汁、麦冬汁、藕汁组成，具有清热养阴、生津止渴的功效，临床用于"温病、热灼津伤、口渴、吐白沫、黏滞不快者"和"噎膈"（指以吞咽食物哽噎不顺，甚则食物不能下咽到胃，食入即吐为主要临床表现的病症）。其选用药材都是药食同源之品，药性平和，也是日常保健佳品，特别适合秋天选用，是秋季饮品。

梨：甘、微酸、凉，归肺、胃经，具有清热化痰、生津润燥的功效。用于肺热或痰热咳嗽、燥咳；热病津伤口渴、消渴口干、酒后烦渴；大便燥结不通。

麦冬：甘、微苦、微寒，归胃、肺、心经，功能养阴润肺、益胃生津、清心除烦。用于胃阴虚、肺阴虚、心阴虚等症。

芦根：甘、寒，归肺、胃经，功能清热泻火、生津止渴、除烦、止呕、利尿。用于热病烦渴、胃热呕逆；肺热咳嗽、肺痈咳吐浓痰；热淋涩痛。

荸荠：甘、寒，归肺、胃经。功能清热、化痰、生津、消积、明目退翳、止血。用于痰热蕴肺、热伤津液、食积痞满、肝热目赤、下痢赤白等。

藕：甘、寒，归心、脾、胃经，功能清热生津、凉血散瘀、补脾开胃止泻。用于热病烦渴、吐血、衄血等症，以及脾虚久痢或病后食欲不佳。

"五汁饮"现代制作：梨1000g、荸荠500g、鲜芦根100g、麦冬500g、藕500g（或用甘蔗）。可单独榨汁，取上五汁，临时斟酌多少，和匀凉服。也可切碎混合后再榨汁，加适量蜂蜜、牛奶，一起煮沸后饮用。现代研究表明，"五汁饮"不仅含水量多，而且富含糖、氨基酸、钠、钾、钙、铁等人体必需的多种微量元素，具有良好的生津功能，可达养阴补液、润燥润肺、养胃健脾之功效。还可用于食道肿瘤及其他疾病引起的饮食不下的患者，可滋润食道、养胃和补充营养。

秋季调养四配方

"多事之秋"，在秋季常见呼吸道疾病和消化疾病：流感、乙脑、麻疹和水痘；中风、支气管炎、哮喘、胃病复发等。其主要原因是人体受冷空气刺激，导致交感神经兴奋，血压升高，促进了血栓的形成。同时，也因血液中的组氨酸增多、胃酸分泌增加、胃肠发生痉挛性收缩所致。要注意上述疾病的发生和发作，增加机体免疫力。针对秋燥以及秋季常见的不适症状，可用以下调理方药。

滋阴润肺对抗秋燥。秋季燥气当令，易伤津液，故饮食应以滋阴润肺为宜。燥者润之，可以食用梨、蜂蜜、甘蔗、芝麻、藕、栗子、胡桃、枇杷、菠萝、花生、荸荠、蜜枣、乳品等；中药有西洋参、百合、玉竹、沙参、麦冬、天冬、山药、黄精、桑葚、白扁豆等。由于肺主秋，酸味收敛肺气，辛味发散泻肺，秋天宜收不宜散，所以要尽量少吃葱、姜等辛味之品，适当多食酸味果蔬。

调理方1（百合固金汤）：百合20g、熟地黄10g、生地黄10g、玄参10g、川贝母10g、桔梗5g、麦冬10g、白芍10g、当归5g。功效：养阴清热、润肺化痰，适用于阴虚、肺燥体质。

调理方2（沙参麦冬汤）：沙参10g、麦冬10g、天花粉15g、玉竹10g、生扁豆10g、桑叶10g、生甘草5g。功效：甘寒生津、清养肺胃，适用于阴虚肺燥、肺阴不足、胃阴不足，或者是胃酸分泌过少，有口干、消化不良症状人群。

调理方3（清燥救肺汤）：桑叶10g、麦冬10g、石膏20g、人参10g、胡麻仁10g、杏仁10g、枇杷叶10g、阿胶10g、生甘草5g。功效：润肺，适用于秋季感冒、干咳的人群。

调理方4（五汁饮）：梨汁、荸荠汁、鲜苇根汁、麦冬汁、藕汁或用甘蔗汁、煨川贝雪梨蜂蜜等各等分，混合制成五汁饮。功效：生津止渴、润肺止咳、清热下火，适用于胃阴不足、消化不良、食欲不振或患有轻度食道炎症的人群。

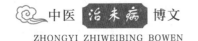

冬

温暖冬天

"天人相应"是中医的整体观念之一。《黄帝内经》曰："人与天地相参也，与日月相应也""人以天地之气生，四时之法成""阴阳四时者，万物之终始也，死生之本也，逆之则灾害生，从之则苛疾不起……从阴阳则生，逆之则死"。人与自然是一个动态变化着的整体，在这一整体中，人与动植物、水、空气、土壤、岩石、光、热等组成的生物圈，其中大气对人类影响最大。一年四季经历着春温、夏热、秋凉、冬寒不同时序的气候变化，人类也就经受着不同气候中各种不同的光热、辐射、气压的影响。人类是生物进化系列中最高级的生命，是在与周围环境周期性的适应与不适应、对立与统一的矛盾中生存和发展的。人的生活起居、生理活动、病理变化，无不与环境周期、日时变异密切相关。随着年月、季节、日时的更替变迁，人体也相应地呈现不同的生理节律。《吕氏春秋·尽数》："天生阴阳、寒暑、燥湿，四时之化，万物之变，莫不为利，莫不为害。圣人察阴阳之宜，辨万物之利以便生，故精神安乎形，而年寿得长焉。"掌握自然界阴阳变化的规律——环境周期、日时变异的规律，从而调整人体的阴阳，使之适应自然界的各种变化。时至冬日，我们的话题就从冬天开始吧。

1. 冬季奉养的基本原则

冬属水，水性滋养、下行、寒冷、闭藏。风寒冰冽，草木凋零，阴盛阳衰，万物闭藏。人体腠理致密，阳气内潜。皮肤汗腺收缩，气血流于体表减少而趋于内。人体新陈代谢变缓，以最大限度地保存能量，但同时也降低了人体抵抗疾病的能力。因此，冬时奉养的基本原则是护阴育阳。冬日精血内藏，宜于护阴，外寒阳衰，则当育阳。

（1）去寒就温，勿伤其阳

《黄帝内经》曰："早卧晚起，必待日光。"避免受寒，保护阳气。又说："使志若伏若匿，若有私意，若己有得。"其意就是使神志内藏，安静自若，好像有隐私而不外泄，得到心爱之物而窃喜，旨在阳气潜藏之时，勿使阳气外泄而伤阳。注意防寒保暖，保持室温相对稳定，穿着要适时，勿过寒暴热等。清代曹庭冻《老老恒言·晨兴》说："清晨略进饮食后，如值日晴风定，就南窗下，背光而坐，列子所谓负日之喧也。脊梁得微暖，能使遍体和畅，日为太阳之精，其光壮人阳气，极为补益。"这就是现在的"太阳浴"。饮食以热治寒，首先应保证热能的供给。冬天的寒冷气候影响人体的内分泌系统，使人体的甲状腺素、肾上腺素等分泌增加，从而促进和加速蛋白质、脂肪、碳水化合物三大类热源营养素的分解，以增加机体的御寒能力，这样就造成人体热量散失过多。因此，冬天营养应以增加热能为主，可适当多摄入富含碳水化合物和脂肪的食物。冬季进补，吃狗、羊肉等温热之食，或服用温补的药物。

（2）补而易燥，护阴育阳

冬寒地坼，风啸雨少，冬三月"寒且燥"，寒易伤阳，燥多劫阴。暖气开放后，居室温度较高，湿度较低，较干燥，人容易上火，出现维生素缺乏，发生口腔溃疡、大便秘结等症状。所以，冬季食补以滋润为主，食补时不仅要均衡地摄取蛋白质、糖、脂肪、矿物质等营养元素，还要增加无机盐、维生素的摄入。另外，阴阳的消长，在一定条件下可相互转化。古人有"冬至一阴下藏，一阳上舒""冬至一阳生"之说，认为冬令在闭藏中，孕育着阳气复生的活泼生机。阴阳消长，"阴中求阳"，护阴而育阳。避免一意专投温燥之品，就会产生"攻寒日深，而热病更起"的流弊。因此在"去寒就温"的同时，又提出"秋冬养阴""阴中求阳"，如服用补阳名方肾气丸（六味地黄丸加附子、肉桂）、右归丸等。

2. 冬季常见疾病的防治

冬季最常见的疾病是呼吸道疾病（老年性慢性支气管炎、哮喘、肺心病等），多数由感冒引发。冬季温差较大，人体血管容易受刺激，导致人体血压飙升，血管因寒痉挛，血流减慢，心脑血管疾病（高血压病、脑梗死、脑出血、心肌梗死）发病增加；冬天食欲大增，不少人还会偏重于食用油腻的东西，不正确饮食容易导致糖尿病的发生；天气变冷，人体抵抗力下降，从而影响肿瘤病情；天气干燥，容易出现皮肤瘙痒、红肿等皮炎症状；天冷吃火锅暖身，也可引发肛肠疾病；寒冷空气很容易伤到关节，引发骨关节病等。因此，心脑血管病、高血压患者要注意保暖。内分泌系统疾病患者应严格控制饮食，做到营养合理分配。

3. 冬季常用的保健中成药

六味地黄丸是补阴的代表方，肾气丸"阴中求阳"温补阳气，血塞通制

剂（以三七为主要成分）活血化瘀通脉，银杏叶类制剂改善脑供血，复方丹参片（滴丸）改善心肌缺血、预防心肌梗死等。可根据个人的体质和疾病情况酌情服用。

顺应四时，四时顺养，温暖冬天。

立冬补冬，补肾养精护阳为要

立冬是二十四节气中的第19个节气，也是冬季的第一个节气。我国古代将立冬分为三候："一候水始冰；二候地始冻；三候雉入大水为蜃。"此节气水已经能结成冰；土地也开始冻结；立冬后，野鸡一类的大鸟便不多见了，而海边却可看到外壳花纹与野鸡颜色相似的大蛤，所以古人认为雉到立冬后便变成大蛤了。随着立冬节气的到来，草木凋零，蛰虫伏藏，万物活动趋向休止，以冬眠状态养精蓄锐，为来春生机勃发做准备。人类虽没有冬眠之说，但民间却有立冬补冬的习俗，是进补的最佳时期。中医学认为，自立冬开始，天气之间阳气由收变敛，由降变藏，机体阳气亦渐敛藏于肾水之中。阴阳互根，肾水充足，阳气才能敛藏，肾精也不断化生阳气，抵御寒冷，满足冬天机体新陈代谢的需要。现代医学认为，天冷影响人体的内分泌系统，使人体的甲状腺素、肾上腺素等分泌增加，加速蛋白质、脂肪、碳水化合物三大类热源营养素的分解，增加肌体的御寒能力，同时造成人体热量散失过多。"养藏"是冬天养生的重中之重，立冬开始养藏、滋阴补阳，阳得阴助则生化无穷。以下介绍几种补肾养阴填精的中药。

1. 熟地黄

熟地黄指玄参科植物地黄的块根，经加工炮制而成。通常将生地黄以酒、砂仁、陈皮为辅料，经反复蒸晒，至内外色黑油润，质地柔软粘腻。味甘，性微温，归肝、肾经，具有补血养阴、填精益髓的功效，用于肝肾阴虚、血虚诸症。本品质润入肾、善滋补肾阴、填精益髓，为补肾阴之要药，在经方"六味地黄丸"作为主药。古人云其"大补五脏真阴""大补真水"，为壮水之主药，并能补阴益精以生血，也为养血补虚之要药。本品含地黄素、甘露醇、糖类、氨基酸及维生素A类物质等。现代研究表明，本品补血作用与骨髓造血系统密切相关，能促进肾上腺皮质激素的合成，延缓衰老。本品煎汤服，每日 10～30g，或入丸、散，熬膏或浸酒。食疗如熟地羊肉汤：将洗干净的羊肉切成小块备用，接着用开水焯一下羊肉，除去羊肉中的血沫。然后将羊肉块放到盛有清水的锅里，放入适量的熟地黄100g和适量生姜，用小火煲2～3h即可。

2. 阿胶

阿胶指马科动物驴的皮，经漂泡去毛后熬制而成的胶块。古时以产于山东省东阿县而得名。味甘，性平，归肺、肝、肾经，具有补血、滋阴、润肺、止血功效。本品为血肉有情之品，甘平质润，为补血要药，用治血虚诸症。能养阴以滋肾水，又能滋阴润肺，可用于热病伤阴、肾水不足、肺热阴虚等。本品多由骨胶原组成，经水解后得到多种氨基酸。现代研究表明，阿胶具有显著的补血作用。本品每日5～15g，宜烊化冲服。可自制阿胶膏：取阿胶15g，冰糖20g。取阿胶砸碎至豆粒大小，将碎阿胶倒入白瓷碗或微波炉专用器皿中，加冰糖约20g、水约150mL，置于微波炉中。调火力至中档，12min后，取出放凉，溶液成果冻状，冰箱存放。服用时取一勺阿胶冻置口杯中，加开水或牛奶100mL，搅拌至完全溶解。

3. 枸杞子

枸杞子为茄科植物宁夏枸杞的成熟果实。味甘，性平，归肝、肾经，具有滋补肝肾、益精明目的功效。本品为平补肾精肝血之品，能滋养肝肾之阴，治疗精血不足之症。《药性论》："补益精，诸不足，易颜色，变白，明目……令人长寿。"本品含甜菜碱、多糖、粗脂肪、粗蛋白、核黄素、胡萝卜素、氨基酸、微量元素等。现代研究表明，本品有免疫调节作用，有升高白细胞、促进造血机能、抗肿瘤、护肝、降血糖和降血压等作用。每日5～15g，水煎服。枸杞子为"药食两用"品种，可以加工成各种食品、饮料、保健酒、保健品等。在煲汤或者煮粥的时候也经常加入枸杞，可熬膏服用。

🌿 小雪时节交通心肾解抑郁

小雪节气天气寒冷，降水形式由雨变为雪，但"地寒未甚"，雪量不大，故称为"小雪"。小雪节气不是一定下雪，而是说小雪时节，气温下降，温度降到了可以下雪的程度，但是由于地表温度还不够低，就算降了，雪量也会很小，甚至没有。所以，是否会降雪，还要看当地的天气情况。小雪节气中说的"小雪"与日常天气预报所说的"小雪"意义不同，小雪节气是一个气候概念，它代表的是小雪节气期间的气候特征；而天气预报中的小雪是指降雪强度较小的雪。小雪节气是寒潮和强冷空气活动频数较高的节气。由于全球气候变暖，我国南方部分地区降雪会稍晚，而此时北方已进入寒冰封冻季节。小雪"一候：虹藏不见；二候：天腾地降；三候：闭塞成冬。"古人认为天地阴阳之气交泰则出现虹，小雪时阳气下降，阴气上升，天寒无雨，不见虹，天地不通，阴阳不交，万物寂然，天地闭塞，转入严冬。这一时节，人们容易出现精神抑郁，或莫名其妙地不开心，或睡眠质量不好等。中医学认为这可能是"心肾交通"出现了问题。在正常生理情况下，心在上焦，属火；肾在下焦，属水。心中之阳下降至肾，能温养肾阳；肾中之阴上升至心，则能涵养心阴。心火和肾水就是互相升降、协调，彼此交通，保持动态平衡。"心肾不交"是因心肾既济失调所致的阴阳失衡，如肾阴不足或心火扰动，两者失去协调关系，多由肾阴亏损，阴精不能上承，因而心火偏亢，失于下降所致。临床上表现为心烦失寐、心悸不安、眩晕、耳鸣、健忘、五心烦热、咽干口燥、腰膝酸软、遗精带下等。在调治方面就应该滋阴降火，交通心肾。这里介绍几种常用中药。

1. 远志

为远志科植物细叶远志的根。李时珍曰："此草服之能益智强志，故有远志之称。"具有安神益智、祛痰、解郁的功效，临床用治惊悸、健忘、梦遗、失眠、咳嗽多痰、痈疽疮肿等症。本品辛散苦泄温通，既能助心阳、益心气，使肾气上交于心而安神益智，又祛痰而开窍，善治心神不安或痰阻心窍诸症。现代研究表明，本品主要有效成分为皂苷、口山酮、寡糖脂和生物碱等，有镇静、抗惊厥、祛痰、收缩已孕和未孕子宫、降血压、抗菌、溶血等作用。内服煎汤，每日 3～9g；或入丸散。外用适量，研末调敷。本品对胃有刺激性，故消化道溃疡病及胃炎患者慎服。临床用炙远志（用甘草炮制）、蜜远志（炙远志再用蜂蜜炮制），可减少其副作用。交通心肾，常配伍茯苓、酸枣仁等。远志茯苓枸杞酒：蜜远志 20g、茯苓 30g、枸杞 50g、白酒 500mL。将上三味药材水洗后晾干，置入容器中，加入白酒，搅拌后中封存，7 天后再搅拌，14 天后开封饮用。每日 10～20mL。

2. 合欢皮

合欢皮为豆科植物合欢的干燥树皮。味甘、性平，有解郁、和血、宁心、消痈肿之功，可用来治疗心神不安、忧郁、失眠、肺痈、痈肿、瘰疬、筋骨折伤等。《神农本草经》："合欢，味甘平。主安五脏，利心志，令人欢乐无忧……生山谷。"用于情志不遂忧郁而致失眠者、心神不宁等，临床多与柏子仁、丹参、酸枣仁等同用。用于跌打骨折肿痛者，可与当归、川芎等活血之品配伍；或与麝香、乳香等同用。内服煎汤，每日 10～15g；或入丸、散。外用适量，研末调敷。合欢炖猪蹄：合欢皮 20g、猪蹄 250g，加适量葱段、姜片、花椒、桂皮等，炖至猪蹄烂熟即可。

3. 鸡子黄（中药名）

鸡子黄为雉科动物家鸡的蛋黄。鲜蛋去壳，去净蛋白，留蛋黄用。味甘，性平，归心、肾、脾经，具有滋阴润燥、养血熄风的功效，主治心烦不得眠、热病痉厥、虚劳吐血、呕逆、下痢、烫伤、热疮、肝炎、小儿消化不良等。《本草再新》："补中益气，养肾益阴，润肺止咳，能使心肾交，能教肺肾还。虚劳吐血，均有功焉。"现代研究表明，鸡蛋黄中的卵磷脂、甘油三酯、胆固醇和卵黄素，对神经系统和身体发育有很大的作用。卵磷脂被人体消化后，可释放出胆碱，胆碱可改善各个年龄组的记忆力。卵黄可用来制取卵磷脂（磷脂酰胆碱）。卵磷脂是保持体内胶体溶液稳定的必需物质，可促进胆固醇和蛋白质结合而降低血浆胆固醇，减轻脂质对血管壁的浸润。卵磷脂具还有滋补强壮作用，对机体重要器官的生长发育并保持其正常功能是不可缺少的物质。所含磷脂（包括蛋黄磷脂）尚能促进汗腺分泌，改善皮肤营养，促进皮肤生长与再生，减少老年斑和皮肤色素沉着，对皮肤有明显的保护作用。

内服：煮食，1～3 枚；或生服。外用：适量，涂敷。

本品在中药配方中也有重要作用，如黄连阿胶汤（黄连 4 两、黄芩 2 两、芍药 2 两、阿胶 3 两、鸡子黄 2 枚），为中医经典名方，出自《伤寒论》，用于治疗少阴病、得之二三日以上、心中烦不得卧等症状的疾病。其主要功能是滋阴、降火、安神，用于心火上炎所致的心烦失眠。现代临床上应用于心悸、乙脑后期、失眠、阴虚便血等症状。黄连阿胶鸡子黄汤就是上方的美食做法，主要食材鸡子黄 2 枚、黄连 12g、黄芩 3g、阿胶 9g、白芍 3g。先煮黄连、黄芩、白芍，加水 8 杯，浓煎至 3 杯，去渣后，加阿胶烊化，再加入鸡子黄，搅拌均匀。分 3～4 次服用。

"小雪"穿短袖？暖冬养生话你知

二十四节气中的"立冬"转眼已过，"小雪"（22 日）将至，岭南却是一派温暖景象，如 2018 年广东三次入冬天不成功，广州气温直破 30℃ 大关，小伙伴们汗流浃背，夜夜喊着"开空调""赶蚊子"。这样的天气，还能延续秋冬传统的养生方法吗？

气温是反映季节的重要指标，但此外，日照等周围环境的变化也向我们释放着季节的信号："你感觉，夏季30℃的天与现在一样吗？有这么干燥吗？"所以，大体上，我们还是应遵循古人"秋收冬藏""秋冬养阴"的教诲，因地制宜地调整。

1. 饮食：牛、羊肉可吃，但要看体质、把握度

在饮食方面，小雪时节，宜吃温润益肾的食物，孙思邈《修养法》中云："宜减辛苦，以养肾气"。此时可以多吃羊肉、牛肉、鸡肉、腰果、枸杞、山药、栗子、核桃、黑木耳、黑芝麻、黑豆等。同时也可配合药膳进行调养，如党参枸杞粥、益智仁粥、香菇枸杞牛肉煲、杜仲牛膝汤等，都是不错的选择。

鉴于岭南天气暖和，牛肉、羊肉等温热之品得慎用，以免燥热伤阴。不同体质的人，可以根据需求去把握，比如寒凉体质，适当吃些牛羊肉无妨，但阴虚燥热的人，则应避免。同时，可适当增加日常鱼肉蛋白类，还要多吃萝卜、青菜、豆腐、木耳等新鲜蔬果，以补充维生素。

在干燥的气候环境中，人体可由此产生诸多津亏液少的"干燥症"。比如，肺脏受伤，多有咳嗽，秋之咳嗽，常为干咳无痰或胶痰难咳，谓之"燥咳"。鼻乃肺之窍，鼻干燥于秋之后尤为常见，喉、咽也分别是肺的门户和肺气之通道，秋冬干燥，往往会导致咽干、口燥、音哑等不适。肺又外合皮毛，秋季出现的皮肤干涩、皲裂，甚至毛发不荣，都和秋燥有关。某些中药具有滋阴润燥、灌溉脏腑的功效，可以弥补秋燥对身体的伤害，减少甚至避免干燥的发生。药物有西洋参、百合、玉竹、沙参、麦冬、天冬、黄精、桑葚等。秋季养生以肺为先，故饮食以滋阴为宜，少食辛辣之品，如辣椒、生姜、生葱等。肺属金，通气于秋，肺气盛于秋，少吃辛辣味的食品是为了防止肺气太盛。中医认为"金克木"，即肺气太盛会伤肝，故在秋天要增加酸味的食品，酸味入肝，可增加肝脏功能，以抵御过剩的肺气侵入。根据中医这一原则，秋季人们一定要控制食用辛辣食物，以达到滋阴、润肺、防燥的目的。适合秋季食用的食品有很多，如山药、白扁豆、藕、黄鳝、栗子、胡桃、花生等。

2. 起居：早晚温差大，切莫太贪凉

虽然白天温度不低，但毕竟已过立冬，将要到"小雪"节气，大家穿衣起居都不可太贪凉。在起居方面，小雪时节宜早睡晚起，必定要到天亮才起床，以养阳气。小雪意味着天气转冷，因而要做好防寒保暖工作，特别是老人与小孩，出门要添加衣服，夜间注意添加衣被，但也要注意保持室内空气流通，减少流感等疾病的发生。另一方面，可以时常晒晒太阳，尤其是老人及小孩，中医认为晒太阳能起到壮阳气、温通经脉的作用，而小雪属坤卦，坤为地，地本至阴，但无阳则不能生成万物，故晒太阳更有助于人体阴阳气的调和畅达。

3. 运动：不宜剧烈运动，避免扰动阳气

进入"小雪"节气，运动方面也应注意适当调整，小雪养生宜静养，故不宜进行剧烈运动，避免扰动阳气。冬季最好的运动健身时间是上午9点到12点间，因为此时的室外温度和人体自身温度都比较适合，人体各种生理功能都处于最佳状态，体力比较充沛，容易进入运动状态。而运动的方式可选择运动量相对较小的，如广播体操、太极拳、八段锦、散步、慢跑等。打八段锦就是非常适合秋冬保健的养生操。常练八段锦可柔筋健骨、养气壮力，具有行气活血、协调五脏六腑之功。

4. 情志：调养情志，多晒太阳

秋冬季节，日照相对减少，阴雨天增多，人的情绪会随之发生变化。在精神方面，应思想清净，畅达情志，保持乐观的心态，使精气神内守而不失散，保持人体形神合一的生理状态，可以经常听听音乐、会会朋友或参加一些户外活动来调节情绪。做好小雪节气的"调情志"养生，要多晒晒太阳。晦暗天气更要趁太阳出来之时多晒太阳，以保持脑内5-羟色胺的稳定。中医也认为晒太阳能助发人体的阳气，以改善冬日自然界"阴盛阳虚"所带来的影响。做好小雪节气的"调情志"，还可多吃些气味芬芳的水果，如香蕉、菠萝等。因为香蕉、菠萝本身可帮助大脑产生5-羟色胺，这也符合中医芳香可开窍醒神的理论。此外，深海冷水鱼类，尤其是肉食性鱼类，如马哈鱼、金枪鱼、鲭鱼、鲱鱼等，以及种子食物，如南瓜子、核桃、亚麻子、大麻子、芝麻、葵花子等，其5-羟色胺含量都相应较高，因此也是改善情绪的食物。同时，吃复合性碳水化合物也能改善心情，效果虽慢但更合乎健康。微量元素硒元素能振奋情绪，全麦面包等谷类食物含有丰富的硒元素，鸡肉、海鲜等也富含硒。调整好每日饮食、适当补充这些营养物质，可以使您精力充沛、心情愉悦。

《黄帝内经》云："智者之养生也，必顺四时而适寒暑。"通过调整饮食起居习惯，一般能够起到秋季防燥养生的作用，当然如果因为调摄不慎或气

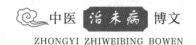

候突变而出现了较重的病情，应及时就诊，接受正规的专业治疗。

大雪养生防寒助阳护血管

大雪，是二十四节气中的第21个节气。大雪的意思是天气更冷，降雪的可能性比小雪时更大了，我国古代将大雪分为三候："一候鹖鴠不鸣；二候虎始交；三候荔挺出。"这是说此时因天气寒冷，寒号鸟也不再鸣叫了；由于此时是阴气最盛的时期，正所谓盛极而衰，阳气已有所萌动，所以老虎开始有求偶行为；"荔挺"为兰草的一种，也感到阳气的萌动而抽出新芽。此时节，在北方，可能已是"千里冰封，万里雪飘"的北国风光了。但在南方，特别是珠三角一带，却依然草木葱茏，与北方的气候相差很大，但已开始明显降温了，特别是早晚温度更低。大雪是"进补"的好时节，素有"冬天进补，开春打虎"的说法。冬令进补还能调节体内的物质代谢，使营养物质转化的能量最大限度地贮存于体内，有助于体内阳气的升发，俗话说"三九补一冬，来年无病痛"。由于地理环境各异，进补的方法和程度是不同的，也存在循序渐进的问题。由于气温的降低，特别是早中晚温差变化，对于血管弹性差的人，会带来血管收缩舒张功能的调节失常，血压波动，引发头痛、眩晕、冠心病发作、面瘫以及中风等。中医学认为，寒性凝滞，主收引，易伤阳气。寒邪侵入人体，经脉气血失于阳气温煦，易使气血凝结阻滞，涩滞不通，不通则痛；寒邪侵袭人体，可使气机收敛，腠理闭塞，经络筋脉收缩而挛急；若寒客经络关节，则筋脉收缩拘急，以致拘挛作痛、屈伸不利或冷厥不仁。现代医学也认为，寒冷可使人的交感神经兴奋、血液中的儿茶酚胺增多，导致全身血管收缩。同时，气温较低时，人体排汗减少，血容量相对增多，这些原因都可使血压升高，促发脑溢血。寒冷还能增加血中纤维蛋白原含量，使血液黏稠度增高，易导致血栓形成而阻塞冠状血管。此外，病变的冠状动脉对冷刺激特别敏感，遇冷收缩，甚至使血管闭塞，导致心肌缺血缺氧，诱发心绞痛，重者发生心肌梗死。因此，首先要重视高血压、冠心病、糖尿病、动脉硬化等原发疾病的治疗，其次注意发现中风先兆，如突然眩晕、剧烈头痛、视物不清、肢体麻木等。大雪时节，保护血管、温通经脉尤其显得重要。下面介绍几种补养温通经脉护血管的中药。

1. 川芎

指伞形科植物川芎的干燥根茎。味辛，性温，归肝、胆、心包经，具有活血行气、祛风止痛的作用。本品辛温香燥，走而不守，既能行散，上行可达巅顶；又入血分，下行可达血海。活血祛瘀作用广泛，适宜瘀血阻滞各种病症；祛风止痛，效用甚佳，可治头风头痛、风湿痹痛等症，为治头痛要药，无论风寒、风热、风湿、血虚、血瘀头痛均可配伍用之。古人谓川芎为血中之气药，寓意其辛散、解郁、通达、止痛等功能。《神农本草经》曰："主中风入脑头痛，寒痹，痉挛缓急，金创，妇人血闭无子。"现代研究表明，本品含生物碱（如川芎嗪）、挥发油、酚类物质（如阿魏酸）等，能扩张冠状动脉，增加冠状动脉血流量，改善心肌的血氧供应；扩张脑血管，降低血管阻力，显著增加脑及肢体血流量，改善微循环；抑制血小板凝集，预防血栓的形成等。内服：煎汤，每日 3～9g；或入丸、散，外用（研末撒或调敷）。血管性头痛者，可用川芎 10g、天麻 10g，猪脑适量，炖汤服用。

2. 当归

指伞形科植物当归的根。味辛、甘，性温，归肝、心、脾经，具有补血调经、活血止痛、润肠通便的功效。当归味甘而重，故专能补血，其气轻而辛，故又能行血，补中有动，行中有补，为补血的圣药。它既能补血，又能活血；既可通经，又能活络。凡妇女月经不调、痛经、血虚闭经、面色萎黄、衰弱贫血、子宫出血、产后瘀血等常见病，都可以用当归治疗。当归常用于煲汤，特别是对贫血患者，能显著促进机体造血功能，升高红细胞、白细胞和血红蛋白含量。常配伍黄芪、人参补气生血，如当归补血汤（黄芪和当归以 5:1 比例组成）。本品辛散温通，也为活血行瘀之要药，能补血活血，散寒止痛，治疗血虚血瘀寒凝之痛症。现代研究表明，本品含多种挥发油、有机酸、糖类等，能扩张冠脉，增加冠脉血流量，降低心肌耗氧量，有明显的抗血栓作用。全当归根略呈圆柱形，根上端称"归头"，主根称"归身"或"寸身"，支根称"归尾"或"归腿"，全体称"全归"。全当归既能补血，又可活血，统称和血；当归身补血，当归尾破血。

本品煎服，每日 5～15g。

食用：

（1）当归补血排骨汤。猪排骨 500g、当归 10g、黄芪 50g、料酒 100g、清水适量，炖煮 2h。

（2）当归生姜羊肉汤。生姜 20g、当归 15g、羊肉 100g、炖汤服用。

3. 三七

指五加科植物三七的干燥根。味甘、微苦，性温，归肝、胃经，具有化

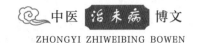
瘀止血、活血定痛作用。本品既能止血，又能活血、化瘀生新，有止血不留瘀、化瘀不伤正的特点，对人体内外各种出血，无论有无瘀滞，均可应用。活血化瘀又能消肿止痛，为伤科要药。凡跌打损伤，或筋骨折伤、瘀血肿痛等，首选本药。本品与人参同为五加科植物，具有人参的补益作用，《本草纲目拾遗》曰："人参补气第一，三七补血第一，味同而功亦等，故称人参三七，为中药之最珍贵者。"有补虚强壮作用，民间用治虚损劳伤，常用三七与猪肉炖服。现代研究表明，本品含皂苷、黄酮苷、氨基酸等，具有缩短出血和凝血时间、抗血小板聚集及溶栓作用；减低心肌耗氧量，扩张脑血管，增加脑血管血流量；提高体液免疫功能，镇痛、抗炎等。多研末吞服，每次 1～1.5g，水煎服，每日 3～10g，外用适量，研末外掺或调敷。现代许多中成药中含有三七，如复方丹参片、云南白药、三七痛舒胶囊、消栓通络胶囊、人参再造丸等。

🌿 冬至养生温阳为先

冬至是二十四节气中第 22 个节气，早在 2500 多年前的春秋时代，古人就通过观测太阳，测定出冬至，冬至也是二十四节气中最早制订出的节气。冬至三候："一候蚯蚓结；二候麋角解；三候水泉动。"传说蚯蚓是阴曲阳伸的生物，此时阳气虽已生长，但阴气仍然十分强盛，土中的蚯蚓仍然蜷缩着身体；麋与鹿同科，却阴阳不同，古人认为麋的角朝后生，所以为阴，而冬至一阳生，麋感阴气渐退而解角；由于阳气初生，所以此时山中的泉水可以流动并且温热。冬至在养生学上是一个重要的节气，主要是因为"冬至一阳生"。我国古时曾以冬至定为子月，即一年的开始。在一天十二时辰中，子时也是人体阳气初生的时间。古人对冬至极为重视，据记载，周、秦时代以冬十一月为正月，以冬至为岁首过新年。《汉书》有云："冬至阳气起，君道长，故贺……"也就是说，人们开始过冬至节是为了庆祝新的一年的到来。自冬至开始，天地阳气开始兴作渐强，代表下一个循环开始，为大吉之日。此时气候寒冷，人们活动由盛转衰，由动转静，更利于蕴藏阳气。"天时人事日相催，冬至阳生春又来"，在这阴极阳至的时日里，正是养生的大好时机！冬至养生，以调护阳气为重中之重，特别是对慢性疾病患者及年老体弱者来说，大多阳气不足，脾肾亏虚，每于冬季气候寒冷之时，更易受外邪侵袭，使阳气更虚。冬至后，阳气缓缓回升，白天慢慢变长，是阴阳转化的关键节气，也是温补阳气的最好时机，所以古时冬至也寓意为新生命的开始，对慢性疾病的康复有积极的意义。古代养生修炼非常重视阳气初生这一时期，认为阳气初生时，要像农民育苗一样，需小心保护，精心调养，使其逐渐壮大。因为只有人体内的阳气充足，才会达到祛病延年的目的。这里介绍几种温补阳气的中药。

1. 鹿茸

鹿茸，是指梅花鹿或马鹿的雄鹿未骨化而带茸毛的幼角。雄鹿到了一定年龄，头上就会长角，初发时嫩如春笋，其表面上有一层纤细茸毛的嫩角就是鹿茸了，乃名贵中药材。古代医家认为，鹿之精气全在于角，而茸为角之嫩芽，气体全而未发泄，故补阳益血之力最盛。明代李时珍在《本草纲目》上称鹿茸"善于补肾壮阳，生精益血，补髓健骨"。本品能壮肾阳，益精血，强筋骨，固崩止带。临床用于肾阳不足，精血虚亏，阳痿早泄，宫寒不孕，头晕耳鸣，腰膝酸软，四肢冷，神疲体倦；肝肾不足，筋骨痿软；小儿发育不良，囟门不合，行迟齿迟；虚寒性崩漏，带下；溃疡久不愈合。鹿茸的保健作用非常强，是良好的健身强壮药。现代研究已从鹿茸的脂溶性成分中分离出雌二醇、胆固醇、油维生素A、雌酮、脑素、卵磷脂、脑磷脂、糖脂、神经磷脂等，且富含16种氨基酸。并认为，鹿茸含有比人参更丰富的氨基酸、卵磷脂、维生素和微量元素等；鹿茸性温而不燥，具有振奋和提高机体功能，对全身虚弱、久病之后患者，有较好的保健作用；有较强的抗疲劳作用，能增强耐寒能力，加速创伤愈合和刺激肾上腺皮质功能；提高机体的细胞免疫和体液免疫功能，促进淋巴细胞的转化，具有免疫促进剂的作用；增加机体对外界的防御能力，调节体内的免疫平衡，从而避免疾病发生和促进创伤愈合、病体康复，从而起到强壮身体、抵抗衰老的作用。

选购时，原枝鹿茸以茸体饱满、挺圆、质嫩、毛细、皮色红棕、体轻、底部无棱角者为佳；而细、瘦、底部起筋、毛粗糙、体重者为次货。鹿茸片以毛孔嫩细、红色小片为佳。

服用方法：

（1）泡茶饮用。鹿茸片0.3～0.5g，直接泡茶饮用，最后可将药渣嚼食吞下。可采用隔日饮用法，不必每日都服。

（2）含化嚼食。每次以一二片含于舌下，借助唾液的湿润将其泡透，进而吞咽津液，初含微苦，继之甘甜，直至药味淡薄以后，再将它嚼碎吞下。古人也有吞津益寿养生之说。

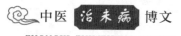
（3）熬粥食用。将鹿茸、人参薄片直接和粳米加水煎煮，熬粥食用。

（4）泡药酒服用。将鹿茸或加入人参、枸杞、熟地黄等其他药物，放入瓶中，加入500～1000mL白酒，浸饱半个月后饮用。服用本品宜从小量开始，缓缓增加，不宜骤然大量食用，以免阳升风动，或伤阴动血。凡阴虚阳亢、血分有热、胃火盛或肺有痰热以及外感热病者，均应忌服。

2. 肉苁蓉

肉苁蓉是一种寄生在沙漠树木梭梭根部的寄生植物，从梭梭寄主中吸取养分及水分。素有"沙漠人参"之美誉，具有极高的药用价值，是传统的名贵中药材。肉苁蓉在历史上就被西域各国作为上贡朝廷的珍品，也是历代补肾壮阳类处方中使用频度最高的补益药物之一。本品味甘、咸，性温，归肾、大肠经，具有补肾阳、益精血、润肠道的功效。临床用于肾阳虚衰、精血不足之阳痿、遗精、白浊、尿频余沥、腰痛脚弱、耳鸣目花、月经延期、宫寒不孕、肠燥便秘等。《药性论》："益髓，悦颜色，延年，治女人血崩，壮阳，大补益，主赤白下。"李时珍曰："此物补而不峻，故有从容之号。"现代研究表明，肉苁蓉含有苯乙醇苷类、环烯醚萜类、木脂素类、多糖、十几种氨基酸、多种生物碱等，富含人体所需微量元素，其中苯乙醇总苷是肉苁蓉中的主要活性成分，有一定程度的抗衰老和强壮作用，能调整内分泌、促进代谢、提高男性性功能、抗氧化、抗衰老、提高免疫力、增强记忆力等。实验研究表明，肉苁蓉可使小鼠红细胞超氧化物歧化酶（SOD）的活性明显增强，使小鼠心肌脂褐质含量明显降低。亦可延长果蝇的平均寿命、半数致死天数和最高寿命。

服用方法：

（1）肉苁蓉粥。肉苁蓉30g、鹿角胶5g、羊肉100g、粳米150g。肉苁蓉煎水取汁，羊肉切小块，与米同煮粥，临熟时下鹿角胶煮至粥熟。

（2）肉苁蓉泡酒。肉苁蓉200g，放入3kg白酒内，浸泡15日后，每日饮用10～30mL。

另外，肉苁蓉鲜干片，即用新鲜肉苁蓉直接切片风干，可直接泡水、泡酒、炖汤。

3. 锁阳

指锁阳科多年生肉质寄生草本植物肉质茎。锁阳生于荒漠草原、草原化荒漠与荒漠地带，无叶绿素，全株红棕色，大部分埋于沙中。锁阳的繁衍过程不同于一般植物，与人和动物极为相似。每年五六月份，锁阳开始露出地面，至七八月份开始成熟。同株的雄性和雌性相互授粉、结籽。锁阳籽极小，显微镜下观察其形状似人体受精卵，千粒重仅为2g左右。由于锁阳头部布满鳞甲，因而种子被包裹得十分严实，无法脱落。这时，从锁阳根部会生出一种白色的小虫，称为锁阳虫。锁阳虫开始从底部沿锁阳内部逐渐向上，一点一点吃空锁阳，直至顶部。这时锁阳内部就形成空洞，锁阳籽沿洞掉入锁阳底部。随着倒流的锁阳内部水分，通过锁阳和白刺联结的约2mm左右粗细的通道进入白刺根部。在白刺根部沿着水分的流动进入适合其寄存的部位。这时冬季来临了，白刺停止了生长。锁阳籽吸收白刺的养分，迅速成长、壮大。寄生部分鼓出一个拳头大的包。经过一个冬天的孕育，来年三月份开始发芽，一举破土而出，数十天就可长大、授粉、结籽，又开始新一轮的生长周期。锁阳除了特殊的繁殖过程，其功效也有独到之处。味甘，性温，归肝、肾、大肠经，具有补肾助阳、润肠通便的功效。临床用于肾阳亏虚、精血不足、阳痿、不孕、下肢痿软、筋骨无力；特别是对老年肾虚骨瘦、筋骨痿弱、行步艰难者，可与熟地、牛膝配合使用。还可用于血虚津亏、肠燥便秘，可单用煎浓汁加蜂蜜收膏服用。水煎服，每日10～15g。《本草从新》："益精兴阳，润燥养筋，治痿弱。滑大肠。"

🌿 小寒时节养生重在补阳驱寒

小寒是二十四节气中的第23个节气。"寒"即寒冷的意思，表明已进入一年中的寒冷季节，古人认为，此时天气寒冷，相对大寒来说，还未到达极点。虽然从字面意思上理解，大寒冷于小寒，但在气象记录中，小寒比大寒冷，是全年最冷的节气。都说"冷在三九"，小寒一过，就进入"出门冰上走"的三九天了。中国古代将小寒分为三候："一候雁北乡，二候鹊始巢，三候雉始雊。"古人认为候鸟中大雁是顺阴阳而迁移的，此时阳气已动，所以大雁开始向北迁移；北方到处可见到喜鹊，并且感觉到阳气而开始筑巢；第三候"雉雊"的"雊"为鸣叫的意思，雉在接近四九时会感阳气的生长而鸣叫。中医认为寒为阴邪，易伤人体阳气，主收引凝滞，最寒冷的节气也是阴邪最盛的时期。在经过了春、夏、秋近一年的消耗后，此时脏腑的阴阳气血偏衰最为严重，寒冷的气候会使很多疾病更容易侵袭人体，比如中风、脑溢血、心肌梗死等，要注意加强预防。小寒时节还要注意"防五寒"：一防鼻寒，主要指预防鼻塞流涕、打喷嚏等过敏性鼻炎症状；二防颈寒，颈部是

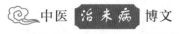

人体的"要塞"，不但充满神经、血管，还有很多重要的穴位；三防肺寒，肺寒则无力宣发，卫气不固肌表，常出现鼻塞流涕、恶寒、咳嗽、头痛、身痛等风寒感冒；四防腰寒，腰为"肾之府"，肾阳为"元阳"，肾阳到达全身的脏腑、经络、形体、官窍则变为该脏腑、经络、形体、官窍之阳，肾阳旺则全身之阳皆旺；五防脚寒，俗话说，"寒从足下起""寒为阴邪，下先受之"。因此，小寒时节补阳驱寒很重要，这里介绍几味常用的中药。

1. 桂枝

桂枝为樟科植物肉桂的干燥嫩枝。本品味辛、性温，入肺、心、膀胱经，具有发汗解肌、温通经脉、助阳化气的功效。能发汗解肌，但味甘而缓，其发汗之力温和，凡外感风寒，无论表实、表虚均可应用。桂枝作为临床常用药物，入药历史悠久。《神农本草经》记载："牡桂，味辛温，主上气逆，结气喉痹，吐吸，利关节，补中益气……"该书将其列为上品，可强身保健。临床上，桂枝通过与不同药物配伍，使其辛、散、温、通作用发挥得淋漓尽致。如桂枝汤是治疗风寒束表、营卫不和所致的表虚症，与芍药配伍调和营卫；五苓散中与茯苓配伍，体现了化气行水之功；桂枝附子汤、甘草附子汤、桂枝芍药知母汤三方是治疗风湿痹痛的有效方剂，方中用桂枝温经通络、散寒止痛；治疗心悸病症的名方炙甘草汤中，桂枝配生姜、清酒通阳以利血脉，可滋阴而无滞结之患。现代研究表明，本品含枝皮醛、桂皮酸等挥发油，还含有酚类、有机酸、苷类、香豆精等成分。水煎服，每日 5 ～ 10g。

2. 羌活

指伞形科植物羌活或宽叶羌活的根茎及根。味辛、苦，性温，归膀胱、肾经。本品有较强的解表散寒、祛风胜湿、止痛的功效，临床用于外感风寒夹湿、恶寒发热，头项（颈后部）强痛、肢体酸痛者尤为适宜，常与川芎、防风配伍使用；如头项强痛、腰背酸重、全身尽痛者，可与独活、当归等同用。因本品善入足太阳、膀胱经，以除头项、肩背之痛见长，故寒邪入侵、筋脉收引拘挛、气血不通致痛者尤为多用。水煎服，每日 5 ～ 10g。

3. 干姜

为姜科多年生草本植物姜的干燥根茎。冬季采收，除去须根及泥沙，洗净晒干或低温烘干，切片或切块生用。味辛，性热，归脾、胃、心、肺经，具有温中散寒、回阳通脉、温肺化饮的功效。本品辛热，能回阳通脉，用治心肾阳虚、阴寒内盛所致亡阳厥逆、脉微欲绝者，常与附子同用；主入脾经而长于温中散寒、健运脾阳，为温暖中焦之主药；入肺经，善能温肺散寒化饮，治寒饮喘咳、形寒背冷、痰多清稀之症。治中寒水泻，用干姜研末，饮服10g（《千金方》）。若腰以下冷痛，身体重，腰中冷，如坐水中，可用干姜配甘草、白术、茯苓煎水服用（《金匮要略》干姜苓术汤）。

4. 巴戟天

为茜草科植物巴戟天的根。味辛、甘，性微温，归肾、肝经，具有补肾助阳、祛风除湿的功效。本品补肾阳，甘润不燥，可用于肾阳虚弱、命门火衰所致的阳痿、宫寒不孕、月经不调、小腹冷痛等。对肾阳虚兼风湿之症，如风冷腰胯疼痛、行走不利以及肾虚骨痿、腰膝酸软，可与肉苁蓉、羌活、杜仲配用。水煎服，每日5～15g。可浸酒服，巴戟天100g、牛膝100g、白酒500mL，浸泡1周后服用。

5. 杜仲

为杜仲科植物杜仲的干燥树皮。味甘，性温，归肝、肾经，有补益肝肾、强筋壮骨、调理冲任、固经安胎的功效。可治疗肾阳虚引起的腰腿痛或酸软无力，以及胎动不安、习惯性流产等。在《神农本草经》中被列为上品，谓其"主治腰膝痛，补中，益精气，坚筋骨，除阴下痒湿，小便余沥。久服，轻身耐老"，属于名贵滋补药材。本品可用于各种腰痛，如肾虚腰痛或足膝痿弱、风湿腰痛冷重、外伤腰痛、妇女经期腰痛等，以其补肝肾、强筋骨、肾虚腰痛尤其适宜。现代研究表明，杜仲有降压作用。水煎服，每日10～15g。

🌸 大寒时节防风驱寒，滋阴润燥助阳生

大寒是二十四节气中的最后一个节气，同小寒一样，大寒也是表示天气寒冷程度的节气。中国古代将大寒分为三候："一候鸡乳；二候征鸟厉疾；三候水泽腹坚。"就是说到大寒节气便可以孵小鸡了；而鹰隼之类的征鸟，却正处于捕食能力极强的状态中，盘旋于空中到处寻找食物，以补充身体的能量，抵御严寒；在一年的最后五天内，水域中的冰一直冻到水中央，且最结实、最厚。大寒节气，也是一年之中最干燥的时期，白天平均空气湿度一般低于50%。中医学认为，大寒气候干燥寒冷，寒邪过盛，易损伤人体阳气。肺主皮毛，卫阳不足、肺卫不固则容易诱发肺系疾病，如感冒、咳喘、鼻塞流涕等。过了大寒，又是一年，大寒与立春相交接，是一个由冬到春的

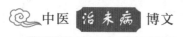

过渡时期，即冬天结束、春季到来的转折点，也是一年中阴阳转换的重要时机。此时，养生也需"转轨"，滋阴助阳生，以适应春天生发特性。大寒时节养生，仍要防风驱寒，应对"小寒大寒，冷成一团"的寒冷刺激，保护心肾之阳，畅通气血。特别是一些血管弹性较差的高血压、高血脂、糖尿病患者，更易遭受寒冷刺激，血管功能失调，出现心悸、胸闷、头晕、手足麻木的情况，易发生心肌梗死、脑卒中等。同时，也要注意滋阴润燥、助阳生化。这里介绍几味常用中药。

1. 艾叶

为菊科植物艾的叶。味苦、辛，性温，入脾、肝、肾经，具有温经止血、散寒调经、安胎的功效。《本草纲目》记载：艾以叶入药，性温，味苦，无毒，纯阳之性，通十二经，具回阳、理气血、逐湿寒、止血安胎等功效。亦常用于针灸，故又被称为"医草"。本品气香味辛，温可散寒，能暖气血而温经脉，正如《本草纲目》曰："艾叶服之则走三阴而逐一切寒湿，转肃杀之气为融合；灸之则透诸经而治百种病邪……"现代实验研究证明，艾叶具有抗菌及抗病毒、平喘、镇咳及祛痰、止血及抗凝血、镇静及抗过敏、护肝利胆等作用，能防治老年慢性支气管炎与哮喘。艾草可作"艾叶茶""艾叶汤""艾叶粥"、艾蒿馍馍、艾蒿糍粑糕、艾蒿肉丸等食谱。本品水煎服，每日 3 ～ 10g。

2. 姜黄

为姜科植物姜黄的干燥根茎。味苦、辛，性温，归肝、脾经，具有活血行气，通经止痛的功效。《本草求原》："姜黄，益火生气，辛温达火化气，气生化则津液行于三阴三阳，清者注于肺，浊者注于经……。"本品辛散温通，苦泄，既入血分又入气分，能活血行气而止痛。治胸阳不振、心脉闭阻之心胸痛；外散风寒湿邪，内行气血，通经止痛。现代研究表明，姜黄素具有抑制血小板聚集、降低血液黏度、降血脂、降血压等作用，还有保护胃黏膜和护肝作用。姜黄粉在南亚一直扮演着香料的角色，是咖喱粉的主要配料之一，也是常有的食用色素。本品水煎服，每日 3 ～ 10g。

3. 乌药

为樟科植物乌药的块根。味辛，性温，归肺、脾、肾、膀胱经，具有温肾散寒、行气止痛的功效。《药品化义》曰："乌药，气雄性温，故快气宣通，疏散凝滞……外解表而理肌，内宽中而顺气。以之散寒气，则客寒冷痛自除……"本品味辛行散，性温祛寒，入肺而宣通，入脾而宽中，入肾而温肾散寒，故能行气散寒止痛，可治寒凝气滞之胸腹胁肋闷痛以及寒疝、痛经等。现代研究表明，本品能兴奋大脑皮层、促进呼吸、兴奋心肌、加速血液循环等。水煎服，每日 3～10g。天台乌药，浙江省台州市天台县特产，《本草纲目》记载，乌药，以天台者为胜，视为"道地药材"。天台当地民众历来有喜食乌药的习惯，作为保健食品，煎汁服，或切片晒干，常年泡茶喝。

冬季晨练其实不用起那么早

人的生活习性如何跟自然相结合？老百姓常见疾病如何预防治疗？现代生活方式哪些最伤脾胃？随着四季更迭，人的起居饮食也应该相应调整，"治未病"跟我们的生活习惯息息相关。南方的冬季，比如广州，气温比北方高，湿度也相对较高，但冬天跟春天、夏天、秋天毕竟还是有区别的，因此，南方冬季的养生不能照搬北方，同时，也不同于其他季节。以下从户外锻炼、保暖和饮食 3 个方面讲解南方冬季养生的特点。

冬季起床不宜太早，应等太阳出来再锻炼。《黄帝内经》强调冬季应"早卧晚起，必待日光"，讲的就是冬季起床不宜太早，最好等太阳出来以后再出门活动。现在的老人早上五六点就起床去晨练了，这其实并不符合养生规律。阳光充足、天气暖和的 10 时至 15 时，才是冬季户外锻炼的黄金时段。同时，要根据自己的身体条件和运动习惯量力而行。中国的老年人，尤其是女性，大多缺钙，这跟接受阳光照射太少不无关系。因此，冬季养生，一定要注意增加户外活动时间，多晒"太阳浴"。

保暖务必注意头背脚，冬季气候寒冷，易导致人体气机、血运不畅，而使许多旧病复发或加重，特别是那些严重威胁生命的疾病，如中风、脑出血、心肌梗死等，不仅发病率明显增高，而且死亡率亦急剧上升。所以，冬季一定要注意保暖。冬季保暖，务必要注意头暖、背暖和脚暖。

一是头暖。头部受寒冷刺激，血管会收缩，头部肌肉会紧张，易引起头痛、感冒，甚至会造成胃肠不适等。因此，冬季气温较低时，应注意戴好帽子和围巾。

二是背暖。寒冷的刺激可通过背部的穴位影响局部肌肉或传入内脏，危害健康。除了引起腰酸背痛外，背部受凉还可通过颈椎、腰椎影响上下肢肌肉及关节、内脏，促发各种不适。此外，肺心病、哮喘等疾病可能是因背部着凉引起。穿背心、戴披肩等都有利于背部保暖。

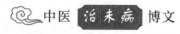
三是脚暖。脚部受寒后，可反射性地引起上呼吸道黏膜内的毛细血管收缩，纤毛摆动减慢，抵抗力下降，后果是病毒、细菌乘虚而入，大量繁殖，使人感冒。冬季，尤其是睡前，用热水泡脚，既可解乏，又有助于睡眠。尤其是服用中药的患者，不妨用煎完后的药渣煮水泡脚。

南方冬补可用西洋参。冬季养生，饮食可以热治寒。"冬季进补，可吃羊肉等温热之食。"尤其是慢性病而见阳虚之人也可服用一些温补的药食之品，包括人参、黄芪、鹿茸、杜仲、狗脊、巴戟天、肉苁蓉、锁阳、海马等。这些药食之品，也并非适合所有人群。比如人参，用于冬补，北方适合红参，但是在南方，如果冬天用红参，对某些人就可能过于温燥，易"上火"，因而，南方的冬季，选用西洋参比较好。因此，不同的体质，适宜的人参种类也不同。再比如鹿茸是温补的，适合阳虚之人，但如果是阴虚火旺之人，就不适宜。

🌿 单味中药减冬日肥胖

冬季天气寒冷，人的基础代谢率下降，脂肪代谢也相应下降，活动量也减少；适逢元旦、春节等传统节日，聚餐很多，丰盛的美酒佳肴，使人无法抵抗其诱惑；很多人也讲究"冬天进补"，造成摄入过剩。所以，人在冬季很容易发胖。

应对冬日肥胖，除了运动、控制饮食之外，也可选用几味常用的中药调理，简单易行。

绞股蓝茶：每日用绞股蓝 5 ～ 10g，开水冲泡服用。绞股蓝除减肥效果外，还有利尿、通便、助眠、减少疲劳、延缓衰老等作用。

月见草胶囊：每日 2 ～ 3 粒，一日 3 次，口服。月见草有祛痰化湿降浊、降血脂和减肥作用，同时还可治疗冠心病和延缓衰老，特别适合老年人服用。

山楂酱：将生山楂洗净去籽后，加少量水，放在小火上熬至酱状，每日服用 5 匙。生山楂不仅含丰富的维生素，酸甜可口，还具有加强和调节心肌功能，增大心脏收缩幅度和心脏输血量、降低血液中的胆固醇等作用，是夏季消暑和减肥降脂的佳品。

枸杞茶：每日 10 ～ 20g，煮水代茶服用。枸杞能抑制脂肪在肝脏中的沉积，防止脂肪肝，具有减肥作用，还能阻止胆固醇在血管中堆积，防止心血管疾病。

冬日巧吃"养生参"

冬季进补养生，人参当道。人参性微温，味甘、微苦，归脾、肺、心经，具有大补元气、复脉固脱、益智安神、延缓衰老等功效。但不同的人参在性质和作用方面有差异和不同的适应证，吃对了才养生。

野山参阴阳俱补，功效最佳；红参偏温，白参或糖参平和，而西洋参偏凉。高丽参、吉林红参与日本红参一般适用于年高体虚、阳气不足的老年人，平时有面色苍白、四肢不温、腰膝酸软、动则喘气等症状，对术后或妇女崩漏、产后失血过多者也适用。糖参、白参适宜于气虚乏力、声短懒言、动则汗出的病人或脾胃消化吸收功能差者。西洋参适应于咽干口燥、热病伤阴、暑热耗伤气阴的人群，多于夏天服用。各种参须功似同类而力薄。很多人以为人参就是单一的炖吃，其实不然，在此介绍了六种方法以供选用。

煎汤饮用：将人参切成药片，洗净放入砂罐中，加入清水（以高出参片2cm为准）浸泡0.5～1h，加盖用小火煎1～1.5h，即可取汁饮用。

隔水炖服：将参片5～8片放入小碗，加适量清水，放入加有冷水的锅中隔水蒸0.5～1h，可加适量蜂蜜，连汤带渣服用。

泡茶饮服：取人参片5～8片，置于杯中，冲入沸水，加盖5～10min，即可代茶饮服。可以连泡多次，待汤味变浅，可连汤带渣一同服食。

浸酒饮服：取整枝人参10～20g，浸入500mL白酒中，密封，每天将容器振摇一次，两周后即可服用。每次10mL左右。

研末冲服：将人参研成粉末，装入胶囊服用，每次1.5～2g，或用开水送服。

细嚼噙化：每次用人参片1～2片，放入口中慢慢嚼烂噙化。

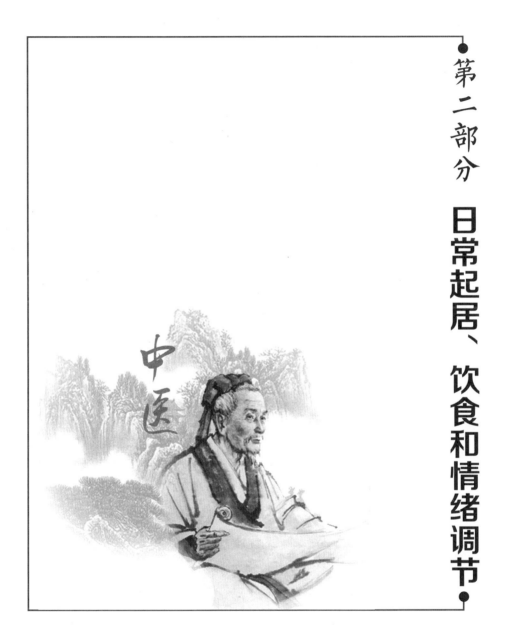

第二部分

日常起居、饮食和情绪调节

养生保健要重视"七情"

中医非常重视人体疾病发生发展认识中的"七情"。"七情"属于内伤病因，即：喜、怒、忧、思、悲、恐、惊七种情志表现。这些表现是心理活动的表达，也是与外界事物接触产生的反应，就是各种事物作用于人的心理活动的表现。这些表现如果是正常的、适度的，对人体就没什么损伤。如果超越一定的限度而不能节制，所谓"七情"过激，受到突然、强烈或长期持久的情志刺激，人体本身不能即时调节，引起脏腑气血功能紊乱，就会导致疾病的发生。此时的"七情"就变成了致病因素，即七情所伤，如"过喜伤心""过怒伤肝"等。

1. 喜

喜是心情愉快的表现，也是意气和畅的正常表现。如果喜乐无极，超越常度，则心气将会由徐缓而变为涣散，使心气耗散而伤神，因而出现心虚不眠、惊悸、烦躁等症状，肾气乘虚上犯，导致恐惧不安，所谓"喜伤心"。

2. 怒

怒是发脾气的表现。肝主怒，肝气旺盛的人，一旦遇不合己意的事，就往往气愤不平，怒则气上，怒气爆发。肝藏血，因发怒而损伤肝血，致阴血亏损不能濡养肝而肝失所养，则肝火愈旺，更易动怒，而肝血益伤，所谓"怒伤肝"。

3. 忧

忧是情绪低落的表现，或者称为忧愁。忧愁是情志抑郁的状态，如果长期闷闷不乐，气机活动就会受到影响。肺主气，气机闭塞，就会胸满心悸，气不畅出，所谓"忧伤肺"。

4. 思

思是集中精神、运用智慧考虑问题。也就是反复思考的意思。思考问题全靠精神支持。因此，如果思考过度，精神活动就会受到一定的影响。心藏神，久思则神会受到损耗。脾为心之子，思则气结，母气不行，病及其子，所谓"思伤脾"就是这个意思。

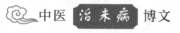

5. 悲

悲是精神抑郁、内心痛楚的表现。如遭遇不幸、生活困苦、疾病缠身、劳动条件恶劣等都是悲愁的根源。悲伤过度会损伤内脏。反之，如内脏活动发生障碍久久不愈，又可产生悲伤。因此，过悲和久悲都可能伤肺。

6. 恐

恐是恐惧的意思，是精神极度紧张所引起的胆怯的表现。如突然的事故、惊险的遭遇、生活的剧变等，都是引起恐惧的原因。形成恐惧的因素虽多，但是能够影响机体的还是肾气先虚。恐则气下，精血不足，因而志怯神伤而惊恐乘之。所谓"肾藏志""心藏神"，心肾不足则志怯神懦而善恐，"恐则伤肾"。

7. 惊

惊与恐相类似，是猝然遇到异常变故而引起精神突然紧张的表现。如突临危难、突遇险恶、目睹异物、耳闻巨响等，都可产生惊骇之感。惊的致病，虽然由于意外事故而致心神气乱，但是还必须有心气先虚于内的因素。否则，虽猝然遇险境、危难，也能镇静自若，所谓"猝然临之而不惊"，也不致产生惊骇或惊病。肝主惊，惊伤肝。"惊则心无所依，神无所归，虑无所定，故气乱矣"。

综上所述，七情过激，直接影响内脏，使脏腑气血失调，导致各种疾病的发生，是影响健康的重要因素，应予以重视。

保持良好的情绪防治疾病

人的精神面貌、思想状况对于疾病的发生发展有着很大的影响。中医学也极为重视精神情志活动与疾病的关系，认为"七情"（喜、怒、忧、思、悲、恐、惊）失调直接损害脏腑功能，影响气血运行，导致疾病的发生，也影响疾病的发展和转归。良好的精神状态和情绪能调节气血运行和脏腑的功能，使机体建立良好的内环境，对疾病有预防和治疗作用。所以，保持良好的思想情绪可对抗疾病，也是保持健康、延年益寿和提高幸福指数的良方妙药。常见的不良情绪有愤怒、焦急、害怕、恐惧、沮丧、失望、厌恶、不满等。控制和排解这些不良情绪，保持愉快的心情，使自己生活得快乐、自在，对预防疾病的发生和控制疾病的发展，促进疾病的康复治疗痊愈都有积极的意义。为了保持良好的情绪，可在以下几方面予以注意。

1. 热爱自己的工作

每个人的工作岗位是他对社会做出贡献的舞台，也是发挥自己能力和展现才能的地方，无论健康还是带病工作都应该热爱它，不能因为遇到矛盾和困难就不喜欢它并困扰自己，产生刻板、重复、厌倦的不愉快的情绪。要知道，一个人无论职位高低、岗位不同，只有领略到做好一件工作的愉快心理，感到自己对社会有用而高兴，才能保持一种乐观向上的情绪，促使自己时时保持开心的状态，既使有病也能在良好的心态下朝好的方向转变。

2. 对任何事物保持一定的兴趣

我们都生活在复杂的社会环境和充满矛盾的世界里，随时都可能遇到许多不尽人意的事和物，也会面对很多的困难和挫折。这时，只有自得其乐，把人生当作一次趣味无穷的旅程，事物才会变得可亲可爱，才会使你产生浓厚的兴趣和依恋，使自己在愉快的环境中得到慰藉，就会感受到生活的愉快和美好，而不至于产生厌世情绪，失去生活的乐趣。养成"乐天派"的习惯。幽默风趣、欢乐轻松对疾病的康复有益。不要老是抱怨连天，这也看不惯，那也不顺心。遇事要不苦恼、不焦灼，对人少责难、少训斥，态度和悦，言辞温和，心境豁达，行为得体，那么疾病康复就更快。

3. 正确认识疾病

人的身体就如我们用车一样，用了几十年肯定有磨损、有故障，需要经常保养和修复。怎样修复都不可能像新车一样，只是在新的状态下达到新的平衡，保持总体状态的协调。带病生存、带"瘤"生存都是一种平衡生活的状态。正确认识疾病，不必老担心自己的疾病，那些总认为自己身体有病而不能康复的人是很痛苦的。总是担心有病无药可治，即便是一些无关的小病痛，也思前想后，惶惶不可终日。就是有病也需要丢掉包袱，轻装上阵，积极配合治疗。

4. 广交朋友，宽厚待人

一部分患者存在一种狭隘的心胸，即对自己弱的人，瞧不起；对与自己不相上下的人，看不顺眼；对比自己强的人，又不服气，结果常常使自己陷入孤立的境地。因此，要宽厚待人，广交朋友，了解生活，正确认识别人，建立起一种新的生活情趣，生活在最佳的境界中。

5. 珍惜现在，展望未来

每个病人最可贵的是面对现实，珍惜目前的大好时光，一方面应抓紧时间，在医生的指导下积极有效地治疗疾病，争取早日康复。另一方面，要使自己的生活丰富多彩，过得充实，并以有效的方式工作思考和帮助他人。同时必须对自己的思想、价值观、动机、要求作适当的调整。正确认识近期疗效与理想目标，树立信心，战胜疾病。

保持良好的思想情绪，尽量使自己生活愉快，就是向健康迈出了一大步。

心灵感冒

　　感冒常见于上呼吸道感染，非常普遍，适当调理就会很快康复，也有少数会加重，并引发和并发其他疾病而成痼疾。"心灵感冒"是指心理障碍，我们不应把心理障碍的人都看作是疯子或不正常的人。作为一个健康人，我们一定要认识到，百分百健康的人是不存在的，健康的人也会有小的不适，也没有百分百心理健康的人，如心理素质特别好的人有时候也会激动或冲动，事情过后觉得后悔，甚至心理医生也有他自身的问题，所以我们没理由歧视心理障碍的病人。只要我们能够正常生活，适应社会，进行正常的人际交往，就是一个健康的人。

　　心理障碍包含的范围很广，有各种不同的表现，严重者可导致精神分裂症、抑郁症、躁狂症、癔症、恐怖症、强迫症、人格解体、性倒错等。引发心理障碍的因素很多，在日常生活中常见的有以下几种。

　　1. 超负荷的工作压力

　　当今社会，工作紧张，很多都市白领都被高强度的工作压力所困，长期处于高度紧张的工作状态下，而且常常得不到及时的减压调理，长期处于紧张的状态，轻则产生焦虑不安、精神抑郁等症状，重则诱发心理障碍或精神疾病。

　　2. 急性灾难性创伤

　　突发事件，如地震、山洪、矿难、交通事故等，面对这些突如其来的灾难，特别是目睹灾难的幸存者和遇难者的亲属，其心理会受到极大的冲击，出现急性应激障碍或创伤后的应激障碍，以及诱发内源性的精神病等。

　　3. 感情和家庭的变故

　　失恋无疑是痛苦的情感体验，失恋的一方会因对感情的难以割舍而痛苦不已，失落感会加重心理失衡的程度，有些人因此产生心理障碍甚至做出不理性的过激行为，给对方和自己造成难以弥补的伤害。另外，离异后的受损方，往往经受不住家庭解体的打击，造成心理伤害。

　　4. 生活贫困加重心理压力

　　比如，一些下岗职工观念一时难以转变，对家政、建筑等工作不屑一

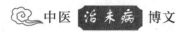

顾，因而形成"高不成、低不就"的两难局面。心理压力与生活压力的双重作用极易导致心理疾患。而对于迈入高等学府的一些贫困生而言，一方面是经济状况的窘迫，一方面是虚荣心的作祟，这种现实会加剧矛盾心理，使这些贫困生罹患心理疾病的概率增高。

5. 急功近利的心理倾向

有些人对事业的追求有急功近利的倾向，往往经不起失败的打击。由于他们对成功的期望很高，且不想耗费太多的力气，总想以小搏大，希望事半功倍。可现实又往往不因人的主观意愿而改变，当然就容易失望、失落。也有些人因急于求成而拼命工作，不断自我加压，总是苛求自己，结果常常因心有余而力不足，导致失败，并诱发抑郁症、自闭症等心理障碍。

6. 老年人缺乏精神关爱

目前，我国的经济飞速发展，人民的生活水平有了明显的改善，绝大部分老年人的物质生活基本得以满足，但是随着我国步入老龄化社会，出现了很多空巢老人，他们的物质生活和心理需求却未尽如人意，老人晚年缺少关爱已成为不容忽视的问题，这是引发老年人心理问题的重要诱因。

7. 学习任务过于繁重

学生天天面对着读不完的书和看不完的复习资料，面对着父母、老师的殷切期望，深感不堪重负。学生时代的心理发育较快，但是情绪的稳定性较差，遇到困难时容易出现挫败感，而且易走极端。目前，无论是小学生、中学生还是大学生，患有各种不同程度心理疾病者不在少数。考试压力所引发的心理症状主要有反应迟钝、焦躁不安、学习恐惧、抑郁及厌学心理。

8. 独生子女被过分溺爱

在溺爱中长大的孩子，除了可能养成任性、自私等不良习性之外，还常常表现为性格孤僻、生活自理能力差、经不起挫折、社会适应能力差、社交恐惧甚至有暴力倾向。家长的过度溺爱会影响孩子的心理健康，这种潜在危机就像定时炸弹，引爆后的杀伤力是巨大的。

9. 难以适应社会发展

现代社会飞速发展、瞬息万变，有些人却因种种原因而难以适应。这种不适应包括很多方面：对社会的不公平现象看不惯，又因自己无力改变现状而郁闷、烦躁；对单位的分配不均看不惯，为自己的报酬偏低而愤愤不平；因信仰的苍白而产生失落感、无归属感；因个人技能与现代化的差距而焦急、无奈等，这些均可导致人们产生"心病"。

10. 自身的发病因素

精神疾病的发病有时难以明确病因，往往是多种因素综合作用的结果。有的病人家族中有精神病史，那么就有遗传的可能性，在外界一些刺激因素的作用下，就有可能发病；如果没有受到刺激，也有可能不发病。即病人自身的生物性因素有发病的可能性时，在一定的条件下能够促使病人发病。

心理障碍可以看作是心灵感冒，其实每个人的生活本来就充满了各种各样的烦恼，与烦恼和平共处，是维持身心健康的关键。

人的素质与精神

人的素质是性格特征与体质类型的总和。自然界任何物质都有其自身的特征，而这种特征也称作特性。对人来说，这种特性就称为素质。一个人的素质，很多来自先天，所以又称作天性或者秉性。除先天因素外，一个人素质的形成，不能不受后天因素如生活环境、发育时期的躯体因素的影响。人的素质，就如人的面孔一样各不相同。尽管人们的素质千差万别、各不相同，但我国古代医家早已把它们归纳起来分作五种类型。这种分型方法，最早见于《黄帝内经·灵枢·通天论》。有关人的素质分型如下。

1. 太阳之人

"太阳之人，居处于于，好言大事，无能而虚说，志发于四野，举措不顾是非，为事如常自用，事虽败而常无悔，此太阳之人也。"这种类型的人，处处表现为自以为是，没有本事却好说大话，好高骛远；举止行为放荡不羁，不顾是非，恣意妄为，做错事了也不知悔改。

2. 少阳之人

"少阳之人，諟谛好自贵，有小小官，则高自宜，好为外交而不内附，此少阳之人也。"这类人妄自尊大，非居要职却自认为显贵，好交游和炫耀自己，而不能安心理内务、干实事。

3. 太阴之人

"太阴之人，贪而不仁，下齐湛湛，好内而恶出，心抑而不发，不务于时，动而后之，此太阴之人也。"这类人阴险，贪而无厌，貌似谦和忠厚，却贪财而吝啬；从不表露自己的观点，办什么事都怕担风险，总是叫别人打头阵。

4. 少阴之人

"少阴之人，小贪而贼心，见人有亡，常若所得，好伤好害；见人有荣，乃反愠怒，心疾而无恩，此少阴之人也。"此类人好贪小利，多猜疑；见别人遇到不幸的事，他幸灾乐祸；见别人有荣幸的事，他妒忌甚至发怒；有贼害之心而对人寡恩。

5. 阴阳和平之人

"阴阳和平之人，居处安静，无为惧惧，无为欣欣，婉然从物，或予不争，与时变化，尊则谦谦，谭而不治，是谓至治。"这种人心胸开朗，能随遇而安，既不患得患失，又不沾沾自喜，心安而无所惧，无私而无所畏；不追求物质享受，不争名逐利；能顺应时代而前进，虽居高位而谦虚；以理服人而不是以力服人，具有很好的治理能力。

以上五种类型的人，以日常所见，阴阳平和之人占多数，其他四种类型的人，便是导致精神不良或精神病的内在因素。当然，我们也要看到，每个人的素质并不是固定不变的；在生活过程中，由于受各种外界因素的影响，人的素质也是能够改变的，有些人特有的素质虽然促使精神不良或精神病的发生，但是在良好的客观条件影响下，人的素质改变了，也就避免了精神不良或精神病的发生。

延缓皮肤衰老，保持皮肤青春

"永葆青春""长生不老"是人们的愿望。人类社会发展至今，不老虽不可能，但长生则是可能的；青春虽不能永葆，但延长青春则是可能的。皮肤的青春在某种程度上也体现整个机体的青春。皮肤是人体最大的器官，在人体各种器官中，唯独皮肤兼具有多种生物学功能：①表现人的种族、性别、年龄、健康状态、情绪等（中医望诊的主要内容，"望而知之谓之神"）；②感觉（触、痛、冷、热等）；③调温（散热、保温、防寒）；④呼吸（皮肤组织内摄取氧，释放二氧化碳，是皮肤活动的原动力）；⑤分泌（皮脂和汗液是保持皮肤健美和润泽不可缺少的要素）；⑥通透（与化妆品和美容法的效果密切关系）；⑦保护人体免受外界环境各种因素的危害，保持和反映身体内环境自稳定情况，可谓"皮肤乃内脏之镜"。皮肤的青春健美主要体现在以下几个方面。

1. 润泽

皮肤润泽与否在很大程度上取决于皮脂膜和角质层内水分的多少。所以，保持皮脂膜的完整性和角质层水分适宜在皮肤润泽上具有重要意义。年龄增长、季节变化、洗脸、沐浴、化妆等均可能影响皮脂膜的形成或破坏皮脂膜的完整性。在这种情况下，需使用润肤品人工补充皮脂膜。乱用化妆品和用法不当、不适宜的美容法等都会影响皮脂膜生成和破坏其完整性，使皮肤丧失润泽而干燥。香皂、收敛性化妆水、炉甘石洗剂、香粉等均能使皮肤干燥并导致小皱纹，应引起注意。

2. 充实

皮肤充实、紧张而有弹性是青春的表现。皮肤的充实性与表皮细胞、真皮纤维成分、皮下组织和组织内水分等有关。为使皮肤具有充实性，应注意全身健康和营养状态及合理睡眠，适当使用养肤品，避免晒伤。另外，保持"心境上的青春"也特别重要，就是首先应从心理上忘却年龄，避免心烦、懊恼、激怒，保持心境平稳、愉快，勿无故自讨烦恼，而应自寻乐趣。心理活动可刺激大脑皮质，作用于间脑，通过植物神经和脑垂体影响激素分泌而影响皮肤。换言之，心理青春也体现于皮肤青春。

3. 肤色适宜

肤色与健美有密切关系。决定肤色的主要因素有黑色素、血液和皮肤的透明度等。防光化性损伤是防止皮肤过早衰老的措施之一，防光的方法有衣着和遮光用具用品（如伞、帽子、面纱、手套等），力求避免晒伤和日光辐射，也可使用防光制剂。

4. 坚实

即健壮，是皮肤健美不可缺少的条件。皮肤的坚实性以全身健美状态为基础。化妆虽能赋予美感，但化妆美不等于健美。皮肤健美的动力是营养，通过饮食为皮肤结构健全和功能活动提供原材料，补充能量和氧。蛋白是皮肤结构所必需；脂肪、碳水化合物为皮肤提供能源；蔬菜、水果等提供维生素和无机物，等等。因此，应注意饮食的组成和质量。动物性蛋白如肉、鱼、蛋和牛乳及乳制品、有色蔬菜、水果、海草类等都是不可缺少的。辛辣之品不宜过多摄取，也不宜饮用浓茶和咖啡，可饮少量酒类。皮肤于夜间睡眠中利用营养素进行新陈代谢，保持良好的睡眠对皮肤健美很重要。

皮肤的养护原则是清洁、润泽、营养和保护。要达到上述要求，需要内外结合，单纯依靠化妆及外用护肤品是不够的，不可忽视"以内养外"的重要作用，内环境的稳定、内脏机能的正常是皮肤健美的根本所在。如保护肝脏在皮肤健美中的作用，肝脏是人体的"化工厂"，即物质代谢中心，人摄取的食物在体内分解，生成机体所需的物质是离不开肝脏的。所以，维护肝脏的健全是健康和青春的动力，要注意避免刺激性的食品，适当服用维生素B_1、C，避免长期乱用烈性药物，睡眠充足和勿过劳等。中医的整体调养，以内养外是优势，针对不同的体质和身体状态，调养脏腑气血功能对皮肤保健有显著作用，很多天然药草内服外用都是良好的保健美容佳品，如人参、芦荟、甘菊、款冬花、胡萝卜、黄瓜、大麦、蜂蜜等均含有生物活性物质，它们的提取物也常用作养肤品的组成成分。

长发飘飘，卷毛飞飞——头发的保健

"发为血之余"是中医对头发的基本认识。常用中药"血余炭"就是人发制成的炭化物，功效止血化瘀、益阴利尿。《黄帝内经·上古天真论》论人生长和生殖功能的盛衰过程和规律中明确以头发的状态作为评判的指标。文中指出："女子七岁，肾气盛，齿更发长……四七，筋骨坚，发长极，身体盛壮；五七阳明脉衰，面始焦，发始堕；六七，三阳脉衰于上，面皆焦，发始白；丈夫八岁，肾气实，发长齿更……五八肾气衰，发堕齿槁；六八，阳气衰竭于上，面焦，发鬓斑白……八八，天癸竭，精少，肾气衰，形体皆极，则齿发去。"女子是以7岁为一阶段，肾气逐渐充盛，四七（28岁）"发长极"；五七（35岁）"发始堕"，就是头发开始脱落；六七（42岁）发始白。男子以8岁为一阶段，也是伴随着肾气的盛衰从"发长"到"发始堕""发鬓斑白""发去"。头发的生长脱落与肾气密切相关，其润泽疏密又与气血相连。"发为血之余"就是说头发依靠血液滋养。下面是有关对头发的认识，将有助于我们了解头发的正常状态和异常情况以及如何保健。

1. 头发的生理状态

头发除了使人增加美感之外，主要是保护头脑。夏天可防烈日，冬天可御寒冷。细软蓬松的头发具有弹性，可以抵挡较轻的碰撞，还可以帮助头部汗液的蒸发。一般人的头发约有10万根。在所有毛发中，头发的长度最长，尤其是女子留长发者，有的可长到90～100cm，甚至150cm。头发在世界上，由于种族和地区的不同，有乌黑、金黄、红褐、红棕、淡黄、灰白，甚至还有绿色和红色等颜色。科学研究证明：头发的颜色同头发里所含的金属元素的不同有关。黑发含有等量的铜、铁和黑色素，当镍的含量增多时，就会变成灰白色。金黄色头发含有钛，红褐色头发含有钼，红棕色的除含铜、铁之外，还有钴，绿色头发则是含有过多的铜。在非洲一些国家，有些孩子的头发呈红色，是严重缺乏蛋白质造成的。

黄种人和黑种人的头发绝大多数为黑色，而白种人则有较多种颜色。头发之所以会有不同的颜色，是因为头发内黑色素分布的数量不同所致，黑色素颗粒数量多、密度大，头发则呈黑色，反之头发颜色则浅淡，在日光下就会呈现不同的色泽。

头发并非与表皮呈垂直成长，一般倾斜角度为40°50′，且不同部位的头发倾斜方向也不一致，即形成人们所说的"头漩"。头发从下向上可分为毛乳头、毛囊、毛根和毛干四个部分。头发的生理特征和机能主要取决于头皮表皮以下的毛乳头、毛囊和皮脂腺等。皮脂腺的功能是分泌皮脂，皮脂经皮脂管挤出，当头发通过皮脂管时，带走由皮脂管挤出的皮脂。皮脂为毛发提供天然的保护作用，赋予头发光泽和防水性能。

头发根部较粗，越往发梢处就越细，所以发径也有所不同，可分为一般发、粗发、细发。头发的形状可分为直发、波浪卷曲发、天然卷曲发三种。当然这种分类仅是一般而言，黑种人也有波状发，白种人也有直发，黄种人也有波状发、卷曲发。直发的横切面是圆形，波浪卷曲发横切面是椭圆形，天然卷曲发横切面是扁形，头发的粗细与头发属于直发或卷发无关。毛发细胞的排列方式受遗传基因的控制，它决定了毛发的曲直、形态。头发各种形状的形成，主要也是头发构成的成分组合的内因作用。毛发的卷曲，一般认为和它的角化过程有关。凡卷曲的毛发，它在毛囊中往往处于偏心的位置。也就是说，根鞘在它的一侧厚，而在其另一侧薄。

靠近薄根鞘的这一面，毛小皮和毛皮质细胞角化开始得早；而靠近厚根鞘这一面的角化开始得晚，角化过程有碍毛发的生长速度。于是，角化早的这一半稍短于另一半，结果造成毛发向角化早的这一侧卷曲了。另外，毛皮质、毛小皮为硬蛋白（含硫），髓质和内根鞘为软蛋白（不含硫），由于角化蛋白性质不同，对角化的过程，即角化发生的早晚也就有一定的影响。如果有三个毛囊共同开口于一个毛孔中，或一个毛囊生有两根毛发，这种情况都可能使头发中的角化细胞排列发生变化，形状卷曲状生长。烫发使头发变得卷曲，则是人为地迫使头发细胞发生排列重组之故。

2. 头发的病理状态

如头发大量脱落，就是一种病态，而且大多发生在有全身性疾病的情况下，如得了急性传染病，像伤寒、猩红热，或患了慢性病如结核病、贫血、糖尿病和内分泌紊乱，以及局部皮肤发生病态，如斑秃、脂溢性皮炎等，都可引起脱发。

头发有它自己的寿命，长到一定长度，寿命到头了，自己就老死，自然会脱落下来，这是一种正常现象。属于这种情况的掉头发，任何人都有，而且是经常的。不正常的掉头发，是因为头发的生长受到了影响。头发的生长需要营养，而营养是靠血液运送的，如果一个人长期多病，身体软弱，血气不足，身体营养很差，头发就会因缺少营养、生长不好而脱落。这样的人就容易掉头发，掉得也比较多。有人生过一场大病以后，头发掉得稀稀拉拉的，可能就是这个原因。

人用脑过度，或者经常心事重重、烦闷，或者遇到了什么事儿，精神过于紧张，有时候也会影响到头发营养的供应和生长。因为人体的一切活动都是属大脑管的，大脑受了刺激，活动乱了阵脚，不能正常发挥作用，导致身体的营养供给紊乱，出现掉头发的情况。有的人遇到什么过于激动的事，大脑受了强烈的刺激，精神很不正常，有时一夜之间头上的头发就脱掉一大片，人们说是"鬼剃头"，实际上就是这样脱掉的。

3. 如何呵护保养头发

头发的呵护保养需要注意以下几个方面：

（1）正确的梳发。每次洗头发之前，最好花点时间将头发先梳一梳，然后将打结的部分解开。梳发的目的在于将头皮与头发上的污垢梳落。

（2）正确的洗发与护发。护发能够给受伤的头发提供营养成分，让头发由内到外恢复生气。所以，头发的健康状况就看你护发的次数与种类了。基本上是先洗完头发再护发的。因此，想要有乌黑亮丽的头发就要注意护发的方法与次数。洗头发的时候要注意，必须照顾头皮、发根，因为这两个地方关系到你的头发健康。透过手指对于头皮的按压，能够增进头皮健康和血液循环，当然就可以增进头发的健康。发尾也必须仔细清洗，才能使头发发尾吸收到营养。

（3）洗完头发后要先用毛巾将湿头发擦干，需要注意的一点就是千万别马上拿起吹风机就吹整发型。一定要用毛巾用轻压的方式将水分挤干，才可以用吹风机吹干。

（4）吹整的注意事项。由于胡乱使用吹风机吹整，反而会使头发更乱，所以，吹整之前最好先将头发梳开，这样才能够避免头发打结，使头发在吹整的过程当中受伤。吹整时尽量缩短使用时间，而且与吹风机之间的距离最好拿开一些，因为吹风机容易伤害发质。

（5）对于严重受损发质的护理。如果因为胡乱烫发与染发导致头发受损严重，那么，就在头发的表面抹上防止分叉或是能够补充水分、油分的护发剂，以增强头发的健康。

（6）人的头发就如同皮肤一样，需要经常滋润和营养，而天然的植物尤其是水果中的营养成分更容易被人体所吸收。下面几种水果就是滋养秀发的好食材。

①奇异果。奇异果可谓水果中的营养之王，它富含胡萝卜素、维生素 C、精氨酸，除了卓越的抗辐射、抗氧化、抗自由基和抗衰老的本领，还含有大量的 ALA 酸，能帮助秀发维持水分，防止头发干燥，可全面改善头发状态。

②柑橘。柑橘也叫作蜜柑，其中含有大量的维生素 C，而从柑橘皮中萃取的柑橘精油可增强人体免疫力，镇定神经，消除焦虑和心理压力。柑橘精油运用到护发中，则可以起到清凉提神、去除头屑的作用。

③杨桃。杨桃被誉为活力精灵，内含蔗糖、果糖、葡萄糖，同时含有苹果酸、柠檬酸、草酸及维生素 B 族、维生素 C、微量脂肪、蛋白质等多种营养成分，具有帮助体内消化、滋养和保健功能，对头发具有保湿及增强弹性的作用，让头发恢复天然美态。

④蜜桃。蜜桃所含的营养成分有蛋白质、脂肪、糖、钙、磷、铁和维生素 B 族及维生素 C 等，具有深层滋润和紧实肌肤的作用，使肌肤润泽有弹性，而且能增进皮肤抵抗力，同时蜜桃还能给予头发高度保湿和滋润，增强头发的柔软度。

⑤苹果。苹果中含有对肌肤和头发所需的大量营养，其中苹果酸可以防止皮肤和头发的干燥，维生素 C 对肌肤具有美白作用，果胶则能够保持肌肤与秀发的水分。另外，苹果之中的营养成分还能够抑制头皮屑的生长、镇定头皮和止痒。

（7）充足的睡眠可以促进皮肤及毛发正常的新陈代谢，而代谢期主要在晚上特别是晚上 10 时到凌晨 2 时之间，这一段时间睡眠充足，就可以使得毛发正常新陈代谢。反之，毛发的代谢及营养失去平衡就会脱发。

（8）染发、烫发和吹风等对头发都会造成一定的损害；染发液、烫发液对头发的影响也较大，次数多了会使头发失去光泽和弹性，甚至变黄变枯；日光中的紫外线会对头发造成损害，使头发干枯变黄；空调的暖湿风和冷风都可成为脱发和白发的原因，空气过于干燥或湿度过大对保护头发都不利。染发、烫发间隔时间至少 3 ～ 6 个月。夏季要避免日光的暴晒，游泳、日光浴更要注意防护。夏季可以每周洗头 3 ～ 7 次，冬季可以每周洗头 1 ～ 3 次。洗头时水温不要超过 40℃，与体温接近。不要用脱脂性强或碱性的洗发剂，因这类洗发剂的脱脂性和脱水性均很强，易使头发干燥、头皮坏死。选用对头皮和头发无刺激性的无酸性天然洗发剂，或根据自己的发质选用。不用塑

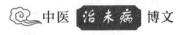
料梳子，最理想的是选用黑檀木梳、黄杨木梳和猪鬃头刷，既能去除头屑，又能按摩头皮，促进血液循环。

4. 中医调治保健方法

中医学认为脱发的病机有两种原因：一是血热风燥，血热偏胜，耗伤阴血，血虚生风，更伤阴血，阴血不能上至巅顶濡养毛根，使毛根干涸或发虚脱落；二是脾胃湿热，脾虚运化无力，加之恣食肥甘厚味，伤胃损脾，致使湿热上蒸巅顶，侵蚀发根，发根渐被腐蚀，头发则表现黏腻而脱落。

头发的中医药保健在于补肾填精和养血润燥。补肾填精常用中药有制首乌、黑芝麻、黄精、肉苁蓉、胡桃仁、桑葚、墨旱莲、女贞子、熟地黄等。成方有：六味地黄丸、七宝美髯丹、二至丸、二精丸、首乌延寿丹等。养血润燥常用中药有当归、熟地黄、白芍、阿胶、百合、沙参、石斛、川芎等。成方有：四物汤、八珍汤、当归补血汤、人参养荣汤等。

长发飘飘，卷毛飞飞，让黑发飘起来！

如何保持大便通畅

便秘时常困扰中老年人，许多疾病患者也常见。便秘带来腹部不适、消化不良和食欲减退，甚至精神情绪不安，可导致痔疮、肛裂及肠道肿瘤等疾病；患有心、脑血管疾病的患者，血压偏高，血管硬化，弹性减退，可能因如厕而诱发心肌梗死、脑血管意外甚至猝死。因此，不能忽视便秘，要积极调理治疗。

健康人每天排便一次，而便秘患者超过48h还不能随意排便。便秘可能是暂时性的，原因消除后即可通便；也可能是习惯性的，常年大便秘结。中老年人身体机能逐渐减退、活动较少，肠道张力及蠕动减弱，排便反射迟钝，因而易发生便秘。工作压力大、精神紧张、运动少、饮水少、吃纤维性食物少等原因，亦导致中青年便秘者增多，尤其是白领女性。女性因内分泌失调、贫血、月经过多、产后等因素更易导致血虚津亏、肠道失润而便秘。此外，饮食不节、过食辛热厚味、饮酒而胃肠积热；思虑过度、久坐少动而气机不利和肠道气滞；病后气血不足、津液亏耗而肠道失运等，都可以引发便秘。如何保持大便通畅，可以从以下几方面调治。

1. 养成良好的饮食习惯

饮食清淡滑润之品，吃润肠、有利于排便的食物。如蔬菜、水果（香蕉、苹果、梨等）、豆浆、麻油、蜂蜜、大枣、果脯、核桃仁、松子仁、南杏仁、芝麻、粗粮、豆类、麦麸、土豆、萝卜等。少食辛辣煎炸、甘腻之品。

2. 多饮水

便秘患者每天应饮水2000～3000mL，分3～4次，喝白开水或加一点食盐。特别是养成晨起空腹喝一杯温开水的习惯，以润湿肠道、软化粪块、促进排便。

3. 心情好，多活动

保持心情安定舒畅，适当锻炼身体，避免久坐久卧，多到户外活动，促进肠蠕动。

4. 养成良好的排便习惯

定时排便，有便意立即去厕所，无便意者也应定时如厕，排便姿势要舒适，应尽可能排净。

5. 自我按摩

早晨起床前及晚上睡前做一次，可增强肠蠕动，促进排便。

（1）指揉中腹：右手中指附着于中脘穴（肚脐上约一横掌宽处），稍用力，余指附在腹部，然后做顺时针揉动约 30 次。

（2）揉按天枢：两手中指附着天枢穴（肚脐旁约两拇指宽处），稍作用力，余指附在腹部，然后由外向内顺时针揉按约 50 次。

（3）揉脐摸腹：先用右手掌心按于脐部，左手掌按在右手掌背，作顺时针揉动约 30 次，用力稍轻。

（4）掌推侧腹：用左手掌的内侧置附在小腹的左侧，然后用力由上而下推按约 30 次。

（5）顺肠蠕动方向按揉：按照结肠位置走向进行按摩，通过按摩刺激结肠蠕动，使粪便到达直肠部，刺激肠壁神经感受细胞传入大脑，产生便意。具体方法是：起床后排空小便，喝凉开水 300 ～ 500mL，站立，右手掌心放在右下腹部，左手掌心放在右手掌上，从下腹部按摩上提至右侧肋部，推向左侧肋部，再向下按摩到左下腹部即可。反复按摩 30 ～ 50 遍。

6. 药膳调治

（1）番泻叶鸡蛋汤：番泻叶 6g，鸡蛋 1 个，菠菜少许，食盐、味精适量。鸡蛋搅散备用，番泻叶煎水去渣留汁，倒入鸡蛋，加入菠菜、食盐、味精，煮沸即可。

（2）生军茶：生军（生大黄）4g，白糖适量。用热开水冲泡代茶。

（3）香槟粥：木香 5g、槟榔 5g、粳米 100g、冰糖适量。水煎木香、槟榔，去渣取汁，如粳米煮粥，加冰糖服用。

（4）四仁通便茶：南杏仁、松子仁、芝麻、柏子仁各 9g，共炒熟捣烂，开水冲泡，代茶饮。

（5）蜜麻膏：黑芝麻、胡桃仁各等分，炒熟研末，加入蜜糖适量拌匀，早晚分服。

（6）决明子饮：决明子、肉苁蓉各 12g，蜂蜜适量。将决明子炒熟研末，与肉苁蓉（切碎）用沸水冲泡后，滤液加入蜂蜜，供用。

如上述方法都不奏效，可在医生的指导下选择药物治疗。如长期便秘症状不断加重，应该到医院检查，以排除肠道肿瘤等疾病。

合理饮食降尿酸

尿酸升高与饮食有密切的关系，高尿酸血症和痛风病已经是中老年的常见病，甚至在年轻一代中也日趋多见。临床所见，控制好饮食较使用排尿酸药物更优，因此，合理饮食在尿酸高的人群中更为重要和迫切。饮食调治的总原则在于控制内、外源性尿酸，并促使体内尿酸排出。

1. 严格控制食物中嘌呤的摄入量，每天限制在 150mg 左右

常用食物的嘌呤含量介绍如下：

（1）含嘌呤极高（每 100g 食物中含嘌呤 150mg 以上）的食物有动物内脏类，包括脑、心、肝、肾、胰、胃、肠等；肉类包括一切禽畜或兽类的浓汤、肉脯等；水产类包括沙丁鱼、蟹肉、鲱鱼等；另外还有酵母和含酵母量高的食物。

（2）含大量嘌呤（每 100g 食物中含嘌呤 75～150mg）的食物有羊肉、小牛肉、狗肉、咸猪肉、动物的舌和肺、鹅、野鸡、鸽、斑鸠、凤尾鱼、鱿鱼、墨鱼、干牡蛎、干淡菜、鱼卵、小虾等。

（3）含中量嘌呤（每 100g 食物中含嘌呤 75mg 以下）的食物有牛肉、鸡肉、鸭肉、兔肉、火腿、猪肉、鹿肉、鸵鸟肉、鲜蚝肉、鲈鱼、大比目鱼、龟、鳖、鳗鱼、鲭鱼、草鱼、鳙鱼、大虾、豌豆、扁豆、干芦笋、菜豆、蘑菇、青豆、花生肉、菠菜等。

（4）含嘌呤量少或无的食物有精制的谷类及其制品、乳类及其制品、蛋类及其制品。糖和蜜、海参、鱼翅以及蔬菜和果类等。

2. 限制蛋白质的摄入

目的在于减少外源性血尿酸的来源。一般可控制在每日每千克体重 0.8～1g。可选用牛奶、鸡蛋、植物蛋白等补充，以平衡由于限制嘌呤摄入量而限制肉类食品造成的蛋白质摄入量不足。

3. 控制脂肪摄入量

采用低脂饮食，每日摄入量控制在 50g 左右。

4. 碱化尿液

多吃蔬菜、水果有利于尿液碱化。

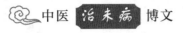
5. 补足维生素

特别是维生素 B 和维生素 C。低钠饮食，适当补充含钾的食物。含钾丰富的水果有香蕉、草莓、柑橘、葡萄、柚子、西瓜等，菠菜、山药、毛豆、苋菜、大葱等蔬菜中含钾也比较丰富。各种果汁，特别是橙汁，也含有丰富的钾，而且能补充水分和能量。茶叶，据测定含有 1.1%～2.3% 的钾，所以适当多喝些茶水也是有帮助的。含钾食物有利于排尿，也有利于尿酸的排出。

6. 少饮酒

饮酒会引起体内乳酸堆积，乳酸和尿酸的排出有竞争，所以还是以少饮为好。

7. 多喝水

水分有利于增加尿量，有利于尿酸的排出。无心、肾病者每日可饮用 2L 左右，并多食有利尿作用的水果、蔬菜。

8. 选用有助于排尿酸的药、食两用之品

如食用百合、绿茶、芦笋、胡萝卜、冬瓜、西瓜、薏苡仁、荷叶、野葛菜、芹菜、黄花菜等。

口臭是疾病的信号

　　在生活中有很多人有"口气"（口臭），但可能不会引起注意，也有专门来医院就诊诉说口臭的患者。口臭是疾病的一种信号，在一定程度上反映了内在的疾病，不能忽视。

　　口臭常见的原因有口腔疾病（如口疮、龋齿）、鼻咽疾病（如鼻窦炎、扁桃体炎）、肺部疾病（肺脓疡）、胃部疾病（慢性胃炎、溃疡）。此外，临床上慢性肾炎尿毒症患者口气如尿臭，糖尿病人口出烂苹果之气，肝硬化晚期病人口臭如泥沼气，皆是病情危重的表现。上述疾病除口臭外还伴有其他症状，如口疮以口腔黏膜生黄白色如豆大的溃烂点为主；鼻窦炎以鼻塞、流脓涕为主；胃病伴胃痛、嗳气、泛酸等；肺脓疡以胸痛、咳吐腥臭脓痰为主症。在临床上还有一种口臭是以口内出气臭秽、日久不愈的情况，排除上述一些疾病，这种口臭从中医看来属于肺胃积热、脏气受腐、上逆出口而导致的，其病因与工作劳累紧张、嗜食辛热厚味、暴饮暴食、长期饮食不节或外感风热等有关。

　　对口臭的治疗，有原发病的应该治疗原发病症。后一种口臭的治疗，在辨清在胃还是在肺的基础上，治疗以清泻肺胃为基本原则。属于脾胃积热型的，可选用黄连、黄芩、生大黄、生地、山栀子、淡竹叶、赤芍、牡丹皮等；属于肺热型的，可选用生石膏、金银花、地骨皮、知母、桑白皮、黄芩等；属于食滞的，选用山楂、莱菔子、茯苓、白术、神曲、谷麦芽、陈皮、枳壳等。此外，口臭轻者，还可选用藿香、佩兰煎水漱口；砂仁、白蔻仁、茶叶、黑枣少许嚼食。平素应注重饮食调理，勿暴饮暴食及嗜食辛热厚味饮食，宜食用清淡易消化的饮食。避免工作劳累和预防外感。

保护好你的腰

"腰为肾之府"，中老年人腰痛肾虚多见。在西医看来可见于内、外、妇科及神经科多种疾病。其发生的原因较为复杂，甚至是多方面的，长期的腰椎活动量及负荷过大、脊柱姿势不正、内分泌功能紊乱、体形改变等，随年龄发生的变化都可能促成腰肌及脊柱的病变而产生腰痛。腰椎骨质增生、腰肌劳损、骨质疏松症、肥胖症以及慢性纤维组织炎等也是腰痛的常见原因。某些内脏疾病（如慢性肾盂肾炎、肾结石、消化性溃疡、胰腺癌等）也引起腰痛。在中医看来，腰痛与肾虚有密切的关系，属于"腰痛""肾亏""痹痛"的范畴。多因外感风寒或湿热之邪，阻滞经络；或跌打外伤，气血阻滞；或肾亏体虚，筋脉失养而成；或因用力不当，操劳过度所产生的（又称为"闪腰"或"岔气"）。

腰部支撑着躯体的上部，一旦有病痛，影响着人体的活动与生活，故平常必须注意保护腰部。操劳过度或用力不当均可使腰部受伤，故应防避之。一旦发现有病，应及时诊治，否则亏损过甚难以治愈。日常应适当参加体育锻炼，还应着重每天锻炼腰、髋、膝等关节功能，以及增强腰、臀、腿等部位的肌肉力量，以促进腰病的恢复与防止复发。平时可做自我按摩。市面上出售的按摩器很多，可择其优良品选用。经常用热水洗擦腰部或以热砂敷之亦有良好的作用。打太极拳对腰肌的恢复与保健有好处，可经常操练。下面介绍几种保护腰部的体操方法。

1. 弯腰攀足

分腿直立，与肩同宽，当上身前弯时，两上肢由后方划圆圈至前下方攀足，而后起立，再弯腰攀足，再起立，做4～8拍。

2. 轮转弯腰

分腿直立，左腿旁开一步，骑马蹲裆式，上身下弯，两手随腰先顺时针转动。两手转至左侧时，上身尽力向左；两手转至上方时，上身尽力后仰；两手转至右侧时，上身尽量向右；双手转至下方时，上身尽量下弯。再做逆时针转腰，动作同上，方向相反，各做4～8拍。

3. 前俯后仰

立正，左脚旁开一步，两手下垂，上身前弯时，两上肢交叉于小腹，吸气，上身起立后仰时呼气，两上肢由下向上划弧伸直，做4～8拍。

4. 托天柱地

立正站直，两手下垂，两臂由两侧上举至头顶，手指交叉，掌心向上，向上托两次，而后弯腰，同时交叉的两臂亦随之下落于下肢前，掌心向下下压两次，然后身体直立，还原成预备姿势，做4～8拍。

腰痛的中医药治疗，初发者多属外感风寒、湿邪所致，以祛邪通络为主，风湿腰痛用羌活胜湿汤，寒湿腰痛用甘姜苓术汤，湿热腰痛用四妙丸；病期日久，或慢性反复发作者，多属正气或肾气亏损，给予补肾益气或理气通络。肾虚腰痛阳虚者用右归丸，阴虚者用左归丸，瘀血腰痛者用身痛逐瘀汤。饮食调养，外感腰痛宜多饮汤汁、稀粥之类；肾虚劳伤者，当用味厚滋补之品，配以消导健运之品，如莱菔子、白菜、山楂、麦芽、生姜等。

正确对待脂肪

在过去贫穷的年代，一两油、一斤肉都是奢侈品，人们渴求"脂肪"，需要"脂肪"。而现在人们生活好了，大鱼大肉天天吃，人们害怕"脂肪"，常常一提到"脂肪"，就会连连摇头。皮下脂肪积累过多会导致肥胖，血液中的胆固醇增高又会导致动脉硬化、冠心病等。的确，体内脂肪过多是有害的，但脂肪是人体必不可少的物质，对人体具有重要的生理意义。我们在强调合理饮食、控制脂肪的摄入的同时，也要正确对待脂肪，不可偏废。

脂肪是人体贮存能量和供给能量的主要场所。体脂主要分布于皮下、小肠膜、大肠膜及一些内脏器官中，它为人体各种运动提供后备能量，所以通常被称作"脂肪库"。为什么说是提供后备能量呢？这是因为，人体消耗的能量首先来自糖原，只有当血液中的糖原容量减少到一定水平后，才开始利用体脂；但如果肌肉和肝脏中的糖原已经能满足需要，则体脂是不会被轻易动用的。

脂肪能保护内脏免受外界的冲击。皮下和内脏器官周围都存在大量的脂肪，这些脂肪成为内脏和外界的天然屏障，能缓解外界冲击。同时脂肪还可以起到固定内脏器官、防止其下垂的作用。

脂肪对保护人体体温有重要意义。人体体温必须常年维持在37℃左右，过高或过低的体温都会造成新陈代谢的紊乱，影响正常的生理功能。而脂肪传导热的能力非常弱，具有很好的保温作用，是人体的"贴身棉袄"。

一些人体必需的维生素和微量元素是非水溶性的，它们只有溶解在脂肪中才会被人体吸收利用。如果没有脂肪，这些营养物质就得不到利用，只能白白浪费掉。

脂肪是人体各类腺体分泌物的重要源泉，特别是它能促进胆汁和胰岛素的分泌，为人体的正常生理功能做出重要贡献。

脂肪中所含的类脂（胆固醇、磷脂）是人体细胞膜和大脑组织的重要组成成分，对人体细胞的正常功能和信息传递都有重要意义。

还有，脂肪产热量高、体积小，可以减轻胃肠的负担。由于其在胃肠道中停留的时间长，增加了人们的饱满感，"扛饿"。还有就是脂肪味道最香，容易增强人们的食欲。所以，我们不应当拒绝进食脂肪，只是不要过量过多，以保持身体营养的平衡。人们常说多食植物脂肪，拒食动物脂肪，其实也有偏颇之处，动物脂肪的品质是好的，其中含有相当多的人体必需脂肪酸，完全不食是相当可惜的。而且，植物油虽然不易引起高脂血症，但过食植物油也会造成热量的增加，诱发肥胖和其他疾病。

因此，正确对待、合理应用、平衡饮食才是保健的根本。

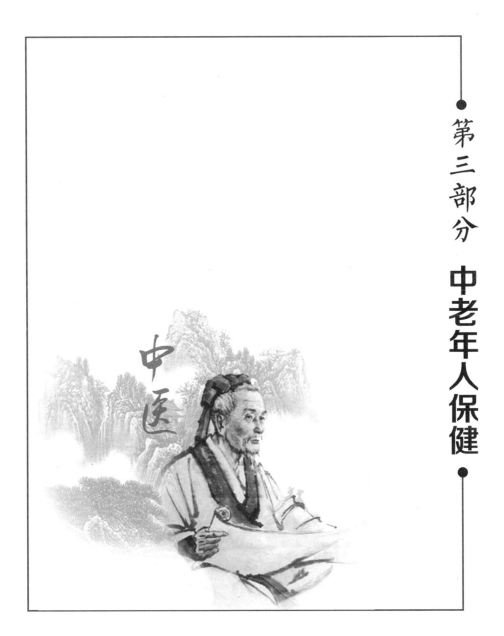

第三部分　中老年人保健

人到中年要保健

人到中年，心最累，责任最重。中年人的心中道义如山，责任如天。在单位，中年人是集体事业的核心和骨干；在家里，中年人是老人和孩子的支柱和港湾；在社会，中年人是人口结构中最坚实的支撑。义务要尽，责任要承担，国事家事天下事，事事关心。中年人不敢懈怠，中年人不敢停留，中年人的情也最苦最无奈……

按生理年龄分，35～65岁是中年。这30年，是人生最重要的阶段，是社会劳动生产力的主体，是社会奉献的重要年龄层，是家庭的主要成员和责任人，是社会的中坚力量。按正常健康状态分期，0～35岁是健康期，35～45是疾病的形成期，45～50是疾病的爆发期，60～70岁是相对稳定期，70岁以后是老年疾病高发期。《黄帝内经·灵枢·天年·第五十四》："人生十岁，五脏始定，血气已通，其气在下，故好走。二十岁，血气始盛，肌肉方长，故好趋。三十岁，五藏大定，肌肉坚固，血脉盛满，故好步。四十岁，五脏六腑，十二经脉，皆大盛以平定，腠理始疏，荣发颇落，发颇斑白，平盛不摇，故好坐。五十岁，肝气始衰，肝叶始薄，胆汁始减，目始不明。六十岁，心气始衰，苦忧悲，血气懈怠，故好卧。七十岁，脾气虚，皮肤枯。八十岁，肺气衰，魄离，故言善误。九十岁，肾气焦，四脏经脉空虚。百岁，五脏皆虚，神气皆去，形骸独居而终矣。"认识自己处在生命的哪个阶段，了解此时此刻的状态（常态）应是什么样子，此时此刻我们能做什么，该做什么和不该做什么或不能做什么。

近10年的资料显示，中年人的死亡率明显增高，主要死亡原因是癌症、心脑血管疾病。癌症位居各类死因的首位，依次排序：肺癌、肝癌、胃癌、食道癌、结（直）肠癌、宫颈癌、乳腺癌和鼻咽癌。近几年，肺癌、结（直）肠癌、乳腺癌上升速度最快，尤其是肺癌更为明显，相比20世纪70年代，男性肺癌患者上升159％，女性上升122.6％。癌症是中年健康的头号杀手。心脑血管病主要是心脏病和脑卒中（中风），我国中年以上的中高知识分子的心脑血管疾病发病率比发达国家的美国还高。这与工作节奏过快、压力过大、频繁应酬、不合理饮食、高血压、高血脂、高血糖等多种因素有关。糖尿病——"甜蜜杀手"，除了饮食结构不合理外，发病率随收入的增加而增加。糖尿病正逐渐逼近日渐富裕的中国，将在先富裕的人群中高发流行。在我国大城市，已形成五年翻一番的趋势。糖尿病不仅引起死亡，而且导致多种并发症，危害极大。糖尿病对中年人有极大的"亲和力"，发病年龄多在45～64岁之间。高血压——"沉默杀手"，也是中年健康的巨大威胁。其危险性是，可能没有明显的症状而不引起患者本人的注意和重视，是引起心脑血管病和肾功能衰竭的罪魁祸首。中年是高血压的高发年龄。高血压会加速大脑的老化和萎缩，更容易发生脑卒中和脑痴呆，如果高血压还有高血脂、高血糖，则对心、脑、肾的损害更大。高血脂——"无声杀手"，血液中的胆固醇含量与心脏病发病成正比，最能反映这一规律的是40～59之间的中年人。80%胆固醇是由人体自身（主要在肝脏）合成的，20%从饮食获得。甘油三酯则相反，大部分由饮食获得。血脂过高，大量脂类沉积在血管壁上形成斑块，动脉粥样硬化，血管狭窄，血管壁变脆失去弹性，血流变慢，严重时血流被中断。

中医对疾病的认识，内伤病因主要是：

（1）七情失常。"七情"指喜、怒、忧、思、悲、恐、惊。七情失常影响脏腑气机，导致气血运行紊乱而发病。

（2）劳逸过度。①过劳：劳力过度损耗机体之气而积劳成疾，劳神过度则暗耗心血，损伤脾气，房劳过度则可损伤肾中精气。②过逸：长期不参加劳动，又不进行体育锻炼，导致人体气血运行不畅和全身虚弱。

（3）饮食不节。饥饱失常，过饥摄食不足，化源缺乏，气血得不到足够的补充而衰少。当今社会流行"瘦身"运动，如不当过度，常导致身体虚弱，免疫力低下。过饱则损伤脾胃，影响气血流通，滋生它病，高血脂、高血糖、高血压等许多代谢病都是"吃"出来的。饮食偏嗜会造成人体内某些营养成分的过剩或缺乏，导致阴阳失调而发病。

古代著名医学家张景岳曰："人于中年左右，当为大修一番，则再振根基，尚余强半。"人到中年如能重视养生保健，则不但能防早衰，预防疾病，而且能重新焕发青春。中年就应该是人生旅途的"健康保修期"和"健康加油站"。通过"保修""加油"，走出"健康低谷"，度过"生命的危险期"，让中年人开始人生的"第二青春"，"再振根基"，从而延年益寿。中年人保健要把握"三个平衡"：①消耗和供给之间的平衡。②睡觉与觉醒之间的平衡。③精神与躯体之间的平衡。需要工作、生活与身体的协调统一。

中年人健康的十大标准:

(1) 眼有神。目光炯炯有神,无呆滞感觉,表明精气旺盛、脏器功能良好,思想活跃。

(2) 声息和。说话声音洪亮,呼吸从容不迫,心平气和,反映出肺脏功能良好,抵抗力强。

(3) 前门松。小便通畅,表明泌尿、生殖系统大体无恙。

(4) 后门紧。无腹痛、腹泻之虑,则消化功能健旺。

(5) 形不丰。保持体形匀称,不宜过胖。

(6) 牙齿坚。注意口腔卫生,基本上没有龋齿和其他口腔疾病。

(7) 腰腿灵。表明肌肉骨骼和四肢关节有力灵活。

(8) 脉平和。表明内脏和循环功能良好。

(9) 饮食稳。坚持定时定量,不挑食和偏食,不暴食酗酒,无烟酒嗜好,注意营养科学合理。

(10) 起居准。能按时起床和入睡,睡眠质量好。

中医药养生保健、亚健康调理、"治未病"有传统优势和特色以及现代需求。

中医理论:整体观念、辨证论治。

中医对疾病的认识:"正气存内,邪不可干""邪之所凑,其气必虚"。

中医养生和治病原则:早病防变、治病求本、扶正祛邪、调整阴阳、调理气血、调理脏腑和因时、因地、因人制宜等。

治疗方法:中药、饮食药膳、推拿、针灸、传统健身术及中西医结合新技术。

这些独特的理论认识和方法技术为养生保健提供了系统优势。《黄帝内经·素问·上古天真论篇》"虚邪贼风,避之有时,恬淡虚无,真气从之,精神内守,病安从来?是以志闲而少欲,心安而不惧,形劳而不倦,气从以顺……所以能年皆度百岁,而动作不衰者,以其德全不危也"对养生保健有重要的指导意义。饮食及药膳调理,根据不同体质和疾病状态选择适宜的饮食品种和搭配。食物有五味分类和阴阳属性,"五味相生""五味相胜""五味入胃,各归所喜,故酸先入肝,苦先入心,甘先入脾,辛先入肺,咸先入肾,久而增气,物化之常也"。中医调理治疗可充分发挥其辨证论治个性化的优点,发挥中药复方多成分、多靶点综合作用而毒副作用少或小的优点。

中药对中年阶段常见疾病有以下几方面较好的作用:

（1）增强免疫机能，抗肿瘤，减少化疗放疗毒副反应，减少复发，减轻痛苦，延长生命。

（2）改善心脑供血，抗血栓，改善血液流变性，降压降糖降脂，改善代谢，增强脑力体力，抗疲劳，康复等。

（3）改善和促进脏腑功能（包括性功能），调节内分泌，调经、安胎、治疗不孕不育。

（4）抗氧化、抗衰老、美容等。在保健中应注意个性化保健，因人、因时、因地制宜，避免教条主义。

中年的男人是一座山，中年的女人是一泊湖，中年的男人是一轮红日，中年的女人是满地的月光。中年的男人最优雅，中年的女人最柔情……

最根本的保证是身体健康！

中年女性的保健

女性自身的生理病理特点要求她们必须注意自我保健。医学上将女性一生分为胎儿期、新生儿期、儿童期、青春期、性成熟期、更年期、老年期7个阶段，每个阶段女性都有其不同的生理心理特点，需要从不同的侧面来进行保健。特别是中年女性担任个人、家庭、母亲、社会等各种角色，因此更需要有健康的身体和心理。

中医学认为，女性在生理方面有经（月经）、孕（妊娠）、产（生产）、乳（哺乳）等特点，气血是月经、胎孕、产、乳的物质基础，脏腑是生化气血之源，经络是气血运行的通道。所以妇女以血为本。在病理方面，有经（月经病）、带（带下病）、胎（妊娠）、产（产后病）。病因多为房事不节（洁）、产育过多、劳逸失常、饮食失调、情志不舒、邪毒感染等。发病机理多为脏腑功能失常、气血失调以及冲、任、督、带损伤等。

1. 女性更年期生理上的主要变化

更年期是中年女性要面对的重要生理时段。更年期是女性从生育功能旺盛走向衰退的过渡时期，标志着生殖器官走向衰退，最主要的特征是卵巢功能的逐步衰退，体内一些激素的水平下降，月经开始变得不规则，并引起内分泌的紊乱及其他系统的变化，如血压升高、肥胖、骨质疏松、易骨折、情绪容易激动、心慌、潮热、出汗等。主要有以下变化。

（1）情绪、精神变化

①焦虑烦躁；②悲观抑郁；③孤独失落；④个性及行为的改变（神经质）。

同时，伴有睡眠障碍、记忆力下降、注意力不集中、工作效率下降等。随着雌激素水平下降和机体的生理功能的变化，引起植物神经功能紊乱，这些心理反应既受个人健康和性格特点的影响，也受复杂的社会因素和环境的影响。

（2）血管功能失调

血管舒缩功能的异常，引起更年期最有特征的潮热，可持续 1～10 年。可引起脑供血不足，出现眩晕头痛、肢体供血不足导致手足冰冷、血压易波动等。

（3）生殖系统的改变

随着雌性激素的下降，卵巢开始出现萎缩，阴道内环境由酸性变为中性或碱性，导致局部抵抗力下降，易引起细菌侵入感染。

（4）泌尿系统的改变

膀胱尿道的黏膜开始萎缩，可造成萎缩性膀胱炎，因抵抗力下降，易发生膀胱炎及泌尿系感染，出现尿频、尿急、尿痛，也可能出现尿失禁。

（5）皮肤、肌肉与关节的变化

皮肤出现一系列老化现象，如皮肤皱纹、皮肤干燥、松弛而弹性降低；由于钙的代谢异常，易引起关节的酸痛。因基础代谢的降低，体力活动相对减少，致使体重增加而发胖。

2. 更年期常见疾病的预防护理

（1）外阴与阴道炎症的预防

由于雌激素水平降低，外阴及阴道局部抵抗力差，易受细菌感染，发生外阴与阴道炎。因此女性要注意个人卫生，勤换内裤，保持外阴清洁干燥，尽量减少外阴刺激，忌用开水烫泡，忌用肥皂，忌搔抓；不穿化纤内裤，宜穿宽松的棉质内裤。

（2）生殖道肿瘤的预防

生殖道肿瘤好发于更年期，严重威胁妇女的健康及生命，因此应积极采取防护措施保障自己的健康。子宫肌瘤是最常见的肿瘤，绝经后肌瘤会随着子宫的萎缩逐渐缩小，因此不要紧张。如果肌瘤不大，症状不明显，可暂不治疗，应当注意每3～6个月复查一次，如果肌瘤变大或有其他不适，应及时就诊。外阴癌多见于中年女性，在发生外阴癌前，常有外阴瘙痒、外阴白色病变等前驱症状，应早检查、早治疗以防止癌变。宫颈癌的发病高峰年龄在50岁左右，其发病与早婚、早产、多产、性生活卫生差、性关系混乱、宫颈炎症等有关，因此应注意卫生防护，每年进行宫颈癌普查一次，积极治疗宫颈炎症。卵巢癌好发于50～60岁女性，定期做妇科检查是早期发现卵巢癌的重要手段。卵巢癌的发生多与肥胖、不育、绝经延迟等有关系，若更年期有不规则阴道流血，应注意及早诊治。若阴道有异常排液，应警惕输卵管癌和阴道癌。

（3）骨质疏松症的预防

更年期由于雌激素水平的下降、户外活动及日照机会减少等，使得骨钙含量日益变少，骨质变薄，易折断而形成骨质疏松症。预防骨质疏松症需从年轻时开始，注意青春期、孕产期、哺乳期钙的补充，对预防骨质疏松症很重要。多参加体育锻炼，饮食中注意钙的补充，避免过多食用影响骨质形成的食品，如酗酒、嗜烟和过度饮用浓茶和咖啡等。绝经后的妇女每天可补充钙1500mg左右，食物中如豆制品、虾皮、芝麻等含钙丰富又易吸收，应多食用。补充钙应在睡前一次服用较为合理，也有利于吸收。

3. 中年女性保健注意事项

（1）疾病的预防

①预防妇科炎症

妇科炎症多因不良的卫生习惯、身体抵抗力差等因素引起，应以预防为主。

a. 外阴炎症的预防：注意外阴清洁，保持局部干燥，减少摩擦，勤换内裤，穿棉制品内衣。

避免局部刺激：每天用清水洗外阴，不用碱性或酸性较强的液体洗外阴。正常情况下，不乱用洗液包括药液洗外阴。有炎症应在医师指导下用药。

及时去除引起炎症的诱因，如阴道炎、糖尿病等。

注意营养和体育锻炼，提高身体素质，有异常及时就诊。

b. 阴道炎的预防：注意个人卫生，提高自我保护意识，防止因使用一些不卫生的公共设施而感染疾病；不滥用抗生素。

c. 宫颈炎的预防：避免长期慢性机械性损伤；减少病原微生物的感染；避免物理化学因素的刺激，不用高浓度的酸性或碱性溶液冲洗阴道或放置栓剂。

d. 盆腔炎的预防：注意月经期、人流后和分娩后的卫生。这几个时期女性生殖道抗感染的生理防御机能减弱。阴道正常酸性因月经血或恶露而改变，正常的子宫内膜剥脱后，子宫腔表面裸露，扩张的血窦及凝血块为良好的细菌滋生地，再加上机体对感染的抵抗力下降，凡此种种极易造成感染。如月经期、产褥期、人流后不注意卫生，使用不洁的卫生用品、坐浴或有性生活，细菌极易上行而引起盆腔生殖器官的炎症。月经期应避免过度疲劳，下腹部受凉或淋雨和冷水中作业均可因身体抵抗力下降而诱发感染。

②预防月经病

月经受内分泌影响而又盆腔充血、全身及局部抵抗力降低、子宫颈口松弛和子宫内膜脱落后出现创面等很容易引起感染和其他疾病。常见的月经病如痛经、月经不规律、经前期紧张综合征、闭经等。

a. 注意月经期卫生。月经期应保持心情舒畅、情绪稳定，避免过度悲伤、紧张、焦虑和恼怒。

b. 适当注意保暖，不要淋雨涉水、冷水浴、吃冷饮等，避免过冷引起卵巢功能紊乱。

c. 避免重体力劳动和剧烈运动，如体育比赛、长途旅行，以免引起月经量过多和经期延长。

d. 保持外阴清洁。因月经期阴道内存有少量积血，宫颈口松弛，往往容易引起上行感染，因此月经用品应消毒或在太阳下暴晒。每晚应温水清洗外阴，禁止游泳、盆浴和性生活，及时做妇科检查。

e. 合理饮食。不吃生冷刺激性食物，多食蔬菜及易消化食物，多饮水，保持大便通畅。

f. 劳逸结合，保证充足的睡眠和休息。

发现月经异常或不规则阴道出血应及时就诊，找出病因给予治疗，切忌乱用药。早期诊断，及时治疗诱发月经异常的疾病，包括全身急慢性疾病、泌尿生殖系统疾病及其他内分泌疾病等。改变不良的生活习惯，如不合理膳食、酗酒、吸烟、吸毒、性生活紊乱或不洁的性生活等。

③预防妇科肿瘤

妇科恶性肿瘤的病因尚不确切，因此预防仅限于阻断致癌因素对机体的影响，以尽量减少癌肿的发生

a. 妇科肿瘤的普查。这是发现早期肿瘤的最简便和最有效的方法，尤其是对宫颈癌的预防有重要意义。宫颈癌的癌前病变期大约需要 10 年的变化，坚持每年一次的妇科普查，可及早发现癌前病变和原位癌，早期治疗可达到根除的效果。有些卵巢肿瘤可引起体内雌激素水平过高，诱发子宫内膜癌，如果发现雌激素水平过高，可及时采取措施。一些慢性外阴炎、久治不愈的外阴溃疡等与外阴癌的发生有一定关系，及早发现和治疗，可以预防外阴癌的发生。

b. 消除和遏制高危因素的致癌作用。不注意月经期卫生、早婚、早育、多产多孕等是诱发宫颈癌的高危因素。应积极治疗慢性宫颈炎，注意经期卫生和计划生育，以预防宫颈癌的发生。慢性外阴、阴道炎、外阴瘙痒等应早期诊断，彻底治疗，可防止向外阴恶性肿瘤发展。肥胖症、高血压、糖尿病、月经失调等是子宫内膜癌的好发因素，应引起重视并积极进行治疗。卵

巢恶性肿瘤的预防应着重于积极治疗炎症和性传播疾病。妇科检查和 B 超可了解到卵巢情况，发现异常应及时处理。

c. 外界环境。一些物理化学因素、乱用雌性激素和不良的生活习惯、营养等方面因素都可诱发癌症，应该尽量避免接触，改变坏的生活习惯。精神心理因素对癌症的发生也有一定作用，应精神愉快、乐观，善于调剂人际关系，保持在一个平和的气氛中生活、工作和劳动。

d. 积极防治性病和性传播性疾病。性传播疾病的很多病原微生物都可导致慢性炎症的发生。

（2）自我保健

①应正确认识中年阶段的生理变化，特别是了解更年期前后的性质、特征和原因，树立信心和避免加重心理负担。

②调节情绪，舒畅情志。应建立和培养广泛的兴趣和爱好，保持良好的心态和乐观精神，保持良好的人际关系和社会氛围。

③注意饮食调节，加强体育锻炼。既要保持充足的营养补充，也要防止营养过剩和偏食，要坚持运动，特别是户外活动，增强体质，劳逸结合。

④保证充足的睡眠和休息，避免熬夜。

（3）医学干预（中、西医保健）

①体质辨识，中医辨证，中药调理。根据不同的体质，采用补血（活血）调经养颜、补肾延缓衰老、疏肝解郁、养心安神、以内养外等方法。常用方剂有：四物汤、八珍汤、桃红四物汤、当归补血汤、生脉散、生化汤、六味地黄丸、甘麦大枣汤、归脾汤、逍遥散、柴胡疏肝散、养心汤、酸枣仁汤、首乌延寿丹等。可辨证选用。常用中药：黄芪、人参、当归、川芎、丹参、生熟地、枸杞、阿胶、大枣、赤芍、红花、益母草、百合、茯苓、鸡血藤等。

②补充雌激素、多种维生素、钙等。建议补充植物性雌激素，如大豆异黄酮。

③调节免疫。多食香菇、木耳、薏米等，选用人参、黄芪、灵芝、茯苓等。

④改善大脑供血，改善睡眠。选用银杏类、血塞通类制剂、补气活血类及养心安神、清心安神类中药制剂等。

中老年人用力要适度

人到中年后，身体各项机能开始走下坡路了，有时会感觉脑力不济、体力不支，也不能像年轻时那样"逞能"，年轻时过度用脑、体力透支或勉强用力都能为之而不易受伤或伤后容易恢复。但中老年人，特别是患有高血压病、心脏病、动脉硬化、骨关节病等疾病者却要注意"适度用力"，不能"英雄不减当年勇"了。

用力过度或用力过猛，如搬动重物、排便等活动不当，一方面有可能造成肌肉关节损伤，容易发生骨折，也有可能诱发中风。用力过度会引起心脏收缩加强、心跳加快、心输出量增加、血压上升。特别是突然用力过度或用力过猛，会导致血压波动，突然升高，颅内血管破裂，引发脑出血。患有颈椎病时头部转动过快或过猛，也可能导致颈椎的正常位置改变或骨刺压迫椎动脉而导致狭窄引起脑缺血。

过度疲劳包括体力上和精神上的疲劳。在工作、生活、学习和从事其他活动时过分劳累，或超过自身所能承受的限度，如熬夜、睡眠不足、家务过重、旅途疲劳、看电视或娱乐时间过长等引起体力和精力的耗伤，出现全身不适，同时引起情绪变化，如容易激动烦躁不安、心绪不宁、精神不振、食欲不好等。且过度疲劳后，人体处于虚弱状态，抗病和防御力下降，免疫功能减弱，病邪可能乘虚而入，突发疾病。各类中风病人中因过度疲劳而诱发者最为多见。

对于中老年来说，在日常生活工作和劳动中不要过度用力，就是参加体育运动也要掌握好运动量，量力而行，不要急于求成或过度消耗体力和脑力。这对于保健和防治疾病都有重要意义。

中老年耳鸣、耳聋的预防和调理

　　中老年性耳鸣耳聋是感音系统发生老年性退行性变化的结果，听力减退多从高频开始，逐渐向低频音域扩展，涉及主要言语频率后，引起听觉减退。绝大多数为感音神经性聋，混合性聋极少。中年期以后，尤其是 50 岁以上的中老年人出现原因不明的双侧对称性高频听力下降，65 岁以上的人中有 1/3 出现不同程度的耳聋。每因病后体弱加速发展，患者对低音听不清，高音又耐受不了，对缓慢简单的语言尚能理解，若讲话速度快或环境噪音较强即感到领会困难。60% 的老年聋者伴有高频性耳鸣，亦常被形容为蝉叫声，初为间歇性，只在夜深人静时出现，以后渐成持续性，在喧闹处或工作时耳鸣消失或显著减轻。耳鸣常始于 30～40 岁，其出现率随年龄的增长而渐增，到 60～65 岁是顶点，此后即迅速下降。本病多属于中医学中的"劳聋""虚聋""渐聋"等的范畴，与脏腑功能虚衰有关，如《黄帝内经》所说："肾气通于耳，肾和则耳能闻五音矣。"老年聋是自然规律在人体发展中的一种表现，在预防调理方面，应尽量减少一些有关的刺激激发因素，在食疗方面以补肾健脑、开窍益聪为主，推迟老年聋的发生和减轻症状。

　　1. 饮食调理

　　（1）节制脂肪的摄入，少食用含饱和脂肪酸多的动物脂肪，多食用易消化的含纤维素的蔬菜、水果及含不饱和脂肪酸的鱼、牛、羊肉等。

　　（2）多食用胡桃仁、芝麻、花生、白果、松子肉、深海鱼油等有补肾健脑益聪作用的食物。

　　（3）食疗方：

　　①龟（鳖）参芪枸杞汤。龟（鳖）500g、枸杞子 15g、党参 15g、黄芪 10g、生姜 3 片，文火炖 3～4h。

　　②龟（鳖）田七红枣汤。龟（鳖）500g、田七 15g、红枣 10 枚 g、生姜 3 片，文火炖 3～4h。

　　③牛尾竹丝鸡汤。竹丝鸡 1 只（去内脏、切块）、牛尾椎骨一条（斩块）、肉苁蓉 30g、巴戟天 12g、生姜 3 片，文火煲汤。

　　④胡桃肉研细，以白糖拌之。每次服 5～10g，每日 1～2 次。

⑤骨碎补研末冲服或加糖做羹服用。每次 1～3g，每日 1 次。

2. 预防措施

（1）戒除不良的生活习惯，忌烟酒有助于呼吸系统的健康，延缓老化过程。

（2）清除体内潜伏病灶，如龋齿、化脓性鼻窦炎、扁桃体炎、胆囊炎等，并注意糖尿病和心脑血管代谢等方面病变的防治。

（3）劳逸结合，适当参加体育活动，避免精神紧张和情绪激动。

（4）避免噪音环境。

（5）不用耳毒性药物。

老年人冬季预防中风

　　老年人的血管大多硬化，舒缩功能异常，适应性降低，冬季寒冷刺激对血管产生影响，对患有高血压、高血脂症或心脑血管病的老年人来说，会使输向大脑的血液受阻，增加中风的概率。在冬季，脑出血、脑梗死病人发生脑卒中的比例非常高，几乎占到门诊病人的两成。

　　寒冷的"诱因"会加剧病情，如寒冷天半夜起床上卫生间，从温暖房间外出突然受寒也容易发病。冒寒晨练、开助力车吹寒风等，都容易引起血压升高、血管痉挛，引发脑出血、脑梗死和急性心肌梗死。当身体出现手脚发麻、头晕或反复发作的眩晕、走路不稳时，须赶快去医院就诊。一旦发生突然失语、剧烈头痛、恶心、呕吐及昏迷，家人需尽快送病人去医院抢救。脑出血超过 40% 就有生命危险，脑梗死在发生 3～6h 内抢救，比 6h 后抢救的致残率减少 40% 以上。

　　中风重在预防，特别是在冬天，患有高血压、冠心病者须随时注意病情变化，防止复发。控制好血压，减轻体重，降血脂、降血糖，多吃能软化血管和降低血脂的食物，戒烟，不酗酒，保持心情舒畅，切忌激动、暴怒，保持大便通畅，避免熬夜和过度疲劳，开展适宜的文体活动。在医师的指导下可选择服用具有活血通脉、预防心脑血管病的中药，如银杏叶滴丸、血塞（栓）通（含三七）、川芎嗪片、复方丹参片（滴丸）等类制剂。这里要提醒的是，有些人听说每年季节转换时输液通血管可以预防脑中风，就去小诊所输液。其实应该明确，对于急性脑血管病如脑栓塞、血栓形成的病症等，应去就医，由医生根据病情决定选择哪些药物进行静脉点滴，常用的药物包含改善脑循环、增加脑血流量、抗血小板聚集、溶栓等功能。输液一定要在医生的指导下进行，除急性期外，预防给药尽量选择口服途径，保证用药安全。输液治疗选择不当可能影响心、肾功能。

关注老年人的睡眠

在我们的日常生活中，存在着一个认识上的误区，大家都认为随着年龄的增长，睡眠减少是正常生理现象，其实不然，要充分认识老年人睡眠障碍对健康的影响，这也是老年人身体保健的重要方面。老年人是失眠的易患和高发群体，65岁以上人群中，有35%～50%的人经常受到睡眠障碍的困扰，是影响老年人身心健康的重要因素之一。这与老年人的生理病理变化和生活起居密切相关，衰老过程与睡眠质量和数量的变化有密切关系。

（1）老年人由于中枢神经系统结构和功能的退行性病变，导致睡眠周期节律功能受到影响。老年人睡眠障碍多表现为夜间多觉醒、睡眠表浅、醒后难以再入眠、夜间睡眠时间缩短等，这些症状是脑功能衰退的表现。部分老年人卧床时间较长，但实际睡眠时间很少，并且白天时常打盹。其小睡累计的时间与年轻人的睡眠时间相等，特点就是不能"大睡"。

（2）老年人是各种躯体疾病的易感人群。多数躯体疾病都能不同程度地导致失眠障碍，如冠心病、躯体疼痛、夜尿频等。

（3）由于老年人服用各种药物的概率增多，尤其是心脑血管疾病、糖尿病等慢性疾病，患者需要长期维持服药，而很多药物对于睡眠具有明显影响。

（4）老年期易受精神因素的影响。一方面，各种环境变化较中青年时期明显增多，如退休、丧偶、失去亲友、患病、无人照料等事件，随着年龄的增长越来越多；另一方面，由于体力、精力下降，有些身体与精神因素的作用容易被强化，由此造成老年人多发孤独感、焦虑及抑郁表现。有关研究表明，老年人由于心理、精神因素而发生的失眠高于因疾病、药物副作用等导致的失眠。

（5）老年期激素分泌水平发生较大变化，褪黑素和生长激素分泌下降，导致体内激素水平失衡，引发相应的睡眠障碍，如各期的睡眠减少。

（6）老年人对环境变化较为敏感，如光线、噪音等。老年人遇到时差变化时，也比中青年人更容易失眠，而且症状也更重。

人们通常认为随着年龄的增长，人对睡眠的需求就会逐渐减少，但实际情况并非如此。老年人由于中枢神经系统结构和功能变化，睡眠周期节律功能下降，睡眠节律的改变，导致花更多的时间躺在床上，而实际睡眠减少。其实，如果将其总睡眠时间累计起来，结果与年轻人的总睡眠时间相近。因此，不要误认为老年人睡眠减少是正常的。研究调查表明，约85%的患有严重失眠症状的老年人从未就医治疗，也严重影响身心健康甚至寿命。所以，应当加强对老年人失眠的关注，对于老年人睡眠障碍的治疗，目的在于不干扰正常睡眠和提高日间工作及生活质量。首先应明确导致睡眠障碍的原因，是躯体性、精神性、社会心理性还是药物因素，根据具体情况进行针对性治疗。老年人睡眠不足影响健康，但要是走向另一极端——过分恋床，睡眠时间过长，同样也是不可取的。生理学家认为，60～70岁年龄的人，每天的睡眠时间以6～7h为宜，70岁以上的高龄老人每天的睡眠时间一般不宜超过6h。睡眠时间过长，体能下降越多，进而使身、心两方面加速老化。研究调查表明，每天睡眠时间超过9h的老年人，不仅没有显示出精力充沛，反而情绪低落、动作笨拙、出现反常心理，且可能变得愈睡愈懒。建议采取散步、聊天、游玩、娱乐等较为积极的方式休息，这样做不仅会使身体很快得到放松和恢复，而且可以延缓身心老化。关注老年人睡眠就是关心老年人的健康。

关注老年人精神问题

　　人到老年，除躯体机能逐渐出现衰老现象以外，某些人可表现出精神活动迟缓、喜谈往事、说话絮叨、情绪不稳定等症状。但如不产生显著的记忆障碍，对适应新事物不发生困难，并保持行为的合理性，还不是病态。当今社会，物质生活明显改善，生活质量逐渐提高，很多高龄老人保持着很强的生活力、广泛的兴趣和工作的创造性。

　　老年性精神病多发生在 60 岁以后，它是在整个机体发生老年性变化的背景上发生的一种进行性精神衰退性疾病，外伤、消耗性躯体疾病以及精神因素等，都可促使精神病的发生。其主要临床表现为智能衰退、记忆障碍，同时还可出现显著的情绪和人格改变以及整个机体的衰老；常以性格改变最先出现，早期表现为多疑敏感、狭隘自私、注意力不集中、做事草率马虎、难于熟悉新的工作、墨守成规、固执己见；生活懒散、不爱整洁、不修边幅、食欲减退、睡眠颠倒（夜间不睡、到处乱走或无目的地收拾东西，但白天则嗜睡）、萎靡不振。一般经 2 ～ 3 年后症状日趋严重，对外界事物逐渐失去兴趣，反应、动作迟钝，易激惹或出现幼稚性的欣快；语言、行为杂乱无章，唠叨絮语，重复啰嗦；行为幼稚、荒诞无稽；收藏废物、不知羞耻。随着上述症状的加重，智能障碍也日趋严重，尤以记忆障碍发生较早而且最显著。初则近事遗忘，渐渐延及过去，对远事亦多遗忘，严重者会忘记自己的名字，不认识自己的子女。由于记忆缺失，常不自觉地虚构事实加以弥补。例如自己遗失了物件，会说成是被盗窃。以后定向力、理解力也逐渐发生严重障碍，甚至离家数步也找不到家门。少数患者可在痴呆背景下发生精神运动性兴奋，或出现片段荒谬的妄想及幻觉。妄想多为被害、自责、疑病、贫穷性妄想，部分患者呈现夸大妄想。痴呆进一步发展，妄想多消失。晚期患者生活则完全不能自理，大小便也不能控制。在躯体方面表现为老态龙钟、发白齿落、皮肤萎缩而干燥多皱；舌手震颤；角膜老年环，瞳孔对光及调节反应皆弱；视力及听力减退。其主要病理改变为脑萎缩，尤以前额叶最为明显，脑重量减轻，脑回变平，脑沟增宽，脑室扩大。

在中医看来，基于老年性精神病的病因病机是脑海不足和脑机能的退化，故治疗老年精神病应首先考虑如何解决脑海不足和促进脑机能这一关键问题。因为肾是藏精之脏，精又能生髓，髓汇集于颅腔内而成脑，脑是人的最高级神经活动中枢。脑既然是由肾精产生的，那么补充肾精，即是填补脑的物质基础，从而促进脑的机能活动。所以，采用补肾益精、充脑强神的方法治疗老年性精神病是有效的。同时，用此方法预防老年精神问题和脑痴呆也是积极有效的措施。

老年人痴呆的防治及看护

当今人类已步入老年社会。到 2020 年，全球 65 岁以上的人口数量超过 6.9 亿。在年龄大于 65 岁的人群中，痴呆的检出率平均为 5%；超过 80 岁、有严重痴呆者高达 15%～20%；在发达国家，痴呆在死亡原因中占第 4 位。因此，了解、认识老年期痴呆，重视其防治工作非常有必要。

老年期痴呆，是一种慢性进行性脑综合征，表现为全面性的智能障碍，以记忆、定向、判断、计算、思维等能力减退及情感缺陷、人格改变为主要症状。其病理改变以大脑萎缩和变性为主。

衰老是正常老化的标志，人的整个生命历程分为生长期、成熟期和退化期三个阶段。老年人精神方面的衰老主要表现在思维和行为日益迟钝，记忆力、学习能力、思考能力和理解能力下降，性格也有不同程度的改变。其实，衰老与老年期痴呆的脑部病理改变，是量的差异，而不是质的改变。

1. 老年期痴呆的分类

根据脑部病变的情况，老年期痴呆一般分为四类：

（1）老年性痴呆，即阿尔茨海默病，简称 AD，为最常见的发病率高的一种脑萎缩性老年期痴呆。

（2）多发性梗死性痴呆，又称为血管性痴呆，简称 VD。在我国，VD 发病率高于 AD，且城市高于农村。

（3）混合性痴呆，即上述两种病变同时存在。

（4）其他原因所致的老年期痴呆，由如脑肿瘤、脑意外、脑感染、脑变性、中毒即代谢障碍等引起，其中一部分病例属于可逆性痴呆。

2. 老年期痴呆的主要临床表现

第一期（健忘期）：开始以近事记忆与即刻记忆的障碍为主。能回忆起儿童时代的情景、年青时代的生活，但对近事不能回忆，常常遗失物品，放好的钱物常找不到，每认为被人偷窃（妄想）等。有些病人在早期有性格改变及妄想的出现，如疑病妄想以及被害、被窃、贫穷、夸大等妄想。

第二期（混乱期）：记忆缺损加重，产生错构、虚构，理解、判断、计算等功能全面下降，工作能力和社会适应能力明显减退。记不住自己的年龄、家庭住址和家人的姓名，甚至不认识家人；有的出现幻听和幻觉，有的病人精神日益衰颓，情绪反应迟钝，饮食、睡眠也无规律。

第三期（痴呆期）：属于病情的最后阶段，记忆力完全丧失，不知饥饱，言语杂乱，生活不能自理。如出门不知归途，乱拾废旧杂物视为珍宝，大小便失禁，甚至卧床不起，喃喃自语，两手无目的地乱摸，精神功能几乎丧失。

对老年性痴呆 AD，目前的治疗方法主要有：①扩血管药；②提高血内乙酰胆碱药；③增强脑代谢药；④中医药治疗；⑤非药物治疗（行为、心理、康复训练等）。

对血管性痴呆 VD 治疗，目前的治疗方法主要有：①治疗原发病，减少血管进一步受损；②控制精神症状，抗抑郁药、抗焦虑药；③扩血管药、益智药物；④中医药治疗；⑤非药物治疗（行为、心理、康复训练等）。

3. 对老年期痴呆的护理

除积极治疗外，良好的护理在某种程度上可以延缓疾病的进程，除对原发病的护理原则进行护理外，对痴呆患者本身须进行精心监护和护理。

护理要点：

（1）由于痴呆患者丧失了适应新环境的能力，故应尽量避免迁居，并详细了解患者日常生活的自理能力、理解力及异常行为等。

（2）理解和接受他们。有的痴呆老人为了活下去而拼命努力，有的处于困惑状态，要理解他们的"内心世界"，不让他们丧失生存方向。

（3）建立信赖关系。这是看护痴呆老人的第一步，消除隔阂，取得亲近感，有较好的思想交流。

（4）动之以情较劝之以理更为有效。由于痴呆老人思考问题无法理论化，如果摆事实讲道理，往往适得其反。

（5）不能用训斥的语言伤害患者。由于患者记忆力障碍，他们往往会对同一事情反复地重复询问，如果没有耐心，只会在他们的情绪上留下耻辱感，会破坏相互关系。

（6）传递信息要简单而形象化。

（7）使残存能力的弱芽成长起来。痴呆老人一度失败，就会急剧丧失自信感，产生"已经完了"的悲观感。如果能通过生活恢复治疗和游戏治疗等，仍可将其剩余的潜力挖掘出来。

（8）要成为他们讲往事的好听众。多倾听老人讲他的过去，以提高他们的自尊心，同时也会给他们带来无比的喜悦感。

（9）孤独和单纯睡觉是痴呆老人的大敌。如果机体及四肢不运动，就会引起废用性萎缩；如不用脑，也会带来废用性智力下降。因此，避免让老人孤独和单纯睡觉的方法，是看护中必须注意的基本要点。

（10）出现情况的对策是：一接受，二理解，三药物。有时痴呆老人会出现攻击性言行以及精神兴奋、夜间谵妄、幻觉、妄想等行为，此时应有基本的对应措施。

（11）有效利用看护器具和社会资源。

研究表明，VD是可以治疗和预防的，它是迄今为止唯一的一种可以预防的痴呆类型。对VD关键的治疗是预防卒中的发生，而预防的关键在于控制引起VD发生的危险因素。如高血压、糖尿病、高血脂、肥胖、吸烟、高盐饮食、高凝状态等。根据个人的个性、爱好等情况，开展相应的文娱活动，如打牌、打麻将、练书法、画画、做游戏、讲故事等，可以陶冶情操，有助于智力的保持及预防痴呆的发生。宜心胸开朗豁达，勿多虑抑郁。饮食合理，不宜高摄入盐、糖。戒烟、饮酒节制。起居作息要有规律。坚持有规律、适宜的体育运动，促进血液循环，对大脑具有积极的保健作用。

改善大脑供血，无论对AD和VD都有积极的作用。脑的营养支持依靠充足的血液供养，中医理论中的"心主血脉，主神明（脑的功能）"合为一体和"肾藏精，精生髓，髓充脑"就蕴含这个道理。中药复方及单味制剂如银杏叶制剂、复方丹参制剂、三七类制剂、六味地黄丸等都有一定的作用，西药阿司匹林也常用。

老年人痴呆的饮食调理

老年性痴呆是老年人常见的精神障碍疾病，是一种中枢性神经系统退行性疾病。多发于 70 岁以后，女多于男。本病以痴、傻、呆、愚为主要临床表现，轻者神情淡漠，默默不语，反应迟钝，少思善忘。重者言辞颠倒，举动失常，神志不清，或哭或笑，或数日不眠，或厌食不吞，或昏睡不醒，甚至二便失禁，不识亲友，数日不饥不食。当今社会，随着老年人的增多，老年性痴呆患病人数也增多。现代医学认为，老年人新陈代谢机能逐渐降低，引起体内蛋白质与类脂质代谢障碍，脑细胞营养缺乏，致使发生进行性脑功能衰退，出现脑萎缩相关症状，导致老年性痴呆病的发生。中医认为多属于年老体虚、脑海不足所致，病人常兼痰、兼湿或兼瘀，对于该病的康复调理，除了情志调理和智力的训练外，饮食调理也是重要因素。老年性痴呆从脏腑、气血来说，与脾胃失调、肝肾虚损、痰湿扰心、气血凝滞等有关，故饮食调治应根据病人情况的不同，而给予健脾祛湿、滋养肝肾、补脑益髓、化痰宁心、益气活血等相应的食物。兹介绍如下。

【黄芪膏】

生黄芪 30g、蜂蜜 60g、甘草 10g、山药 20g、鲜茅根 20g。先将黄芪、茅根共煎 10 余分钟滤去渣，澄取清汁，调入甘草、山药末同煎，煮时搅匀，再调入蜂蜜成膏。2 日内服完 1 剂，每日分 3 次服用，久服有效。适用于脾虚或气虚所致痰湿型的老年性痴呆患者。

【天麻猪脑羹】

猪脑 1 个、天麻 10g，将猪脑、天麻放入锅内，加水适量，以文火煮炖 1h 成稠羹汤，喝汤吃猪脑。可常服。适用于老年性痴呆的肝肾虚损型有头晕眼花、失眠多梦、腰酸耳鸣者。

【三七蒸鸡】

仔母鸡胸脯肉 250g、三七粉 15g、冰糖适量。将三七粉、冰糖与鸡肉片拌匀，隔水密闭蒸熟。适用于老年性痴呆伴有头痛、胸痛、外伤痛的患者。

【茯苓陈皮粥】

茯苓 10g、陈皮 10g、白术 10g、粳米 100g，将药材置于锅中，加清水适量煮沸，改用文火加热20min，去药渣；将粳米淘洗干净，放入药液中煮粥，米熟即可。适用于老年性痴呆及脾虚痰阻型有精神抑郁、表情淡漠、不思饮食等患者。

【生地百合粥】

生地10g、百合10g、白米100g。将生地、百合洗净加水适量，煮1h去渣，药汁加入淘净的白米煮烂成粥。适用于老年性痴呆及肝肾虚损型有表情呆滞、傻笑傻哭、腰膝酸软、耳鸣眼花等患者。

【甘麦二枣粥】

甘草25g、小麦50g、大枣10枚、炒酸枣仁15g、粳米100g。将药材煮沸20min，去渣留汁，放入粳米煮熟。本品甘润滋补，养心安神，适用于老年性痴呆表现有忧郁伤神、少寐多梦者。

【双耳莲心汤】

银耳、黑木耳各5g、莲子心2g、冰糖15g。将双耳用清水泡开，洗净与莲心放入碗内，加冰糖及水适量，放入蒸锅中蒸1h。本品有养阴生津、清心润肺的作用，适用于老年性痴呆伴有狂躁不安、少寐虚烦、五心烦热者。

【连翘竹沥茶】

连翘心10g、竹沥20g、白糖适量。将连翘心加清水浸泡20min，大火煮沸后取鲜竹沥兑入沸水中，放入白糖即可，频服代茶。本品清心火、化痰开窍，适用于老年性痴呆痰火扰心患者。

老年人便秘的防治

一位75岁的老先生患有高血压、冠心病、糖尿病等慢性疾病，一天夜里，他上卫生间大便，由于便秘，用力稍大了一点便诱发了心绞痛，老人面色苍白、大汗淋漓、呼吸困难，幸亏家人及时发现送医院抢救才脱离危险。在临床中，经常有老人因便秘来就诊，老年人由于肠道功能减退，容易发生便秘，由于大便变干，粪块阻塞，会引起腹胀、腹痛、烦躁不安等。这些都会增加心肌耗氧量，加重心脏的负担。特别是大便秘结，排便时用力过大，致使心肌耗氧量急剧升高，极易诱发心肌痛，甚至导致心肌梗死。因此，保持大便通畅是老年人保健的重要方面。

老年人便秘，除少数由肠道肿瘤堵塞、糖尿病、甲状腺功能减退、神经衰弱等原因引起外，其余多为功能性便秘。不少老年人便秘的发生常和心理障碍、情绪、精神活动有密切关系。在有思想矛盾、精神负担、焦急状态、精神创伤、恐惧心理、过度精神疲劳、紧张失眠等情况下容易发生便秘。也有的老人过分注意排便次数，偶尔未按规律排便即精神急躁、焦急甚至精神抑郁，从而加重便秘。药物因素也是要考虑的，许多老年人患心脑血管疾病，需要长期服药治疗，而一些抗高血压药物可引起便秘；或长期服用安定、抗抑郁之类药物，也会抑制肠的蠕动，引起便秘。此外，饮食因素和活动减少也是便秘因素之一。

对于老年人便秘的防治，应针对便秘的不同原因，采取相应的方法。

（1）养成每日定时排便的习惯。即使无便意，仍要定时去厕所，久之可形成反射性排便习惯。

（2）多吃粗纤维食物。如蔬菜、水果、粗粮等，以增加粪便，刺激肠蠕动，还可多吃富含维生素B族的食物，可促进消化液分泌，维持胃肠道正常蠕动。

（3）饮水。便秘时老年人每天需饮水2000～3000mL，最好在清晨空腹先饮一大杯水再适当活动，可湿润胃肠道，软化粪便。

（4）加强锻炼。增加体力活动或运动，尤其是加强腹部肌肉的锻炼，可以增加血液循环，增强肌张力，刺激肠壁蠕动，加快粪便通过肠道。

（5）保持精神放松。在进入老年期后，特别是妇女在绝经期前后一定要愉快、乐观，经常保持良好的心情，对一些身体不适或某些习惯的改变，不必过分紧张，因为人进入老年期是一个自然的生理过程，表现在胃肠道方面，如消化、吸收、代谢、排泄等和青壮年时代有着明显的差别。因此，在心理上要有一个适应过程，对排便次数要采取任其自然的态度，就是偶然出现未按时排便也不必介意。

（6）合理用药。老年人便秘发病率高，很多人便秘后就服用那些所谓"排毒""清肠"的药物，或长期服用泻药，虽然它们能起到即服即排的效果，但长期服用也会产生依赖性或产生继发性便秘，使便秘更为严重。也可能导致胃肠功能紊乱，出现一系列的胃肠道疾病。因此，中医辨证论治，整体调理有较好的疗效。辨证治疗不是单一的"泻下"，而是针对患者不同的体质和病症，采取补气温阳、滋阴补血、行气导滞等具体方法，标本兼治。常用方包括麻子仁丸、润肠丸、增液汤、济川煎等。

（7）饮食疗法。下面介绍几种常用的方法：

①白木耳5g，水煎，加白糖适量，适用于阴虚肠燥之老年便秘。

②黑芝麻、核桃仁肉各30g，捣碎，用蜂蜜调食，适用于习惯性便秘。

③阿胶10g、葱白2根，用水煎葱白，待熟后入阿胶烊化温服，每天1次，连服数天，适用于寒性便秘。

④鲜菠菜250g、麻油15g，菠菜水煮熟用麻油拌食，每日1次，适用于热性便秘。

⑤鲜桑葚50g绞汁，用蜂蜜50g调，再用当归10g煎水冲服，每日1次，适用于气虚便秘。

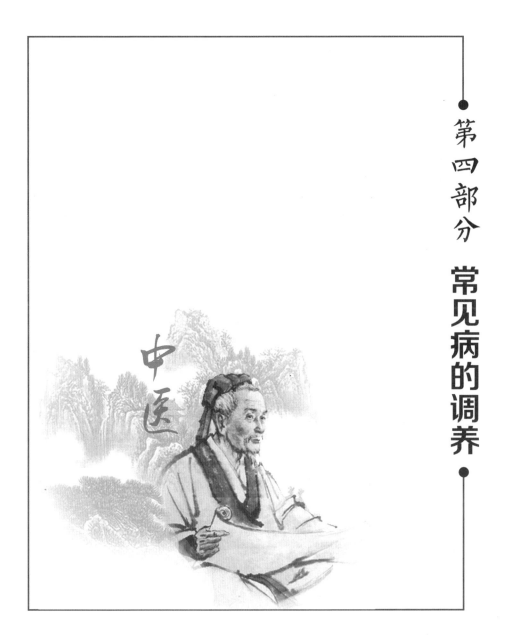

第四部分　常见病的调养

中 风

怎样预防如风骤来之疾——中风

目前，中风已成为中老年人的常见病、多发病，名人因中风去世者不少：美国前总统尼克松、罗斯福都是因中风去世，苏联的列宁、斯大林，英国前首相丘吉尔、撒切尔夫人等都因发生严重的中风，最终宣告不治。调查发现，全球每年约有460万人因为中风失去生命。中风不仅是目前的十大死因之一，更是造成中老年人残疾、行动障碍的主要原因。

中风就是脑血管意外。由于大多起病很急，恶化很快，状如疾风骤来，与自然界"风"的特点类似，所以人们称之为"中风"。中风是一种"三高"性疾病，即发病率高、死亡率高与致残率高。而且有中风史的病人，有1/4—3/4可能在2～5年内复发（再次中风）。因此，加强防范导致中风的危险因素对预防中风至关重要。预防中风，就是要把中风的危险因素尽可能降到最低。

1. 控制高血压

控制高血压是预防中风的重点。高血压病人要遵医嘱按时服用降血压药物，最好每日测1次血压，特别是在调整降压药物阶段，以保持血压稳定。要保持情绪平稳，少做或不做易引起情绪激动的事，如打牌、搓麻将、看体育比赛转播等；饮食须清淡有节制，戒烟酒，保持大便通畅；适量运动，如散步、打太极拳等。

2. 防治动脉硬化

防治动脉粥样硬化，关键在于防治高脂血症和肥胖。养成健康的饮食习惯，多吃新鲜蔬菜和水果，少吃高脂肪的食物，如肥肉和动物内脏等；适量运动，增加热量消耗；服用降血脂药物。

3. 控制糖尿病

遵医嘱服用降糖药，定期测血糖，积极预防和治疗糖尿病并发症。合理饮食是治疗糖尿病的最基本方法，可在医生的指导下，根据标准体重、工作性质与日常生活习惯，计算每日所需的总热量，然后换算成食谱。每餐要定时定量，限制吃糖，禁酒，多吃豆类食品和纤维素含量多的食品如糙米、粗

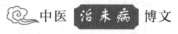
面、海带、海藻等。适量运动，运动疗法与饮食、药物治疗密切配合。

4. 注意中风先兆

一部分病人在中风发作前常有血压升高、波动、头痛头晕、手脚麻木无力等先兆，发现后要尽早采取措施加以控制。

5. 控制短暂性脑缺血发作

当病人有短暂性脑缺血发作先兆时，应让其安静休息，并积极治疗，防止其发展成脑血栓。

6. 注意气象因素的影响

季节与气候变化会使高血压病人情绪不稳，血压波动，诱发中风。因此，在穿衣、饮食、运动等方面都要顺应四时气候变化，保持良好的心情和心态。

此外，在医生的指导下经常服用一些活血化瘀、改善微循环和改善脑功能的药物，也有助于预防中风的发生。

急性子的人慎防中风

情志变化影响人体、七情太过伤及脏腑是中医对病因和发病的重要认识。现代研究证明，中风与性格有一定关系。Ａ型性格，即人们常说的急性子或急脾气，要比其他性格的人容易得中风。

Ａ型性格易紧张致血管压力大，Ａ型性格的主要表现为：为争取成绩而努力奋斗，争强好胜，雄心勃勃；易激动，好发火，言谈举止粗鲁，健康敏谈；容易紧张，好支配人，坚持己见等等。这种性格使人长期处于紧张状态中，会使血管收缩，血脂升高，血液的黏性和凝固性增加，因此，高血压、冠心病和中风的发病率都会增加。中医也认为，"怒伤肝""怒则气上"，气机升降失调，气血紊乱，导致"肝风内动"而发病。

多个方法可以矫正过度的Ａ型性格，但Ａ型性格也有其优点，在当今社会，工作紧张，竞争激烈，创业艰难，Ａ型性格的人勇于创新担当。Ａ型性格更需注意身体的调养和保健。人的性格多与遗传有关，但后天的环境因素也有一定的影响。为了自己的身体健康，也为了更好地工作和生活，应该注意矫正过度的Ａ型性格，调节情志，预防发病。

具体的做法有：保持精神愉快，善于宽容和体谅别人，勇于承认自己的不足；善于解开烦恼，学会心胸开阔；不要固执己见，要虚心接受他人的意见和看法；要善于摆脱琐事的干扰；等等。还可以进行一些简单的放松疗法：

（1）呼吸松弛法：稳定、缓慢地深呼吸，连续20次以上，每分钟频率10～15次；

（2）想象松弛法：在不愉快时，主动想象使自己感动、轻松的情景；

（3）自我暗示松弛疗法：在自己焦急、恐惧时，用一些鼓励自己的短语，暗示自己镇静下来。

如果能及时注意调整自己的情绪和性格，对防治中风是有好处的。还可配合药物治疗，控制好血压，降低血糖血脂，改善血液黏稠度，保持血管和血流通畅。中药治疗还可疏肝理气、调和气血等。

中风病人的饮食及辨证配餐

合理及保健饮食在中风病人的治疗和康复中都是重要的影响因素。中风病人在发病的不同阶段和体质方面对饮食也有不同的要求。因此，中风病人的饮食原则应根据其发病机理来确定和选择。中医认为，中风病人多系痰浊内闭、气血瘀滞而起，每多神志昏迷、四肢不利、语言蹇涩之症，故食物之味、形以及进食方式都应注意。中风的表现、轻重以及状态也有个体的不同，结合中医辨证选择合理、有保健功能的饮食，有助于疾病的治疗和康复。

1. 中风病人饮食的基本要求

（1）节制饮食，多吃清淡食物，如新鲜蔬菜、水果、富含植物蛋白的豆类制品等。中风每多肥胖之人，肥人多痰，而痰易蒙蔽清阳，阻塞经脉，是中风的重要发病因素。因而中风患者宜节制饮食，防止肥胖。忌食肥甘厚味，以免助湿生痰。

（2）避免过咸。饮食过咸可使气血瘀滞，经脉脆硬。《黄帝内经》早就指出："咸走血，血病勿多食咸""多食咸则脉凝泣而变色。"中风也为血病之一，多食咸者使血液黏稠度增高，循环不畅，易形成血栓而致中风，或使血溢脉外，致使神志昏迷、风中脏腑。中风先兆或中风后均宜限制食盐，每日盐量以3～4g为宜。

（3）重症昏迷者，以鼻饲流质为主；有内热者可适当加菜汁、菜汤或绿豆汤；有湿热痰浊者，可用薏苡仁、赤小豆等煮汤，以清热化湿。

（4）急性期过后，若肢体萎废，气血两亏，可适当增加一些动物性食物，如猪、鸭的瘦肉及鸡蛋，但不宜食用牛、羊、海鲜等食品。

（5）中风患者不宜吸烟、饮酒。急性期忌一切刺激性食物，如浓茶、浓咖啡、辣椒、胡椒面及韭菜、大蒜等。

2. 辨证配餐

（1）中脏腑（有神识变化）

患者半身不遂、口舌歪斜、舌强言蹇或失语、神恍或迷蒙或昏愦。配餐应以有助于开窍醒神为主要目的。

①竹沥生姜汁：竹沥汁 20mL、生姜汁 10mL，牛黄 0.2g、鲜橘汁 100mL。将 3 汁混合，调入牛黄，鼻饲。适用于中风昏迷而兼有面红、身热、气粗、口臭等。

②菖蒲郁金赤豆饮：石菖蒲 10g、郁金 10g、麝香 0.1g、赤小豆 30g、白糖适量。先煎石菖蒲、郁金、赤小豆，取汁约 100mL，调入麝香与白糖，适温后鼻饲。适用于中风痰浊较盛、咳痰较多、喉中痰鸣等患者。

③参附回阳煎：人参 10g、制附片 9g、龙骨 30g、牡蛎各 30g、黑豆 50g。将龙骨、牡蛎、制附片水煎取汁，纳入黑豆再煎，至黑豆极烂，滤取上清液；另将人参单煎取汁。两汁兑匀，适温后鼻饲。适用于中风昏迷脱症患者，表现为鼻息低微、目合口开、四肢松懈瘫软、手撒肢冷、大小便失禁等。

④二角三汁饮：水牛角 30g、羚羊角 0.5g、竹沥汁 20g、石菖蒲汁 15g、生藕汁 30g。将水牛角加水 200mL，煎煮 25min 去渣取汁，对入竹沥汁、石菖蒲汁、藕汁、羚羊角粉，混匀，分 2 次鼻饲。适用于中风痰闭症，表现为牙关紧闭、口噤不开、肢体强痉、两手握固、大小便闭等。

（2）中经络（无神识昏蒙）

患者半身或一侧手足麻木，或一侧肢体弱，或口舌歪斜、舌强言蹇或失语者。

①桃仁决明蜜茶：桃仁 10g（打碎）、草决明 12g、白蜜适量。将桃仁、草决明同煎取汁，兑入白蜜调服。适用于缺血性中风而有内热便干的患者，出血性中风慎用。

②天麻钩藤白蜜饮：天麻 30g、钩藤 30g、全蝎 10g、地龙 10g、白蜜适量。将 4 味药同煎，去渣取汁，调入白蜜，空腹用。每日 2～3 次，每次 20mL。适用于中风后表现有眩晕头痛、面红目赤、口苦咽干、心烦易怒、尿

赤便干者。

③鹌鹑蛋葵花汤：鹌鹑蛋 2 个、向日葵花盘半个。先煎向日葵花盘 20min，取汁，煮沸，将鹌鹑蛋打入。每日空腹使用。具有通经络、强筋骨作用和较强的营养价值。

④芹菜粥：芹菜 100g、白米 50g。先将白米淘净，入水做粥；再将芹菜洗净切断，放入半熟的粥中，煮至极烂。早餐食之。适用于中风偏瘫兼眩晕者。

（3）中风后遗症

指中风半年后遗留半身不遂、语言不利等症状者。

①人参薤白粥：人参 10g、薤白 12g、鸡蛋（去黄）1 个、小米 50g。先将人参打碎，加水用文火煎汤，然后加入小米煮粥，下鸡蛋清及薤白，煮熟。早、晚分 2 次服食。适用于中风偏瘫有短气、乏力、胸闷等兼症者。

②地龙桃花饼：黄芪 100g、干地龙（酒浸）30g、红花 20g、赤芍 20g、当归 50g、川芎 10g、桃仁（去皮尖，略炒）15g、玉米面 400g、小麦面 100g、白糖适量。将地龙烘干研粉；将黄芪、红花、当归、赤芍、川芎浓煎取汁；将地龙粉、白糖、玉米面、小麦面混匀并以药外调，和成面团，分制成 20 个小饼，将桃仁匀布饼上，入笼中蒸熟（或用烤箱烤熟）。每次食饼 1～2 枚，每日 2 次。功效：益气活血、通络起萎。注意：血压高者不宜食用。

③杞菊饮：枸杞 30g、菊花 10g，煎水代茶饮。适用于血压偏高、头晕目眩者。

④青果白金膏：鲜青果（打碎）500g、郁金 250g、明矾 100g、白僵蚕（研末）100g、蜂蜜适量。将青果与郁金放砂锅内，加水 1000mL，煮 1h 后滤出药汁，再加水 500mL，煎如前。将两次药汁混合，文火浓缩至 500mL，加明矾粉、僵蚕粉及蜂蜜收膏。每日早、晚各服 10mL。适用于中风后语言不利或有神志障碍者。

🌿 中风病人可能有哪些后遗症

中风的后遗症中最常见的就是偏瘫。偏瘫是指一侧肢体肌力减退、活动不利或完全不能活动。中风病人偏瘫发生在脑部病变的对侧，因为大脑的神经支配是交叉性的。如果是左侧的脑出血或脑梗死，引起的是右侧的偏瘫，

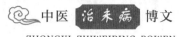
反之亦然。偏瘫病人还常常伴有同侧肢体的感觉障碍，如冷热不知、疼痛不觉；有的还有同侧的视野缺损，表现为平视前方时看到瘫痪侧的物品或来人，一定要将头转向瘫痪侧才能看到。以上者三种症状，总称为"三偏"。

大多数人的优势半球在左侧，当中风发生在左侧时，言语功能有时会受到影响。运动性失语表现为病人能听懂别人的话语，但不能表达自己的意思，只能说一些简单而不连贯的单词，旁人不能理解。感觉性失语，即语言表达无障碍，但听不懂别人的话，也听不懂自己所说的话，表现为答非所问，"自说自话"。若同一病人存在上述两种情形，称为混合性失语。还有一种较为特殊的失语叫命名性失语，病人看到一件物品，能说出它的用途，但却叫不出名称。

中风的范围较大或多次复发后，不少病人会有精神和智力障碍，表现为记忆力和计算力下降、反应迟钝、不能看书写字，最后发展为痴呆，甚至连吃饭、大小便都不能自理。病人还可能出现胡言乱语、抑郁狂躁、哭笑无常等病态人格。

🌿 中风病人应及时进行康复锻炼

中风病人度过危险期后，就进入康复锻炼阶段。康复锻炼越早越好，但是有些患者和家属往往还是对早期锻炼顾虑重重，特别是脑出血病人，更是担心早期活动会引起再出血。其实，康复锻炼引起再出血的机会很小。脑出血病人进行康复锻炼，只要血压平稳、动作不猛，就不会引起再出血，而康复开始太晚会丧失预防后遗症和并发症的作用。采取一定的方式进行运动锻炼，促进瘫痪肢体的功能恢复，防止瘫痪肢体的挛缩，增进身体健康，预防并发症的发生，并使病人以积极的态度对待疾病，改善病人的精神状态。主要采取的方式有病人的主动运动和被动运动（推拿按摩、运动器械等）。可根据具体情况请康复医师制定方案，有针对性地对智力、语言、肢体各部位进行训练，配合针灸、理疗和服用中药，对减少后遗症和并发症有重要的意义。特别是在中风后6个月内，更应及早和坚持康复锻炼。

也有人认为，中风病人的康复在半年以后就没有意义了，再锻炼病人的身体功能也不会更好地恢复了，这种想法也是错误的。很多病人在中风1年后，身体功能仍有改善，而且不坚持进行锻炼，已经恢复的功能往往会退步。我们强调半年内是在这段时期恢复快一些。一些高血压、冠心病等其他脏器病变的病人担心锻炼会引起血压波动和心脏病发作。其实，中风的康复锻炼是循序渐进的，只要避免过度劳累和用力过度，一般不会有这些情况发生。

所以，我们提倡中风病人一旦病情稳定，就应进行锻炼，以促进病体的康复。

中风病人怎样合理睡眠

中风，现代医学称为急性脑血管病或脑血管意外，是由多种原因引起的一种严重危害人类健康的常见病，特别是中老年多见。有不少中风病人往往出现睡眠障碍。有的表现为困倦多眠，总是睡觉；有的表现为失眠、辗转不安；有的表现为睡眠倒置，白天呼呼大睡，晚上睡不着。这是由于丘脑部管理睡眠的睡眠调节中枢受到损害所造成的。长时间的睡眠障碍，既是生理功能的不协调，又是大脑器质性病变的一种表现，会加速人体的衰老，对疾病的康复不利。睡眠可以帮助人们消除疲劳、调节机体各种生理机能。有规律的睡眠，有助于身体健康以及疾病康复。所以，中风病人更应该做到合理睡眠。

中风病人的睡眠时间最好是从晚上9～10点钟开始，至次晨5～6点钟止。按时睡眠，养成合理的睡眠习惯，逐渐形成条件反射。脑血管病由于脑组织缺血缺氧，易出现困乏欲睡的感觉，此时应该进行自我按摩或肢体活动，进行功能锻炼，可以消除困意；同时适当饮用一些浓茶，以起到兴奋作用。也有些病人不易入睡，睡时易醒，再次入睡困难。这样的病人在睡前不要长时间看电视，不要喝浓茶，睡前要排尿，居室温度要适宜。可适当服用具有安神作用的药物或食品，如酸枣仁、大枣、莲子、百合、茯苓等。严重失眠的，可适当服用安眠药以帮助睡眠，但不可长服，以免产生依赖性。失眠的患者由于睡眠不足，易于心烦，白天可适当睡眠1～2h。对于睡眠倒置的病人，以"昼动夜静"为原则，可让其白天自我按摩，活动肢体，读书看报，与人谈话，参加文娱活动，以达到调节睡眠的目的。

此外，注意以下几方面有助于睡眠：

（1）选择合适的睡眠姿势。一般病人可选择右侧卧位；床铺要平坦、柔软、整齐、舒适、清洁卫生；枕头的高低、软硬要适中；被子不要太厚，要盖柔软保暖的被子。

（2）安排良好的室内环境。病人的居室最好是朝阳的，以保证充分的日照，柔和的阳光能使人心情舒畅和安逸，阳气通达。室内最好有冷暖空调设备，调节好适宜的温度，但也要注意通风。要注意居室的清洁卫生，春冬季节呼吸道传染病流行时，要进行空气消毒。

（3）保持良好的情绪。一个健康人突然中风后，会产生一系列精神上和心理上的变化，老年人更是如此。如对生活失去信心、忧郁甚至产生轻生的念头，影响睡眠。因此，要多与人交往谈心，树立战胜疾病的信心，对生活充满热爱，积极参加娱乐活动，积极参加力所能及的家庭和社会活动，也有助于治疗和康复。

（4）合理安排饮食。中风病人多有高血压、高血脂或高血糖等病史，合理安排饮食有助于控制原发病，使机体保持相对正常、平衡的状态也是保证正常睡眠的重要条件。每日食物分配，以早、中餐为主，晚餐量宜少。每天摄取总热量为1500～2000千卡。低盐，每日3g，盐多会使血压升高。可选择瘦肉、鱼、豆制品、蛋清以及禽肉含胆固醇较低的食物。食用植物油，忌食含胆固醇高的食物，如蛋黄、牛油、猪油等动物脂肪。多吃芹菜、油菜等纤维多的蔬菜，以刺激肠蠕动，防止便秘。禁烟及过量饮酒、吸烟已被证实是脑梗死的危险因素之一。

🌿 注意中风复发

第一次中风治好了，由于原有的发病基础还在，依然存在复发的可能。因此，中风复发是一个值得重视的问题。现实生活中，许多病人在第一次中风时，家人和单位非常重视，一旦好转和痊愈后就放松了警惕，患者自己也容易忽视，不坚持或按时服药，不注意保健，结果导致中风复发，加重伤残，甚至丧失了生命。我们必须重视中风复发的问题，注意复发的信号，防患于未然。

中风复发和第一次中风一样也有信号（先兆），如果中风病人本来已经好转的症状如头痛、眩晕、呕吐、语言不利、嗜睡、反应迟钝、肢体麻木或偏瘫又出现或有所加重，即提示中风复发；也有些病人原有的症状不加重，而突然出现新的症状或健侧肢体也出现活动不灵，则提示脑部其他部位也出现了问题，属于中风复发。血压控制不当、持续升高或急剧波动者容易出现中风复发。短暂性脑供血不足复发率最高，约有1/3的患者发作达5次以上，且最后导致脑梗死；蛛网膜下腔出血复发时间大多在 6 周以内，多发性脑动脉瘤引起蛛网膜下腔出血者，复发率也很高；脑梗死与脑出血的复发率约为 15%～30%。

（1）定时检查。经常测定血压，定期复查血糖、血脂和血压流变学指标，如有异常要及时用药处理。

（2）控制血压。血压过高过低都会引起脑梗死。所以血压最好控制在 140～160/90～100mmHg 范围。个体情况有差异，不能凭主观感觉来调整降压药的剂量，也不能吃吃停停，而应经常测量血压，根据血压的高低由专科医生指导用药。

（3）积极治疗相关疾病。如心脏病、糖尿病、高脂血症等。坚持服药控制好。

（4）预防用药。适当服用改善血液流变性、降低血液黏度、抗血小板聚集、改善机体代谢、对脑血管有防治的药物。如口服肠溶阿司匹林，一日 50～100mg；中药活血制剂：银杏叶制剂、血塞通类制剂（含三七、丹参、川芎等成分）。或辨证用药，服用中药汤剂。

（5）戒烟控酒。吸烟是脑血管病的一个重要危险因素，易导致血管痉挛。适量健康饮酒有活血通脉作用，但有个体差异，避免大量饮酒，过度饮酒极易导致脑出血，同时与脑梗死复发也有很大关系。

（6）合理饮食。饮食以清淡为主，少吃甜食、肥肉、奶油、蛋黄、动物内脏、虾蟹等；多吃豆类、蔬菜和水果，每餐七分饱，特别是晚餐要吃少。

（7）保持心情舒畅。保持乐观的情绪，避免情绪激动，过度的兴奋和悲伤都可能诱发脑出血或蛛网膜下腔出血。

（8）劳逸结合。"过劳耗气，久卧伤气"。中风恢复后可以从事一些力所能及的运动，但避免重体力劳动和剧烈的体育运动。活动时间不宜过长，注意控制运动时间和运动量。可开展一些柔和的运动，如散步、慢跑、打太极拳、练气功等。

只要引起重视，平时多保健，控制好相关疾病，中风复发是可以预防和控制的。

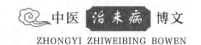

眩晕与耳鸣

❋ 晕厥

　　门诊经常有患者朋友叙述说在突然起立或在拥挤的空间时感觉心慌心跳、视物模糊或眼前发黑，大脑一片空白，有的面色苍白、多汗，随后意识丧失。时间很短，从几秒钟到几分钟，很快又恢复过来。这就是晕厥，是脑血管病的常见症状之一。是由于脑的一瞬间供血不足，大脑皮质广泛缺血引起的。特别是在大脑从供氧丰富一下子陷入供氧不足的情况下容易发生。

　　在正常情况下，人体内有几种自动调节系统，维持直立时脑的血液供应，当人体的这种适应能力降低时，就可发生晕厥。晕厥的原因很多，是由于从静脉回流到心脏的血液减少引起的。晕厥多发生在持久站立、脱水、出血，或排尿、咳嗽时；心源性晕厥多见于用力或奔跑时；血管抑制性晕厥常发生于情感或疼痛刺激后；等等。晕厥在临床上常要与癫痫、眩晕、癔病相鉴别。晕厥病人有时伴有两上肢轻轻抽动、全身肌肉松软无力，一般没有小便失禁。病人脉搏微弱、血压下降、呼吸浅弱；随后面色好转，呼吸加快，意识慢慢恢复。

　　怎样防治晕厥的发生呢？特别是有过发作的患者更应有所准备。在活动时，应注意逐步展开，特别是体位有大的变化，如蹲下后突然起立、夜间起床上卫生间或早上起床时，都应放慢节奏，使动作转换有个适应的过程。尽量避免去人多繁杂、拥挤和空间狭小的地方，保持良好的通风。保持平和的心情，避免情绪激动和惹怒发脾气。随身携带备用药，如银杏叶滴丸、丹参滴丸、血塞通片、脑心通胶囊等能改善大脑供血的制剂，一旦出现不适如心悸、眩晕、耳鸣、恶心呕吐、视物模糊等晕厥先兆症状，就及时服用，有助于缓解病情和防止严重情况的发生。平时积极治疗导致脑供血不足的因素，如血压异常（高或低血压）、糖尿病、高脂血症、脑动脉硬化、心脏病、颈椎病、睡眠障碍等。保健方面多做适应性的运动，如太极拳、瑜伽，软化血管、改善血液流变性等。

白领人士要小心眩晕

白领人士常坐办公室，长时间使用电脑，经常会感觉脑袋昏昏沉沉，颈肩部酸胀、僵硬，记忆力下降，甚至出现恶心欲吐，身体困倦等症状。这到底是怎么回事？其实这与脑供血不足有关。由于长时间坐着，颈椎位置影响椎动脉，导致椎动脉受压或刺激，也影响临近组织，甚至发生水肿，挤压刺激了包绕在椎动脉外的交感神经，椎动脉发生痉挛而使供血减少引发眩晕。长时间用脑，也使脑的耗氧量增加，需要充足的供血，供血不及或不足也会引发上述症状。白领人士用脑较多，脑力不济就会影响全身的状态，也会导致工作效率下降。怎样才能保证良好的脑力状态和预防上述情况的发生呢？可采取以下一些保健方法。

1. 保持良好的姿势

坐时要使臀部充分接触椅面，腰部挺直，双肩后展，使头、颈、肩、胸保持微微绷紧的正常生理曲线，尽量拉近与工作台的距离，将桌椅高度调到与自己身高比例合适的最佳状态，以减轻长时间端坐引起的疲劳。

2. 经常活动颈部

要抽出时间在工作间隙多次从各个方向活动颈部，随呼吸做自然的提肩动作。活动颈部时，下巴可点到胸骨处，呈 90 度，再后伸，并向左右两旁侧倾 10 ～ 15 次，使颈背部肌肉拉紧和放松，锻炼颈部韧带，有利于保持弹性和韧性。

3. 交替活动

在日常工作和生活中注意机体活体的协调进行，脑力与体力劳动交替、逻辑思维与形象思维交替、动静交替、左右交替、上下交替、前后交替等。如伏案时间长了，做做工间操；工作间隙用手指梳发、以手摩面、揉按太阳穴、轻压眼眶、用力咬合上下牙齿等。

4. 静心养神

抽时间到清静的野外或端坐于室内，双目闭合，两肩下沉，调匀呼吸，处于静谧祥和的状态，使气血畅达，情绪愉悦，头脑清晰。

5. 医疗保健

许多疾病都会影响大脑的供血，如高血压、低血压、糖尿病、高脂血症、动脉硬化、颈椎病等都会导致脑供血不足。在医师的指导下，根据体质

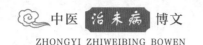

情况，有效治疗控制疾病，选用改善大脑供血的药物或保健品。还可配合针灸、推拿、理疗等措施。

精神性眩晕

有些人每当处于闹市区或逛超市、百货大楼等拥挤嘈杂环境时会出现头晕，甚至还可出现呼吸不顺畅、叹气、心悸、胸部闷痛、四肢麻木、脸发红等症状。且这种眩晕的发作，不同于急性前庭系统病变所引起的天旋地转的眩晕，而是头内部转动或全身晃动感、步态不稳、虚幻不实感等。有的虽有眩晕，但却没有伴随眩晕而来的恶心呕吐。这种眩晕的发作与紧张、恐慌、恐高、焦虑、抑郁等精神性因素有关，特别是在工作紧张、人际关系复杂、生活压力大的当今社会，因承受不了来自多方面的压力而产生心理障碍和精神紧张的情况更容易发生。这种与情绪有关的眩晕称为"精神性眩晕"。

"精神性眩晕"不是特定的精神疾病，而是一类由多种精神心理疾病引起的头晕病症的总称。有换气过度综合征、恐慌症、焦虑症、抑郁症以及有人格疾病的病人，容易产生此类眩晕症。其病史、临床检查及实验室辅助检查结果均与器质性的前庭疾病无直接关系。"精神性眩晕"的发病年龄，男性在 20～40 岁之间，女性在 20～50 岁之间者居多，女性发病率多于男性，特别是个性急、求好心切、自我要求高的完美主义者多见。"精神性眩晕"的发病机制，一般认为由于患者的恐慌发作，引起过度换气，使血中二氧化碳大量排出体外，导致血管收缩，血管壁阻力加大，心跳加快，病人有心悸的感觉；脑血管收缩，脑组织局部缺血，造成头晕无力及注意力减退。另外，因体液偏碱性，血中游离钙降低，使肌肉发生强直及周围神经敏感皮肤发麻。

"精神性眩晕"的诊断主要来自问诊，一般不会发现阳性体征，神经耳科学临床检查一般正常。其鉴别诊断一定要先排出甲状腺功能亢进症、阵发性心动过速、低血糖状态、贫血或嗜铬细胞瘤等器质性疾病。其治疗与其他前庭疾病不同，大部分病人在门诊就能处理，一方面要减轻病人的各种压力和解除焦虑不安的情绪，西医治疗可借助于行为治疗法、抗焦虑或抗抑郁药物和生物反馈松弛法等，但要避免长期使用镇静药物，以免增加药物的耐受性和依赖性。中医辨证治疗以补益气血、疏肝解郁、养心安神为主。

了解眩晕，帮助医生明确诊断

眩晕症是最常见的临床综合征，据报道居门诊常见症状的第3位。绝大多数人一生中均经历过此症。它涉及多学科，常分布在耳鼻喉科、神经内科和心内科。由于眩晕体征很少也很难捕捉，医生很大程度上是根据病史做出诊断，故患者的主观感觉和正确描述眩晕情形和症状对医生了解病情、明确诊断和分类极其重要。

要明确"眩晕"与"头晕"不是一回事，眩晕具有环境或自省的运动幻觉，包括旋转、滚翻、倾倒、摇摆、浮沉等感觉，与头昏、头晕、头重脚轻等感觉不同。严格来说，头晕包括眩晕，而眩晕不能说成是头晕。

要进一步了解以下情况。

1. 眩晕发作前的情况

发病前是否有烟酒过度、精神情绪不稳、劳累失眠等因素？是"头晕"还是"眩晕"？若自身或周围环境有旋转、飘浮、偏斜等动感多为前庭系病变，无动感多为非前庭系或中枢病变。

2. 眩晕发作时的情况

（1）夜间还是晨起犯病、突然发病还是缓慢发病、首次发病还是反复发病？

（2）何种情况下发病：是体位改变、扭颈还是某种特殊体位发病？

（3）眩晕的形式是旋转还是非旋转性的？

（4）强度能否忍受、意识是否清楚？

（5）睁、闭眼时眩晕是减轻还是加重？声光刺激、变换体位时眩晕较重否？

3. 眩晕伴发的症状

明确伴发症状是发生于眩晕之前、之中、之后。

（1）自主神经症状：恶心、呕吐、脉搏加快、血压升高；也有脉搏减慢、血压下降，有些病人出汗、面色苍白、腹泻等。

（2）耳部症状：发病前是否出现耳聋、耳鸣、耳闷或原有耳部症状明显加重。

（3）眼部症状：眼前发黑、复视、视物模糊。

（4）颈部症状：有否颈项部或肩臂疼痛？有否上肢麻木、活动受限？

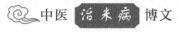

（5）中枢神经系统症状：如头痛、意识障碍、知觉丧失、抽搐、平衡失调、感觉和运动障碍。要特别注意面部麻木、言语及构音障碍、吞咽困难等症状。

4. 过去史

主动告诉医生是否有耳部疾病及手术史、用药史、脑外伤和晕车史等。

通过以上情况的了解，就可基本分析出眩晕类型，即前庭性或非前庭性眩晕、前庭中枢病变还是末梢性病变，从而明确诊断，治疗才有方向。

眩晕的中医治疗

眩晕是目眩和头晕的总称，以眼花、视物不清和昏暗发黑为眩；以视物昏花旋转或如天旋地转不能站立为晕。因两者常同时出现，故称眩晕。眩晕常伴有发热头痛、耳聋耳鸣、恶心呕吐、面红目赤、心悸汗出、肢体震颤等症状。在中医历代文献中有"头眩""掉眩""眩冒""冒眩""癫眩""风眩""头晕""眩晕"等记载，自清代以后才统一称为"眩晕"。

中医对眩晕的认识，历代医家有许多论述，《黄帝内经》以肝风主论，曰："诸风掉眩，皆属于肝。"后世医家有各自的观点，金元时代刘河间认为"风火"为患；朱丹溪则偏主于痰，有"无痰不作眩"的主张，提出"治痰为先"的方法；张景岳强调了"无虚不作眩"，在治疗上认为当以治虚为主。现代中医普遍采用了现代的科学诊断技术，一般运用中西医结合的诊断方法，对眩晕症的诊治，都采用辨病辨证相结合的方法，如首先应有现代的诊断技术，确诊眩晕是内耳性、中枢性、颅内占位性、感染性和低血压贫血性等的病因，然后再进行辨证施治，既提高了辨证的准确性，也提高了临床疗效。凡耳源性眩晕如梅尼埃病、迷路炎、内耳药物中毒、前庭神经元炎、晕动病等，中枢性眩晕如脑动脉硬化、椎－基底动脉供血不足、颅内疾病、高血压、低血压，其他原因所致的如低血糖、贫血、神经官能症等，以眩晕为主症者，均可按中医"眩晕症"来辨证论治。

中医对"眩晕症"辨证分型主要有：①风火上扰型（主见于高血压兼外感）；②肝阳上亢型（主见于高血压）；③气虚血滞型（主见于脑动脉硬化、椎－基底动脉供血不足、脑血栓后遗症等）；④肝肾阴虚型（主见于内耳性眩晕）；⑤气血两虚型（主见于贫血、低血压）；⑥瘀血内阻型（主见于脑外伤、脑震荡）。各型以辨证要点为依据，处方治疗，选用相应汤剂或中成药，也可配合针灸疗法。

在预防调摄方面：①平时应注意增强机体正气，避免和消除导致眩晕发病的各种内、外因素，保证充分休息与充足睡眠。②坚持适当的体育锻炼，防止用脑过度，节制房事，劳逸结合，不做剧烈的头颈旋转及弯腰动作。③保持身心愉快，戒情志刺激。④饮食应定量、定时，宜清淡，戒烟酒、辛辣、油腻和海腥食物。

耳朵为什么会嗡嗡作响

正常人的耳朵里是完全安静的，这样我们听声音才不会受到干扰。就像我们用的收音机一样，好的收音效果除了播放音乐和说话声外，是不会有杂音的，否则就会干扰我们的收听。但是，有些人的耳朵里经常会有响声，这种声音医学上称为"耳鸣"。

耳鸣是指在没有外界刺激条件下所产生的异常声音的感觉。从医学上讲，耳鸣是听觉系统中的一种异常的神经自发性电活动，这种活动的结果被感觉为一种声音。但有时候，我们正常听力的人也会发生耳鸣，这是为什么呢？这属于生理性耳鸣，来源于呼吸、心跳、血液循环、关节活动、肌肉收缩或者耳部血管的搏动等所产生的声音。它们在通常情况下会被周围环境的噪声所掩蔽，当体内的这些响度超过了环境声音的响度，或者在听神经偶尔产生自发性电活动而发生音响的时候，才会偶尔听到耳鸣。如果只是发生忽来忽去的短暂耳鸣，一般是正常现象，不必大惊小怪。如果耳鸣持续的时间长于5min并且反复出现，那么就要警惕了，要注意观察它是否会随着时间的推移而发生变化，一旦有变化，就要及时去医院就诊，以免耽误治疗。

耳鸣的发生是一个复杂的问题，其原因既有可能是整个听觉系统某一部分功能发生紊乱导致的一种疾病，也有可能是由于精神或者心理因素引起的，原因不同，性质也不完全相同。如果是内耳疾病所引起的耳鸣，多数比较严重，而且缠绵日久，严重影响工作、学习和生活，需要积极治疗；若是由于传导性耳聋的听力下降所发生的耳鸣，其实就是生理性耳鸣的相对扩大，就好像我们用手指堵住耳朵一样，外界的杂音不能传入，原来耳朵里听不到的响声，例如血管里血液流动的声音、肌肉收缩的声音等，都变成了可以听到的声音，就发生了耳鸣，这种耳鸣的程度往往不严重，时间稍长，病人自己就习惯了；另外就是没有任何器质性的病变，可能是由于精神或心理因素引起的，例如长期处于心情压抑、突然的强烈精神刺激等。耳鸣是一种症状，可见于许多种疾病，最常见的耳部疾病有外耳道炎、外耳道耵聍栓塞、急性中耳炎、慢性中耳炎、咽鼓管阻塞、鼓室积液、耳硬化等；内耳疾病有梅尼尔病、听神经瘤等；全身性疾病有高血压、低血压、贫血、白血病、肾病、神经官能症等。此外，有些药物，如链霉素、奎宁、新霉素、水杨酸盐等也会引起听神经中毒而产生耳鸣。有时候，某些食物发生的过敏也会发生耳鸣，原因可能是食物经消化吸收后，使内耳过敏，内耳存在着免疫应答，致敏食物使内耳产生变态反应，导致内耳微血管水肿，从而产生耳鸣。容易产生耳鸣的食物通常有玉米、芝麻、虾、蟹、牛奶和鱼类等。若是过敏性体质的人，最好避免或少食这些食物。

你的耳鸣属哪类

耳鸣种类繁多，据统计有 30 多种：嗡嗡声（蚊虫叫声）、马达轰鸣声、轮渡声、吹风声、流水声、铃声、滴答声、蟋蟀声、蝉鸣声、哨声、嘶嘶声、放气声、电视电台声、海潮声、汽笛声、浪涛声、吱吱声、隆隆声、咚咚声、唧唧声、呼呼声、冲冲声、雀叫声、雨雷声、树叶沙沙声、飞机轰鸣声、心跳声、轰轰声、达达声、整流器振动声等，还有一些象声词可以用来形容耳鸣的声音。耳鸣的分类方法非常多，没有统一的标准。首先我们要分清耳鸣是生理性的还是传导性的。

在我们身体内部，血管搏动、血液流动、肌肉收缩、关节活动、呼吸运动等，都会发出微弱的声音，其中距耳较近者，就会感觉出这种声音。平时由于外界有较强的声音，把这种微弱的声音掩盖了，而没有感觉出来。但如果走进隔音室或在安静的深夜，就会感觉到耳内有微弱的响声，这就是生理性耳鸣。生理性耳鸣一般只是暂时现象，不必惊慌，可以不治疗。

第二种是传导性耳鸣，这种耳鸣的原因是听觉系统的传导部分发生障碍，如外耳道肿胀、堵塞、鼓膜穿孔、内陷、中耳炎症、粘连、硬化等。传音障碍降低了听取外界声音的能力，减弱了其掩盖体内所发生声音的作用，使之能感觉出来，而成为耳鸣。再有，通过骨传导入耳内的声音，由于传导障碍，向外逸散渠道受阻，而提高了耳内声音的感觉，成为一种以低频为主的、像刮风似的呼呼声。我们自己可以试试用一只手捂住耳朵，就会听到耳内轰轰的响声，这就是典型的传导性耳鸣。

对于传导性耳鸣，我们有以下的分类方法：

（1）根据耳鸣的发病原因，可分为耳源性耳鸣和非耳源性耳鸣。耳源性耳鸣按其发病部位，又可分为周围性耳鸣与中枢性耳鸣两大类。周围性耳鸣包括外耳、中耳、内耳迷路及耳蜗神经等部位所引起的耳鸣。中枢性耳鸣的病变在蜗神经核、中枢通路及大脑皮质听觉中枢。非耳源性耳鸣泛指一切与听觉器官无关的疾病所引起的耳鸣，常见病因包括心血管疾病、代谢性疾病、神经性疾病等。

（2）根据耳鸣能否被他人听见，可将其分为主观性耳鸣与客观性耳鸣。主观性耳鸣较常见，占耳鸣的绝大多数。客观性耳鸣极少见，此类耳鸣检查者亦可听到，且可以记录，多由于耳附近疾病的影响所致，如颈动脉瘤、颈静脉球体瘤、咽鼓管肌群或软腭肌阵挛、咽鼓管过度开放、颞颌关节病等引起的耳鸣。

（3）根据耳鸣的表现特征，可将其分为持续性耳鸣和节律性耳鸣。持续性耳鸣可分单一频率或多频率的混合，多为主观性耳鸣。节律性耳鸣多与血管搏动一致，偶尔与呼吸节律一致，耳鸣的频率较低，如为肌肉收缩所引起，则耳鸣的频率较高。节律性耳鸣大多数为客观性耳鸣。

在临床上根据音调的高低还可以分为：

（1）嗡嗡的低声。一般是由于中耳的急性或慢性炎症、鼓膜穿孔、耳硬化症、外耳道发炎、耳垢堵塞等引起的声音传导受到干扰，这时听到的耳鸣声就是自己的呼吸声、脉波声、肌肉收缩和关节活动的声音。这种耳鸣声会在耳部疾病治愈后自然消失。

（2）高而尖的声音。这主要是因为长期接触噪音、使用耳毒性药物、梅尼埃病的反复发作、巨大声响震动、头部外伤、内耳病毒感染或者细菌侵入等，对内耳细胞造成不同程度的损伤而引起的。正常的毛细细胞的声音感受功能受到感染，听觉传输功能紊乱，引起各级神经结构的自发放电活动传到大脑皮层，产生耳鸣。这种耳鸣音调比较高，持续比较久，并且通常伴有耳聋。

睡眠障碍、抑郁症、神经衰弱

睡眠及睡眠的作用

人的一生当中，最起码有三分之一的时间是在睡眠中度过的。睡眠与健康息息相关。对睡眠功能的了解，最通俗的是自己的感觉，一觉醒来"神清气爽"，这就是睡眠的功能和作用。

睡眠的确切定义随着时代的变迁而有着不同的内涵。最初法国学者认为：睡眠是由于身体内部的需要，使感觉活动和运动性活动暂时停止，给予适当刺激就能使其立即觉醒的状态。后来人们认识了脑电活动，认为：睡眠是由于脑的功能活动而引起的动物生理性活动低下，给予适当刺激可使之达到完全清醒的状态。而经过近些年的研究，现代医学大致认为：睡眠是一种主动过程，睡眠是恢复精力所必需的休息，有专门的神经中枢管理睡眠与觉醒，睡时人脑只是换了一个工作方式，使能量得到贮存，有利于精神和体力的恢复；而适当的睡眠是最好的休息，既是维护健康和体力的基础，也是取得高度生产能力的保证。

什么是睡眠？睡眠是指大脑为了将刺激和刺激联结分配固化给相应神经细胞（重整信息）的需要，把兴奋点（注意）暂且转移到原先兴奋强度较弱的神经细胞，并由那些神经细胞接管人体的大部分生命活动，而原先接受处理内外刺激并做出反应的兴奋度较高的神经细胞因防止没有经过深加工的刺激联结相互干扰（信息过载；也可以理解为生化能量有限而醒着时这些神经细胞以接受和处理刺激，创建和调用刺激联结为主，睡眠时以整理、过滤和固化刺激联结为主），必须屏蔽大部分内外刺激对这些神经细胞的作用的必要生命过程。精神疲劳体现为待处理或固化的刺激联结过多，人本能地对刺激联结储存感到不安、紧张和焦虑，睡眠起到消化这些刺激联结的作用，这就表现为缓解疲劳。而睡眠质量不高是指屏蔽度不够或睡眠时间不足以充分消化刺激联结的现象。嗜睡则是病态的过多过久屏蔽，这些都是神经控制不足的表现。在睡眠中由于主动性活动减弱，人的体力也得到相应恢复。

睡眠往往是一种无意识的愉快状态，通常发生在躺在床上或夜里我们允许自己休息的时候。与觉醒状态相比，睡眠的时候人与周围的接触停止，自觉意识消失，不再能控制自己说什么或做什么。处在睡眠状态的人肌肉放松，神经反射减弱，体温下降，心跳减慢，血压轻度下降，新陈代谢速度减慢，胃肠道的蠕动也明显减弱。这时候看上去睡着的人是静止和被动的。实际不然，如果在一个人睡眠时给他做脑电图，我们会发现，人在睡眠时脑细胞发放的电脉冲并不比觉醒时减弱，这说明大脑并未休息。正如一座夜间的蜂房，外表看上去蜜蜂都已归巢休息，但实际上所有的蜜蜂都在为酿造蜂蜜而通宵达旦地忙碌着。

睡眠是高等脊椎动物周期性出现的一种自发的和可逆的静息状态，表现为机体对外界刺激的反应性降低和意识的暂时中断。正常人脑的活动和所有高等脊椎动物的脑一样，始终处在觉醒和睡眠两者交替出现的状态。这种交替是生物节律现象之一。

觉醒时，机体对内外环境刺激的敏感性增高，并能做出有目的和有效的反应。睡眠时则相反，机体对刺激的敏感性降低，肌张力下降，反射阈增高，虽然还保持着自主神经系统的功能调节，可是一切复杂的高级神经活动，如学习、记忆、逻辑思维等活动均不能进行，而仅保留少量具有特殊意义的活动，例如，鼠叫可唤醒沉睡的猫、乳儿哭声易惊醒乳母等。除了周期性这一特征外，睡眠还有可逆性和自发性。前者指睡眠状态能被外界或体内的较强刺激所唤醒；后者则表示睡眠的发生是内源性的，尽管它有时在一定程度上受环境和一些化学因素的影响。以上 3 个特征有助于区别睡眠和其他睡眠样状态，如冬眠主要由外界环境温度降低引起，昏迷和昏睡则表现为睡眠状态的不可逆性。催眠是由暗示所诱导的睡眠样状态，被催眠者的意识并未丧失，但其行为受催眠者的暗示所支配。有人研究，在睡眠过程中周期性地做梦，并伴有独特的生理表征，有人认为梦是独立于觉醒和睡眠之外的第三种状态。其实这三种状态有着内在的密切联系，如长时间觉醒会导致"补偿性"睡眠和梦的增加。

睡眠具有以下功能：

（1）消除疲劳，恢复体力；

（2）保护大脑，恢复精力；

（3）巩固记忆及保证大脑发挥最佳功能；

（4）促进脑功能发育和发展；

（5）保存脑的能量；

（6）保护中枢神经系统；

（7）增强免疫力，康复机体；

（8）促进生长发育；

（9）延缓衰老，促进长寿；

（10）保护人的心理健康；

（11）有利于皮肤美容。

你的梦境不只是浮云——梦与睡眠及健康

"人人有梦，夜夜有梦"是现代心理生理学得出的科学结论。无论你是否记得，梦都是伴随着你的睡眠，在梦中有时爱恨交加，有时悲喜交织，有时一会儿上山、一会儿下海；在梦中，所有你以为忘记的，潜意识中的爱与恨，都可能在意识中冲撞，重新在梦境中表现出来；梦是荒诞的，现实中最不可能的事在梦境中偏偏可能出现。梦境往往找不到因果规律，也不受时空的限制，然而事事景景都牵动着做梦者的心弦，体验是那样的真切，情感是那样的强烈，而做梦的人当时并不觉得其荒诞。有时一早起来大脑空空无梦，实际上，梦已悄悄来过，又悄悄地走了。

梦境如此离奇，先民们绝不相信它会是人脑自身的产物，总以为与超自然力量和神灵有关。有史以来，梦就是哲学、文学、艺术、宗教中永恒的主题。古人对于梦的不解，导致了灵魂不死的观念，导致了唯心论和神的观念，这说明，对睡梦的认识，在人类历史上是多么有影响的事情；也说明，对睡梦的科学认识，对于确立人们的辩证唯物主义世界观是多么有意义的事情。梦，自古以来，就成为迷信的一项重要内容，以为梦可以预兆吉凶。占梦（解说梦）曾经是民间甚至官方的一种重要活动。早在周代，为了解释梦兆，就设了圆梦的官，《汉书·艺文志》中说："众占非一，而梦为大，故周有其官。"此后，正史、野史、笔记、小说、诗词、戏曲等之中，关于梦的记述，不可胜数。《红楼梦》全书描写了大大小小 32 个梦，以"梦"的描写而著称。

对于梦的机理的解释，现存最早的中医典籍《黄帝内经》中说："阴盛则梦大水恐惧，阳盛则梦大火燔灼，阴阳俱盛则梦相毁杀伤，上盛则梦飞，下盛则梦堕，甚饱则梦与，甚饥则梦取，肝气盛则梦怒，肺气盛则梦苦，短虫多则梦聚众，长虫多则梦相击毁伤。"《脉要精微论》又说："肺气虚则使人梦见白物，见人斩，血藉藉，得其时则梦见兵战。肾气虚则梦见舟船溺人，得其时则梦秋水中若有畏恐。肝气虚则梦见菌香生草，得其时则梦伏树下不敢起。心气虚则梦救火阳物，得其时则梦燔灼。脾气虚则梦饮食不足，得其梦则筑垣盖屋。"等等，说明梦及梦境与人体脏腑功能偏盛偏衰有关，解释梦境有助于辩证分析人体疾病和脏腑虚实的状态。

现代生理学、心理学和医学对于睡眠和梦也做了大量的实验分析和研究工作，研究证明，每个人都在做梦，而且梦的数量相当恒定。人的睡眠分慢波睡眠和快波睡眠，刚刚入睡时，处在慢波睡眠中，然后慢慢进入快波睡眠。慢波睡眠也叫无梦睡眠，快波睡眠叫有梦睡眠。在漫长的一夜中，慢波睡眠和快波睡眠循环反复交替，先是 80～120min 的慢波，接着是 20～30min 的快波，然后再是慢波、快波、慢波……循环 4～5 个周期，大约是 6～12h，恰好一夜，所以人的梦也是反复出现的。如果你醒来时正好处于快波有梦睡眠中，就会依稀记得自己做了梦；但如果醒在慢波无梦睡眠中，就会认为一夜无梦。成人快波睡眠占睡眠总量的 20%～25%。研究还发现，梦境的回忆也受人格特点的影响，内向人格、对内在的感受过分留意者，以及具有焦虑气质的人，都常能回忆出生动的梦境，这些人的睡眠都比较警醒。即使那些平日睡眠不警醒、很少记得有梦的人，一旦遇到烦恼事，心情焦虑，便会觉得梦多了起来。梦境的性质也关系到回忆的程度，平淡无奇的梦境当然容易遗忘。如果梦境使梦者的情感激动，记住的机会便增加了。社会文化背景影响对梦境的回忆，现代都市生活节奏快，匆匆忙忙，人们更关注的是外界的物质生活，很少人有深入探讨梦境的兴趣，即使做梦，也总是任其淡忘。小孩对于做梦倒是有兴趣，可是大人总是说："睡吧，做梦不是真事，别去想它。"从小就培养了对梦境的不关心。所以，城里人对于梦境的回忆程度一般偏低。而在边远的农村，那里生活宁怡、节奏从容，人们都相信梦是神人相会，能启示祸福，所以大家都关心，家人和亲戚朋友之间常讨论梦见了什么，表达人们对美好生活和情感的向往和强烈追求，这就鼓励了对梦境的回忆，因此，农村人对于梦境的回忆程度一般较高。男、女梦境内容以及儿童的梦境内容均有差别。统计发现，男子的梦中出现男性人物的频率比女性人物高，而女子的梦中出现男性人物与女性人物的频率相等。12 岁以前的男孩和女孩，在梦境中较常出现攻击性情节。女性在 12 岁以后，梦中的攻击性情节逐渐减少；而男性要到 30 岁以后，梦中的攻击性情节才开始减少，不过仍然比女性多。无论男性或女性，梦见自己遭到攻击更为经常，而攻击者都以不认识的男子居多。当男子的梦中出现其他男子时，那男

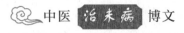

子往往是与做梦者自己处于对抗地位。男性较多地梦见自己如何挣钱，也较多地梦见旅行、乘车等户外活动；女性则较多地梦见自己被人追逐，或处于危险境遇的边缘，情景内容更富于情感色调。研究又发现，好梦与恶梦的比例为1:7，好梦少于恶梦，男女皆是如此。在儿童的梦境中，饥饿感、口渴感、思睡感等本能要求较多地直接出现在幼儿的梦境中。外界刺激也可能象征性地被编入梦境。做梦与智能活动相关，古今中外曾有不少的奇闻轶事，说明梦境是创造性思维的源泉。诗人在梦中吟得佳句，艺术家从梦中得到灵感，甚至科学家在梦中得到发明创造。梦境内容是否有意义，是否存在规律性的问题，至今看法不一致，有几种学说说法不一。但梦境是客观存在的，它对人体生理、心理和病理等方面的影响也是客观存在，有待于深入研究，这也是医学科学值得探讨的问题。睡眠与梦毕竟是生物学的最大奥妙之一，解开这个谜也许不比探测火星更容易。

做梦是健康人的标志，人在做梦时脑血流量和葡萄糖代谢水平都比不做梦时高，这是脑功能更强的标志。如果一个人完全不做梦，那说明他的右脑肯定出现了问题，只有植物人和痴呆症患者是不做梦的。慢波睡眠使大脑休息，蓄积能量，其对肌肉和身体各个系统疲劳的调整，对于增高和生长有很大的意义。快波有梦睡眠，是真正让大脑休息的睡眠，这时，负责逻辑思维、白天最辛苦的左脑几乎不工作了，负责情感思维的右脑接了左脑的班。慢波无梦睡眠相当于感觉剥夺，但是，大脑长时间得不到感觉刺激可能是有危险的，而快波有梦睡眠的作用在于周期性地给大脑提供刺激，提高其兴奋水平，从而对内环境的稳定起调节作用。两者相辅相成，协调和谐，保证了人体的正常睡眠。

梦是神秘的，又是普通的；是正常睡眠的标志，也是健康的标志。

睡眠日谈睡眠

3月21日是"世界睡眠日"。人的一生中有1/3的时间是在睡眠中度过的。5天不睡眠，人就会死去，睡眠是人的生理需要，是作为生命所必需的过程，是机体复原、整合和巩固记忆的重要环节，是健康不可缺少的组成部分。不幸的是，据世界卫生组织调查，27%的人有睡眠问题。良好的睡眠促进身心健康，要保持好的睡眠，应注意以下方面。

1. 顺应生物钟

要养成良好的睡眠习惯，按时入睡和起床，不能轻易破坏生物钟，不要在周六、周日晚上熬夜，白天不起，破坏了自己的生物钟。如果每天按时就寝，准时起床，定时去迎接每天早晨的阳光，那么你的生物钟就会准时运转，这是提高睡眠质量的关键因素之一。影响生物钟运行的因素之一是体温。人的体温波动对生物钟的节律有很大的影响。人的体温下降就容易引起睡意，这是利用体温调节生物钟的有效方法。如果体温调节失控，就会引起睡眠生物钟发生紊乱。控制体温的方法很多，例如睡前洗澡或睡前做20min的有氧运动等，睡觉的时候体温就会有所下降。中医认为，阴气盛则寐（入眠），阳气盛则寤（醒来）。所以夜晚应该在子时（21—23点）以前上床，在子时进入最佳睡眠状态。按照《黄帝内经》睡眠理论，夜半子时为阴阳大会、水火交泰之际，称为"合阴"，是一天中阴气最重的时候，阴主静，所以夜半应长眠。

2. 睡眠应有一个合适的环境

（1）要有一个清静的卧室和舒适的卧具。

（2）通风是卧室的一个重要条件，因为新鲜空气比什么都重要。无论室外的温度高低，睡觉之前都应该开窗换气。

（3）选择一张舒适的床，一般以软硬适中为宜。

（4）枕头软硬要适中。

3. 保持正确的睡眠姿势

要有正确的睡眠姿势，一般主张向右侧卧，微屈双腿，全身自然放松，一手屈肘放枕前，一手自然放在大腿上。这样的姿势可以使心脏处于高位，不受压迫；肝脏处于低位，供血较好，有利新陈代谢；胃内食物借重力的作用，朝十二指肠推进，可促进消化吸收。同时，全身处于放松状态，呼吸匀和，心跳减慢，大脑、心、肺、胃肠、肌肉、骨骼得到充分的休息和氧气供给。

4. 睡前注意事项

（1）睡前减慢呼吸节奏。睡前可以适当静坐、散步，看慢节奏的电视，听低缓的音乐等，使身体逐渐入静，静则生阴，阴盛则寐。最好能躺在床上做几分钟静气功，做到精神内守。

（2）忌饱食。晚餐七八成饱即可，睡前不要吃东西，以免加重胃肠负担。高脂肪的食物会延长在胃内的消化时间，导致夜里无法安然入睡。晚餐

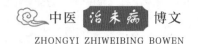
吃得少一点、清淡一点，最好选择一些低脂高蛋白食物，例如鱼类、鸡蛋或瘦肉等。

（3）忌浓茶与咖啡。晚上不要饮用浓茶、咖啡等食品，以免因精神兴奋或尿频影响正常睡眠。

（4）忌饮酒。饮酒好像可以帮助人入睡，但实际上是不正确的。长期饮酒也是造成失眠的原因之一，而且长期饮酒还可能造成酒精依赖。

5. 睡前可以适当服用养心阴之品

睡前适当服用补益心阴之品可安心神，帮助睡眠。如冰糖莲子羹、小米红枣粥、莲粉或桂圆肉水等。

睡眠也要讲卫生

我们在日常生活中讲求饮食卫生、环境卫生等，而睡眠卫生对众多失眠患者来说是有帮助的，以下原则值得关注。

1. 建立有规律的作息制度

要鼓励失眠患者建立有规律的作息制度，从事适当的体育锻炼。夜间既然失眠，白天就不要打盹，午觉亦应取消，把应该睡的觉都放到夜晚去，早晨不管如何疲困也要按时起床。不管精神怎么不佳，适当的体育锻炼仍要坚持，日久便显现出效果来。

2. 养成良好的生活习惯

注意晚餐要清淡，不宜过饱，忌饮夜茶和咖啡。睡前不要从事紧张和兴奋的活动。热水浴、按摩、性生活均有松弛神经的作用，从而促进睡眠。要定时就寝，上床就关灯入睡，形成条件反射。不要养成躺在床上看小说和思考问题的坏习惯，有些人的失眠就是这样引起的。流行的计数催眠法实践效果不好，有些失眠者越计数越焦虑。实在睡不着时宁可起床做事，等睡意袭来时再重新就寝。

3. 布置好适宜的睡眠环境

要留意卧室环境布置，注意床铺的舒适，调节室温和光线，减少噪音，去除各种可能引起不安全感的因素。

4. 尽量保持个体生物钟与生活节奏的合拍

乘飞机进行长途旅行，时差的改变会使睡眠节奏紊乱，导致失眠。有的人突然改上夜班会在白天睡不着，需要较长时间才能适应。

5. 保持良好的心态

有的人对很多事情总是丢不开、放不下，上床时总考虑某些问题，常担心自己睡不着，这样的担心最妨碍入眠。还有的人害怕黑暗、害怕恶梦、害怕睡过去不会醒过来等；任何原因引起的睡前过度兴奋都妨碍入眠；性张力未得解除，有的青壮年男女可因此影响睡眠。因此，保持良好的心态，及时调整自己的心情对正常睡眠非常重要。

睡眠姿势与健康

人的一生中有三分之一的时间在睡觉，睡眠质量的好坏是影响人身体健康的一个重要原因。然而，很多人入睡时都习惯于采用同一种姿势，觉得最舒服、最放松，而且入睡快，所以当要尝试着变换另一种姿势时，就会觉得很难入睡。到底长期采用同一种姿势睡觉好不好？不同的人群，在不同时期采用何种睡姿比较好？大部分所认为的右侧卧才是最佳的睡眠姿势这个观点是否正确？长期采用不良的姿势睡觉是否会对我们的健康造成大的危害？要了解这些问题，选择一个正确的睡眠姿势，才能真正让我们"高枕无忧"，睡出健康，睡出美丽。

1. 右侧侧卧是最佳的睡眠姿势

古人说："立如松，坐如钟，卧如弓"，孔子在《论语》中说"睡不厌屈，觉不厌伸"，意指睡眠以侧曲为好。《千金要方·道林养生》说"屈膝侧卧，益人气力，胜正偃卧"，也主张以侧卧为宜。气功家还有"侧龙卧虎仰瘫尸"之说，即以侧卧位为主，多取右侧卧位，少配左侧卧位，身体自然屈曲，适当配合仰卧位。右侧卧位，肢体自然屈曲，使全身肌肉筋骨放松，又能使内脏腑保持自然位置，有利于消除疲劳和保持气道及血络通畅。若是左侧卧位，易使心脏受压，从而影响血液循环。当然，睡眠的姿势不可能一成不变，一夜之间，总得翻身 20 ～ 45 次，以求得舒适的体位。如果一直保持一种睡眠姿势，不适当地切换，也可能导致气血流通不畅，一侧肢体受压而影响其正常功能。特别是对于一些疾病患者，睡眠姿势更要灵活掌握，如严重心脏病伴有心力衰竭，或支气管哮喘发作时，只能采取半卧位或半坐位。对急性肝炎患者，病人常感肝区隐隐作痛，这时若再采用右侧卧位，反而会增加病人的痛苦，此时应以左侧卧为好。

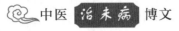

2. "高枕无忧"要适当

人们习惯"高枕无忧",其实,高枕对人并无益处,适宜的枕头才有利于全身放松,保护颈部和大脑,促进和改善睡眠。现代研究认为,枕头以稍低于肩到同侧颈部距离为宜。枕高是根据人体颈部 7 个颈椎排列的生理曲线而确定的,只有适应这一生理弯曲,才能使肩部肌肉、韧带及关节处于放松状态,枕头过高或过低都是有害的。高枕妨碍头部血液循环,易造成脑缺血、打鼾和落枕,而非"高枕无忧";低枕使头部充血,易造成眼睑和面部浮肿,特别是患有高血压、心脏病时更应该选择一个合适的枕头。

3. 经期平躺会危害健康

经期采用什么睡姿睡觉一直是令女性比较头痛的问题,经期失眠的女性大都是因为受到了睡姿的困扰而产生的,有人认为侧卧容易渗漏,因而常采用平躺的姿势,如果觉得还不太放心,就把枕头垫得高高的,身体上部分抬高,避免了经血的后渗。但也有人说,经期时不宜采用平躺的姿势睡觉,易对子宫造成压迫,久而久之,会使子宫后移,从而影响怀孕生育等。这些说法和做法,到底哪一种比较正确?或者从医学的角度来说,经期女性最宜采用的是哪种睡姿?仰睡时,身体与两腿都只能固定在伸直位置,一则难以变动;二则屈肌群被紧拉着,肌肉就不可能放松,这样就达不到充分休息的目的。同时,仰睡时两手会不自觉地放到胸部上面,既易压迫心、肺,影响其功能,又易出现恶梦和梦魇。此外,由于脸孔朝上,一旦熟睡时,容易因舌根下坠或口水流入气管而造成打呼或呛咳。所以,妇女在经期,由于子宫内残留经血,平躺时间过长,对子宫有压迫,也不利于经血的排除,应以侧卧为好,减少压迫和促进经血的畅通。

4. 孕妇哪种睡姿最危险?

怀孕这一特殊时期,随着子宫和胎儿的长大,孕妇的睡姿越来越重要,准妈妈们采用哪种睡姿最能保护宝宝,自己又睡得好呢?孕妇不可经常采用仰卧位,因为胀大的子宫常常右旋并压迫下腔静脉,使回心血量减少,大脑的血液和氧供应也会随之减少,从而可能出现一些症候,如胸闷、头晕、虚汗、呼吸困难、恶心呕吐、血压下降等,医学上称之为"仰卧位低血压综合征"。采用左侧卧位符合怀孕这一时期的生理变化,这种体位可使右旋子宫转向直位,从而减少由此引起的胎位和分娩异常。还能避免子宫对下腔静脉的压迫,增加孕妇的心血排出量,减少浮肿,改善子宫和胎盘的血液灌注量,有利于降低早产概率,避免子宫对肾脏的压迫,从而有利于胎儿的生长发育和优生。

5. 婴幼儿俯睡不可取

对婴幼儿说，俯睡不可取，因为婴幼儿自制能力差，一般不会主动翻身，小孩头面部骨骼发育还不完善，俯睡时间过长，会造成头面部和口腔的骨骼变化，有的还可能成为畸形。应当变换睡姿，不宜长时间保持一种姿势，这样有利于身体平衡发育和成长。

6. 危害中老人健康的几种睡眠姿势

中老年人是各类心脑血管疾病的高发人群，有些老人甚至会死于不知不觉的睡眠当中，这是否与老人本身所采用的睡眠姿势有关呢？对于患有心脑血管疾病的中老年人来说，最佳的睡眠姿势是怎样的？哪种睡眠姿势是此类人群最不宜采用的？对于患有心脑血管病的中老年朋友，采用右侧卧位睡姿是比较恰当的。这种睡姿肢体自然屈曲，使全身肌肉筋骨放松，又能使体内脏腑保持自然位置，有利于消除疲劳和保持气道以及血络通畅，较左侧卧位能避免心脏受压而影响血液循环。

觉醒与睡眠——中年保健平衡之一

智利矿难大营救中有这样的情节：井下矿工为了保持生物钟，他们依靠点亮和熄灭头灯来区分昼夜。可想而知，如果没有昼夜的区别，对人体的影响有多大。因此，觉醒与睡眠是保持人体正常生理机能的重要条件，是脑的生活节律。生物体和人体呈现种种节律现象，就如脉搏和呼吸周而复始地出现，心动周期是 0.8s，以节律来说是平均每分钟 75 次，呼吸周期是 4s，每分钟 16 次，这些是较短的周期、较快的节律；体温凌晨低、下午高，再到凌晨又低，人体的血压、代谢、血细胞数目、激素的分泌量等种种功能都呈现一种规律的波动，大体都是以一个昼夜为周期，这是"近似昼夜的节律"。又如月亮圆了又缺，缺了又圆，女性的子宫内膜长好又剥落，剥落了又长好，如月亮 29 天周而复始一样，这就是"月经周期"，一月一次的节律；还有更长的，我们体重增减大约以年为周期，夏天瘦，冬天胖，年复一年，等等。

最引人注目和关心昼夜节律的可能是觉醒与睡眠。白天工作，晚上睡眠，日出而作，日落而睡。虽然特殊工作的情形倒过来了，但也总是要使大脑有睡与醒的交替。长时间不睡，人就受不了，会出现种种神经精神症状；

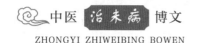
长时间不醒也不可能，除非人在昏迷中。人体觉醒与睡眠的周期，正好与昼夜的交替一致，是人与自然形成的默契，这种默契伴随着生物进化已形成了人体的"生物钟"。这种醒与睡交替的现象，专门研究睡眠的科学家至今还说不清原因。但这种规律对人体的影响是客观存在和重要的。人体保健，特别是中老年人伴随着生理功能的"走下坡路"更显得重要。

《黄帝内经·素问》："……营在脉中，卫在脉外，营周不休，五十而大会，阴阳相贯，如环无端。"指营气与卫气在一昼夜中，各在人身运行的周次，虽别行两道，但在一昼夜各行五十周次之后，便要会合一次。卫气昼行于阳，人即醒寤；夜行于阴，人即睡眠。这是人体生命节律的反映，"与天地相参""与日月相应""与天地同纪"这是阴阳交通，阴阳相贯，维持机体正常状态，使之阴阳平衡。该文还指出了人体生命节律还有"日节律""月圆缺节律""月节律""双月节律""季节律"和"半年节律"。与人体气血运行、阴阳消长密切相关。

保证正常的觉醒与睡眠对人体健康和保持良好的状态非常重要。人气血盛，气道通，营卫之气协调运行，五脏功能调和，精神得养，故白天精神饱满，夜则睡眠得安。反之，白天精力不足，夜则睡眠不安。人到中年，心最累，情最深，责任最重，中年人工作劳累、精神紧张、压力大，更易影响觉醒与睡眠，难以保持其正常合理状态，再加上生理调节功能减弱，对身体健康的影响是很大的。高血压、糖尿病、内分泌失调、睡眠障碍、抑郁症及免疫功能降低等发病均与此有密切关系。人到中年，更需要保证正常的觉醒与睡眠，避免过度熬夜、过夜生活、昼夜颠倒等，养成良好的起居生活习惯对身体健康有益，也是最好的保健。增加适当的体育锻炼，维持适度的性生活，都会有利于心理、生理健康，减轻症状。

失眠患者多因"放不下"

现代社会，人们生活、工作的方式和氛围较以往有很多改变，老年人、中年人和青年人乃至少年儿童都有不同的压力和担心的事情。简单地说，就是有很多的"放不下"。这些"放不下"就会影响睡眠质量，严重者导致焦虑和抑郁等。

企业家们面对市场的激烈竞争，为企业的发展担忧而"放不下"；行政官员工作压力大，担忧仕途而"放不下"；白领人士职场竞争，担忧职位的升迁而"放不下";学生学习任务重,担忧考学就业而"放不下";老人关心子女也总是"放不下"。这些"放不下",如果能正确地面对和处理,保持良好的心态,洒脱一些,也能保持正常的生活状态和良好的睡眠。如果不能面对,再加上性格内敛、较真、多虑、敏感、多疑和不能自我调整而总是"放不下",就有可能影响正常睡眠,导致失眠。因此,放松心情,保持良好的心态,对保持良好睡眠是至关重要的。生活中,很多人没有充分认识到这一点,一旦出现失眠就服用镇静安眠药,甚至长时间服用而产生药物依赖。有时尽管服用安眠药,仍然得不到正常的睡眠而出现头晕头痛、健忘、心慌心悸、焦虑等。人生总有许多不如意的事情,总有需要担当的事情,不能脑子里整天不断地想过去、现在、未来的事情,要"打开心结",尽量愉快地生活。中医有"先睡心,后睡身"之说,即心静神安方能安然入睡。倡导"入寐之法,首在清心"。所以,该放下的要放下,放不下的先放下,有好的睡眠才有好的工作生活状态,也才能把"放不下"的事情做好。

为何后三十年睡不着

民间有俗语说:"前三十年睡不醒,后三十年睡不着"。人在年轻的时候,总是感觉觉不够睡,而随着年龄的增长,到了中年尤其是到了老年,睡眠的时间会明显减少。从睡眠医学的角度来看,确实,老年人的睡眠能力相比以往会下降,睡眠时间会逐渐缩短,睡眠质量也越来越差,但由此会产生一系列睡眠障碍,这并不是一个正常现象。

1. 与年龄一起流逝的睡眠

我们总有一个误解:随着年龄的增长,睡眠减少是正常生理现象。其实不然。老年人是失眠的易患和高发群体,65 岁以上人群中,有 35% ~ 50% 的人经常受到睡眠障碍的困扰,是影响老年人身心健康的重要因素之一。这与老年人的生理病理变化和生活起居密切相关,衰老过程与睡眠质量和数量的变化有密切关系。

老年人由于中枢神经系统结构和功能的退行性病变,导致睡眠周期节律功能受到影响。老年期激素分泌水平发生较大的变化,褪黑素和生长激素分泌下降导致体内激素水平失衡,引发相应的睡眠障碍,如各期的睡眠减少。但同时,长期用药、周围环境的影响,也会给老年人带来一定的睡眠障碍。比如一些心脑血管疾病、糖尿病等慢性疾病的药物,长期服用,对睡眠有明

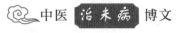

显影响。

精神、心理因素更是一大睡眠杀手。一方面，各种环境变化较中青年时期明显增多，如退休、丧偶、失去亲友、患病、无人照料等事件，随着年龄的增长会越来越多；另一方面，由于体力、精力下降，有些身体与精神因素的作用容易被强化。由此造成老年人多发孤独、焦虑及抑郁症状。有关研究表明，老年人由于心理、精神因素而发生的失眠高于因疾病、药物副作用等导致的失眠。所以，应当加强对老年人失眠的关注。

2. 睡眠时间超长也会催人老

老年人睡眠不足影响健康，但要是走向另一极端——过分恋床，使睡眠时间过长，同样也是不可取的。生理学家认为，60～70岁年龄段，每天的睡眠时间以6～7h为宜，70岁以上的高龄老人每天的睡眠时间一般不宜超过6h。睡眠时间过长，体能下降越多，进而使身心两方面加速老化。研究调查表明，每天睡眠时间超过9h的老年人，不仅没有显示出精力充沛，反而情绪低落、动作笨拙、出现反常心理，且可能变得愈睡愈懒。建议采取散步、聊天、游玩、娱乐等较为积极的方式休息，这样做不仅会使身体很快得到放松和恢复，而且可以延缓身心老化。关注老年人睡眠就是关心老年人的健康。

3. 睡眠作息顺应自然

我们传统医学提出"天人合一"的睡眠观，顺应自然去睡眠作息，当白昼阳气盛而阴气尽时，开始醒觉，当白昼尽而夜晚来临时则应睡觉。

除了睡觉时间顺应季节时间，老年人还要端正心态，勿过分焦虑和担忧，调节好自己的睡眠时针，按时睡觉、起床。每天可在固定的时间进行睡前运动按摩，睡前做2～4h的轻微体力劳动，如打八段锦、太极拳等，在睡前按摩安神助眠的穴位：安眠、三阴交。晚饭不饮酒，睡前数小时内不喝咖啡、浓茶，应少吃点零食，可喝杯温牛奶或喝点蜂蜜水。不要在睡前或失眠时吸烟，尼古丁是刺激剂，会扰乱正常睡眠。平时还可多吃些安神宁心的药膳，如百合、莲子、红枣等。

传统养生观念对睡眠的姿势也有一定的讲究，中医说"天人相应"，因此，睡时头部向东或东西方向，可顺应阳气生发而养生。卧姿有很多种，以右侧卧睡"卧如弓"的姿势为好。因为右侧卧位时，肢体自然屈曲，使全身肌肉筋骨放松，又使体内的脏腑保持自然位置，有利于消除疲劳和保持气道、血管通畅。但在睡眠中卧姿不是固定不变的，都会不自觉地翻身，因此不必强求一定的卧姿，以易于入睡、睡得自然舒适为原则。

谈女性睡眠障碍

由于女性特有的生理和心理及社会作用，相对男性而言，更易失眠，其睡眠障碍的发生与表现与男性有不同之处，在调理和治疗方面也有区别。

女性特有的生理机制，体内雌性激素水平随初潮、青春期、月经期、妊娠、停经等变化，睡眠模式也都发生相应的变化；在月经周期，比较典型的是经前综合征，会出现各种各样的睡眠障碍，如难入睡、夜间易醒、多梦或过度睡眠，晨起时疲惫、头晕、记忆力下降等。睡眠质量都受到不同程度的影响，并且常伴有情绪低落、易怒、不悦、焦虑、各种能力下降、食欲减退以及头痛、皮疹等躯体症状。在妊娠期，怀孕的头3个月，白天嗜睡、晚上失眠以及夜间易醒等症状增加，睡眠质量明显下降；妊娠4～6个月，睡眠症状有所改善，但仍可能持续存在睡眠障碍；妊娠7个月后，孕妇常在夜间睡眠过程中醒4～5次，白天瞌睡；妊娠后期的睡眠变化则与尿频、腰背痛、胎动、腹部不适、腿痉挛等有关。在绝经期，绝经可直接导致睡眠质量下降或使原有的睡眠障碍症状加剧，常伴有自主神经症状。

在心理和社会作用方面，女性与男性相比，更容易受到社会作用以及心理等不确定因素的影响而导致睡眠障碍。即使生活在同一家庭里，生活方式和心理变化可能有很大的不同。如照顾婴儿或老人，也容易导致睡眠障碍。在失眠的诱因方面，精神因素对女性来说更是很强的致病因素，而在抑郁和焦虑方面，女性的发病率远高于男性，这都是导致睡眠障碍的重要原因。此外，社会因素如离异、丧偶等突发事件和人际关系紧张、后悔、忧虑以及噪音、酒精等因素对女性睡眠的影响程度也远高于男性。工作压力常为男性睡眠障碍的重要因素，但在现代社会中，白领女性工作压力也不低于男性，成为影响睡眠的重要因素。

根据上述女性睡眠障碍的特点，其调治方法也应考虑其不同。对月经期的女性睡眠障碍，可根据月经周期的情况用中药调经治疗，或补血活血、或补肾调冲任、或滋阴清热等，使经调气顺，血畅神安，睡眠也好。对孕妇的各种睡眠障碍，考虑到胎儿发育等因素，通常不主张使用镇静催眠的药物，特别是化学药品。但运用中药整体调理是可以的，还可选用补气固肾安胎之品，以达到既安神又安胎的作用。对绝经期的中老年女性睡眠障碍患者，配

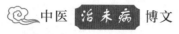
合激素替代疗法，可明显改善绝经期女性的睡眠质量，减少醒夜次数，还可改善白天的体力和精力。对于心理和社会因素的影响，应适时进行心理疏导和自我调整，消除不良情绪，处理好各种矛盾，气顺心悦，改善睡眠。

失眠与更年期综合征

更年期是从中年向老年过渡的一段重要时期，一般男性在 50～60 岁，女性在 45～55 岁左右。进入更年期后，人体各种器官特别是内分泌系统逐渐衰老、退化，妇女卵巢的功能渐渐衰退，激素水平的下降，直接影响了大脑的功能，并影响到植物神经功能，从而产生一系列植物神经过敏和内分泌功能紊乱症状。在这内分泌不稳定的特定时期，人的情绪也极易出现起伏，精神变得十分脆弱，对外界各种不良刺激的适应和抵御能力下降，一些小事情和一点刺激，都会令她（他）们难受，如果是平素性急易怒的人，这时更是"变本加厉"。自身和环境的变化，常常也会对更年期综合征起到推波助澜的作用。

女性表现得更加突出，在更年期，绝大部分会出现忧郁或焦虑症状，有头晕、头痛、失眠、乏力、食欲减退、工作能力下降或者周身不适的主诉，并逐渐发展为明显的忧郁、焦虑甚至猜疑或躁狂的症状。因此，在这一时期，睡眠障碍是常见的症状，表现为入睡困难及睡眠时间减少，白天虽感疲乏困倦，但夜晚极难入睡；同时也表现出情绪不稳、烦躁不安、激惹性增高、十分敏感。因为血管舒缩功能失调，常会有面部潮红、身体潮热、烘热、汗出、四肢麻木、手抖、眩晕、耳鸣以及夜间盗汗等。多数女性月经周期紊乱、经期缩短直至停经；性功能也明显减退，甚至发生性功能障碍。

更年期综合征出现失眠的根本原因是内分泌异常导致植物神经功能紊乱以及心理因素的影响。中医学认为更年期是妇女一生中的一个生理转折期，是脏腑功能衰退、生殖机能丧失的开始。故《黄帝内经》中说："女子……七七任脉虚，太冲脉衰少，天癸竭，地道不通，故形坏而无子。"妇女在绝经期前后，肾气渐衰，天癸将竭，冲、任二脉亏损，精血不足，生殖能力降低以致消失，脏腑失于濡养，阴阳失调。一般认为，更年期综合征以虚为主，肾虚为本，涉及心、肝、脾脏。因此，在调治方面，西医以补充雌激素为主，对症处理（镇静剂如安定、谷维素等）；中医辨证论治，根据个体素质差异和不同的临床表现分型施治。常用中成药有天王补心丹、交泰丸、左归丸、右归丸和六味地黄丸等。食疗可选用：①莲子百合粥：莲子、百合、粳米各30g同煮粥，每日早晚各服1次。②甘麦大枣粥：大麦、粳米各50g、大枣10枚、甘草15g，先煎甘草，去渣，后入粳米、大麦及大枣同煮为粥。每日2次，空腹食用。另外，要保持心情舒畅、克服抑郁、多虑等不利心理因素；注意生活调护，劳逸结合，饮食有节；积极参加适当的体育锻炼，维持适度的性生活，都会有利于心理、生理健康，减轻症状。

睡眠与胃病

在《黄帝内经》中有"胃不和则卧不安"的记载，表明胃气不和影响睡眠。而临床研究发现，长期睡眠不足也容易影响胃，可导致胃溃疡，并会刺激胃癌基因生长。

睡眠不足会降低胃部血液流量，削减胃的自保能力，大大增加患胃溃疡的概率。在动物试验中，将大鼠连续7日困在不停转动的笼内，干扰其睡眠，结果显示，睡眠不足的大鼠胃溃疡的发生率远高于对照组。睡眠不足会刺激人的癌基因生长，令其胃部细胞生长速度加快，较易引发癌症。长期睡眠不足就会产生焦虑、忧郁，再加上精神刺激、心境不佳、情绪低落等因素的影响更会加重胃病。有人也做过实验，把猴子吊起来，并不时给电刺激，造成猴子一直处于焦虑不安的情绪中，不久，这只猴子便得了胃溃疡。胃也是有感情的器官，它的蠕动尤其是各种消化液的分泌，都是在神经系统支配下进行的。人在愉快的情绪下进餐，消化液会大量分泌，胃蠕动加强，从而有益于健康。相反，长期在紧张、忧虑等恶劣情绪下进餐，可发生植物神经功能紊乱，特别是胃的功能障碍更为明显。功能性胃病与现代人的工作紧张、生活节奏快、精神负担重有很大的关系，如过度劳累、心理压力过大、情绪紧张等。

但是，睡眠过多也容易引发胃病。经临床证实，当人们经过一个晚上，腹中空空，已出现明显饥饿感，胃肠道准备接纳、消化食物，分泌各种消化液，这时如赖床不起，势必打乱胃肠功能规律，时间一长，胃肠黏膜将遭到损害，易诱发胃炎、溃疡及消化不良等疾病。

因此，对于每个人尤其是上班族来说，保持充足的睡眠至关重要，对于预防胃病有很大作用。

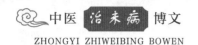

脂肪肝与睡眠

随着人们生活水平的提高和饮食结构的变化，被称之为现代"富贵病"的脂肪肝发病率在我国呈现明显的上升趋势。目前脂肪肝在我国已成为仅次于病毒性肝炎的第二大肝脏疾病。脂肪肝的发生率在普通人群中占 10% 左右，但在糖尿病、肥胖者和酗酒者中分别达到 40% 以上。针对白领阶层的调查显示，30～45 岁的男性上班族中，患脂肪肝的比率高达 12.9%。脂肪肝的发生与多食高脂食物、过量饮酒和少运动以及工作紧张、心理压力大有关。多数脂肪肝病人都伴有情绪不稳定、失眠、倦怠、乏力等症状。

肝脏是人体的巨大化工厂，在肝内进行的生物化学反应达 500 种以上。对血液中吸取的各种物质进行分解、合成、储存、转化等代谢活动。它是储存糖和合成蛋白质的主要场所。肝脏也是人体中的解毒器官，它能化有毒为无毒或低毒。当肝脏出现功能性障碍时，一些有毒的物质就会对人体产生不利的作用，严重时还可置人于死地。肝脏发挥它强势解毒功能的时间是在每天凌晨的 3 点，因此在肝脏排毒的时间里，你必须是处于熟睡状态之中。长期熬夜的人就会影响肝脏的解毒功能。睡眠时体内会产生激素，而激素具有燃烧脂肪的作用，睡眠不足也会影响脂肪代谢。肝脏的血流量在立位时要比卧位减少 40% 左右，卧床休息可以增加肝脏的血流量，使肝脏得到更多的血液、氧气以及营养的供给，促进肝细胞的康复，减轻肝脏的生理负担。睡眠不足时常会引起烦躁、焦虑和抑郁，导致情绪不畅。而中医认为"肝主疏泄"，即肝脏具有疏畅气机、调节情志和促进胆汁分泌与疏泄、协助脾胃消化的功能。肝的功能正常，就会心情舒畅、气机调顺；反之，情志抑郁不畅就会影响肝的疏泄功能，导致肝气郁结、气机阻滞，出现胸胁胀痛、食少纳呆等症。现代医学也认为，肝脏内分布着丰富的交感神经，气恼忧愁会直接导致肝细胞缺血，影响肝细胞的修复和再生。对于脂肪肝的病人，充足的睡眠有助于保证机体内环境的调节和稳定，改善脂肪代谢，改善肝脏功能，也能提高抗病能力。

失眠的自我调治

失眠的治疗有药物治疗和非药物治疗，也有西医治疗和中医治疗以及中西医结合治疗。由于失眠与心理、社会因素有重要的关系，所以无论哪种方法治疗，自我调理是重要的。根据临床观察和经验，对于失眠的患者，在药物治疗之前建议首先考虑自我调治，或在药物治疗过程中配合自我调治将起到积极有效的作用。

1. 生活行为的控制

不良的生活习惯影响睡眠，有些影响非常明显。常见的不良习惯如入睡前锻炼身体、看兴奋刺激的影视片、睡前吸烟，或晚间喝浓茶、咖啡等。对于生活行为的控制，重点在于调整白天与夜间的兴奋度，限制或消除不良习惯，建立规律和良好的觉醒与睡眠习惯。主要内容如下。

（1）白天提高兴奋度，增加日照时间。尤其是对于长期伏案工作者、家庭主妇或退休人员等，白天所进行的社交活动较少，较紧张的体力活动较少，日照时间通常不足。这些因素导致的夜间睡眠障碍在临床上常见。应适当增加户外活动，暴露在光线下。而在晚上则应减少光线（尤其是较强的光线）、噪音等干扰。

（2）减少睡前的刺激性活动。睡前避免锻炼身体和从事注意力高度集中的脑力劳动等。对于必须在晚间从事工作的人，则应该刻意在睡前1～2h进行放松，使自己的体力与精神舒缓下来，以防止影响睡眠。如果处于身体与精神紧张的状态时上床，虽然有睡意，但往往会出现入睡困难。入睡困难导致情绪烦躁、心理紧张，可能会进一步影响睡眠。但是睡前常规性的性生活不在此列。

（3）减少睡前接受精神刺激和摄入刺激品。前者如阅读恐怖小说、观看兴奋恐怖悬疑影片等；后者如吸烟、饮咖啡、浓茶及兴奋药品等。需要特别指出的是酒精饮品，过量饮酒显然对睡眠具有严重的影响。虽然看起来喝醉后很容易入睡，但实际上宿醉后的睡眠质量并不好，往往会在次日出现明显的残留效应，如头痛、困倦、疲乏等。

（4）调整睡眠—觉醒节律。养成恰当的睡眠—觉醒习惯，例如只有在有睡意时上床，如果上床后15～20min仍没有入睡，则应立即下床，做些轻松的活动，放松身体与精神，直到出现睡意再上床；第2天起床应当按时，无论前一晚睡得多与少、好与坏，第2天都应当按时起床；午睡时间不超过1h，避免不恰当的日间睡眠干扰夜晚的正常休息。

（5）限制无效睡眠。有的患者每天躺在床上的时间很多，但实际睡眠时间却很短，比如在床上8h，而实际睡眠时间只有5h，应该限制这种无效睡

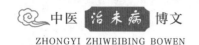

眠，也就是将在床上的时间限制在 5h 内。要建立一个观念，"床是用来睡觉的"。"总睡眠时间/在床上时间"被称为睡眠效率。临床实践证明，睡眠限制是行之有效的方法，尤其是对于减少老年患者入睡后的觉醒很有帮助。

2. 身心的放松

中枢神经系统的觉醒水平与睡眠中枢共同调节睡眠。降低皮质和机体觉醒水平以及增强自身睡眠中枢的主动调节能力，都很重要而且有效。身心放松的目的是降低觉醒水平，并非诱导睡眠。不要在身心放松过程中刻意追求困意，这不是放松的目的所在，而且刻意追求反而引起皮质兴奋，进一步影响睡眠。

（1）肌肉放松。使全身肌肉从上到下逐个部位松弛下来，也可通过按摩来实现。

（2）想象。回忆或想象愉快的情景，可诱导躯体松弛或转移焦虑心情。

（3）腹式呼吸。慢呼吸可以使全身放松。此方法是众多方法中最简便易行的，而且临床效果比较好。

根据自身的情况选择适合的上述自我调治的方法将帮助改善睡眠，而且是安全和效果较持久的自然疗法，也可避免或减少药物治疗的副作用。

介绍几种防治失眠的食物

药食同源，有些食物除营养价值外，还有一定的药效。失眠患者也可在一些常见的食物中找到具有对失眠有治疗作用的品种，帮助改善睡眠。

1. 大枣

大枣性味甘平，有补益脾胃、养血安神的功效。晚餐后用大枣加水煎汁服用，能缩短入睡时间，也可与百合煮粥食用。尤其是用于血虚失眠。现代研究表明，大枣还有抗过敏反应、调节中枢神经、保肝强体、降低胆固醇、抑制肿瘤等作用，对因某些疾病引起的失眠也有辅助性安神催眠作用。

2. 蜂蜜

蜂蜜性味甘平，有润肺补中、缓急解毒、润肠通便的功效。《本草纲目》中就有睡前服用蜂蜜可治失眠的记载。服用蜂蜜，再饮一杯温开水，体内会产生大量的血清素，对烦躁而不易入睡者，可使大脑皮层受到抑制而较快地进入安睡状态。神经衰弱失眠患者，在每天睡眠前口服一汤匙蜂蜜，可以促进入眠，对失眠有明显的调节作用。

3. 小麦

小麦有养心安神、补脾益肠、利尿活血、除烦止渴的功效。更年期女性食用未精制的小麦能缓解更年期综合征，防治失眠。也可配方食用：①小麦100g、甘草18g、大枣10枚，水煎，早晚2次分服。②小麦50g、大枣10枚、龙眼肉10g，加水煮熟后连渣食。③小麦50g、黑豆20g、合欢花15g（布包），水煎后弃合欢花，喝汤食麦、豆。

4. 小米

小米性微寒、味甘，有健脾和胃、安眠的功效。"胃不和则卧不安"，晚饭吃得过少，胃中空虚使人难眠；吃得过多，胃因饱胀而压迫内脏，也会妨碍睡眠。改食小米粥，既不会很快地排空而"吊胃"，又不会过饱而失眠，因此，小米粥可谓是安眠良方。现代研究也证实，人类睡眠的产生和困倦程度与食物蛋白质内色氨酸含量密切相关，色氨酸能促进大脑神经细胞分泌一种催人欲睡的血清素，而小米中色氨酸的含量名列前茅。

5. 莲子

莲子性味甘、涩、平，有补中、安心、止泻功效，可用于夜寐多梦、遗精频繁或滑精者，特别是对青年人梦多遗精者，有良好的安神止遗作用。莲子可做成莲子汤、莲子羹、莲心粥等食品，又可炖鸡、鸭服用。①失眠者可用莲子心30个，水煎，加盐少许，睡前服。②失眠伴梦遗泄精者，莲肉、益智仁、龙骨各等份，研为细末，每次6g，空腹或清米汤调服。③高血压病伴失眠者，莲子心15g，水煎代茶饮。④月经过多伴失眠者，莲子50g、冰糖25g，炖熟食之，并喝汤。

6. 桂圆

桂圆也称龙眼，性味甘温，益心脾、补气血，可用于心脾虚损、气血不足所致的失眠、健忘、惊悸、眩晕等症。还能辅助治疗病后体弱或脑力衰退，对于女性的产后调补也很适合。①贫血、神经衰弱、失眠、心悸、盗汗等，桂圆肉4～6枚、莲子10g、芡实10g，加水炖汤，睡前服。②产后失眠，桂圆100g、鸡蛋1个、红糖适量。置锅内蒸10～20min，将蒸好的鸡蛋、桂圆一起连汤服下。③失眠，每晚睡前吃桂圆2个，可养心安神。

7. 百合

百合性味甘平，有润肺、清心调中之效。有良好的营养滋补之功，特别是对于病后体弱、神经衰弱等有较好的作用。①百合50g、蜂蜜50g，拌匀蒸熟，睡前食用。②百合15g、酸枣仁30g、远志10g，水煎服。

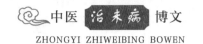
催眠药物的合理应用

在临床中，常会遇到失眠患者对于催眠药物产生两种截然相反的极端态度：有些病人过分依赖催眠药物，每晚非吃不可，越用剂量越大；而另一些病人又过分恐惧催眠药物，宁愿痛苦地辗转反侧，连一片药也不敢尝。这两种极端态度都是不恰当的。在针对失眠的病因进行治疗和讲究睡眠卫生的基础上，间断性地合理使用催眠药物，充分发挥其药效并减少其副作用，催眠药物治疗仍然是处理失眠的重要手段。医生和病人都必须明确，用药的目的不是使睡眠依赖于药物，而是以药物为手段重建睡眠的正常规律。考虑到现有的一切催眠药物都可能发生习惯性和耐药性，都可能形成药物依赖，催眠药物治疗就只能间断进行，用药之后有效就要果断停药。应使病人明了：几晚睡不好没有多大关系，往往在几晚睡不好之后，接着会出现自然的熟睡。

如何选择催眠药物呢？理想的催眠药物应具有以下六个方面的特点：

（1）缩短睡眠潜伏期，使人迅速入眠；

（2）不改变睡眠的正常模式；

（3）确保一夜睡足，不早睡；

（4）白天不余留镇静作用；

（5）不形成习惯性和耐药性；

（6）即使过量也难以自杀成功。

当然，至今还没有一种催眠药物能完全满足这些要求，不过在选用药物时应该用这些标准权衡考虑。目前对催眠药物的选择主要还是经验性的，医生要参考病人对药物的反应，力图以最小有效剂量去达到最大目的，经常要考虑到避免蓄积中毒，应利用一切可能的有利因素与催眠药物相配合。值得注意的是，个体对药物有选择性，有的人觉得这种好，有的人又觉得那种好，并不断追求效果更强烈的催眠药物；有的人长期服用催眠药物从中得到了"欣悦感"，剂量不断增加；有的医生把抗精神病药物用于治疗一般性失眠，这些是不对的。所以，一定要强调不能使睡眠依赖于药物。对于失眠的治疗，应该是整体性的调理和有针对性的处理相结合，并讲究睡眠卫生，这才是改善睡眠的良好途径。

小儿失眠的调养

小儿失眠是指经常性睡眠不宁或不易入睡，或以睡后易醒为主症状。远较成人少见。婴儿睡眠不宁往往与身体各部的不适使大脑有一定强度的兴奋灶有关，如包扎过紧、尿布浸渍、衣被刺激、寒温不适宜、蚊虫叮咬、饥饿口渴以及扁桃体肥大妨碍呼吸、蛲虫病引起奇痒等。幼儿睡眠障碍大都由于睡前过度兴奋引起，学龄儿童入睡困难和易惊醒，大多与白天精神不愉快、学习过于紧张有关。上述情形，从抚养中寻找原因，精心求之，非药物所能奏效。如婴幼儿睡眠不宁，多由父母及亲近的家人看护入睡，以期有安全感，使小儿免受惊恐。学龄前儿童，刚学习各种知识，不能辨别事物真伪，易受惊骇而不寐，可以耐心劝导，晓之以理。学龄儿童，若学习负担过重，或性格孤僻，善思多愁，应耐心开导，正确对待目前困难，还可与学校联系，帮助小儿消除顾虑，促进睡眠好转。如果经上述处理无效，小儿经常性睡眠障碍兼有全身症状者，当辨证治疗。一般可分以下为六型：

（1）阴虚肾亏型。症见形体消瘦、神气不足、目光无神、睡中易惊醒。可选用中成药：麦味地黄丸、知柏地黄丸、琥珀多寐丸等。

（2）心神不宁型。症见面色乍青乍白、眼神凝视呆滞、白睛常带青色、惶惶不安、多梦易醒。可选用安神丸、珍珠母丸、磁朱丸等。

（3）心脾两虚型。症见终日郁闷不安，或喜静少动、体倦神疲、食不知味、面色少华。可选用归脾丸、生脉饮、芪枣冲剂等。

（4）心胆气虚型。症见时作惊惕胆怯、心悸多梦、面色无华等。可服安神定志丸、酸枣仁片、琥珀安神丸等。

（5）乳食积滞型。症见不欲吮乳思食、嗳腐口臭，甚至呕恶、大便臭秽、腹胀等。可服保和丸、消乳丸、木香导滞丸等。

（6）气虚痰滞型。症见形体虚胖、倦怠乏力、痰多、食少懒言等。可服二陈丸和柏子养心丸、灵芝片等。

帕金森病患者睡眠障碍该怎样处理

帕金森病是一种慢性进展性疾病，它的症状会随着时间的推移而逐渐加重，可以危害任何人，但最常见的是老年人，男性稍多于女性。国内患帕金

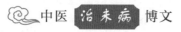
森病总数已达 250 万人，55 岁以上人群帕金森病患病率近 1%。睡眠障碍不是帕金森病的特有症状，但与帕金森病相关的睡眠障碍有三种情况需要注意。

第一种情况是由于抗帕金森病的药物不够量，使帕金森病的症状控制不好，导致入睡困难或早醒。如震颤控制不好，常导致入睡困难；而在睡眠中，由于肌肉僵直，导致自主翻身困难或肢体痉挛，常常造成病人早醒。如果是这样的情况，就要增加抗帕金森病药物的剂量或者种类，控制好帕金森病的症状。

第二种情况是抗帕金森病的药物过量造成的精神症状，如左旋多巴、多巴胺受体激动剂或金刚烷胺等药物都有可能造成睡眠障碍。如果是这样，可以减少夜晚的药量，但必须征得医师的同意，减药的原则是后加的药先减。如果上述处理效果都不好，可以在医师的指导下适当用一些安眠药或中药调理帮助改善睡眠。

第三种情况是帕金森病患者有 25%～61% 的人常伴有抑郁症状，我们经常看到帕金森病人表情严肃，很少有笑容，情绪低落，不太容易控制自己的情绪，容易伤感流泪。在看电视节目时稍微有一些感人的场面就会泪流满面，在生活中稍微有一点委屈也会伤心不已。其原因有两方面：一是心因性的，因为病人过分担心自己的病而造成情绪低落，但也随着治疗后症状改善而情绪改善；二是躯体性的，就是即使帕金森的症状得到了明显改善，病人的情绪也不见好转甚至恶化。抑郁情绪或抑郁症状都会影响睡眠，对这种情况的处理，要做好患者的思想工作，多交流沟通，舒缓患者的情绪，树立战胜疾病的信心。对躯体性的，可以适当用抗抑郁的药物治疗或中药综合调理。

糖尿病患者失眠的防治

糖尿病相关失眠是指在具备充分的睡眠机会和环境的前提下，发生与糖尿病有关，以失眠为主的睡眠质量不满意状况，包括难以入睡、睡眠不深、多梦、醒后不易再睡、早醒或自觉睡眠明显不足等，包括糖尿病所致失眠和其他与糖尿病有关的失眠，如糖尿病的手术治疗、药物治疗等导致的继发性失眠。糖尿病所致失眠是指由糖尿病直接引起的以失眠为主的睡眠质量不满意状况，包括因患者恐惧糖尿病及其不良预后或因疼痛导致的继发性失眠。

据统计，我国糖尿病患者数已达 9240 万人，糖尿病前期人群更超过 1.48 亿人。失眠既可以是糖尿病的诱发因素和前驱症状，如长期处于紧张状况、睡眠不良；也可能是糖尿病的重要伴随症状，长期失眠既可使具有糖尿病易感性的人发生糖尿病，也可以加重糖尿病的病情。糖尿病本身就是由生物、心理、社会多因素引起的综合病症，与精神情绪、心理因素密切相关，而这些因素也是导致失眠的重要因素。

糖尿病相关失眠的临床表现，除了失眠和基础疾病——糖尿病的主要症状多食、多饮、多尿外，还可出现其他伴随症状或并发症，如肥胖、皮肤瘙痒、伤口不愈合、四肢麻木、刺痛、视力减退、小便次数增多（特别是夜尿增多）、容易感染等。饮食、睡眠和性功能是人们的基本生理功能。患者在夜间因多尿而上厕所，可整夜不能安睡；因皮肤瘙痒而难以入睡。此外，糖尿病的并发症，如冠心病、脑血管病、周围神经病、肾病等，均可引起失眠，由于疾病导致的心理负担、经济负担等压力因素、社会因素也可导致各种失眠。

有效防治糖尿病相关失眠，要采用心理治疗和药物治疗结合的综合治疗方法，其治疗原则是降低血糖、诊治失眠等症状、防治并发症，并通过健康教育帮助患者建立良好的饮食和睡眠习惯，进行自我病情监测，主动配合诊治。不论糖尿病的类型和预后如何，医生均应给予患者和家属高度关怀，并给予情感支持，对失眠、焦虑、抑郁等症状，应根据不同症状选用中西药物，用药过程中应严密观察和及时处理不良反应。

如何使睡眠更香

如何使睡眠更香？睡眠也是一门学问，注意睡眠的一些小细节，有助于提高睡眠质量，使睡眠更香。

1. 选好床

床的高度应略高于膝盖，理想的垫物最好是硬板床铺和软硬适中的床垫，这样，可保持人体脊柱处于正常的生理状态，从而保证睡眠舒适。

2. 用好枕

人的颈部是人体最柔弱的地方，枕头太高或太低都会影响颈部肌肉的自然放松，因此，枕头只能使头部比身体稍高一点即可，高度控制在 9 ～ 15 cm 为宜。

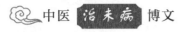
3. 盖好被

睡眠要暖和才香甜，但被子不能太厚太重，否则会使身体处在一定的压力之下，有碍人体放松休息。另外，睡眠时忌穿紧身衣裤，否则会影响睡眠。

4. 卧如弓

中医学认为，夜晚人体阴气转盛而阳气内敛。屈曲如弓的卧姿有利于阳气的收敛和人体肌肉筋膜完全放松，易于消除疲劳。同时，人体最好能向右侧卧，可减少心脑负担，促进肝脑藏血功能和胃肠的顺利进行。

5. 多按摩

睡前不妨进行自我按摩，如按摩头皮可起到促进头皮血液循环、松弛神经、消除疲劳、改善头部营养和氧气供应之功效，这对防治白发、脱发均有良好效果。按摩脸部有助于去除皮肤陈旧老化的角质层，加速新陈代谢。按摩腹部有助于胃肠消化及脂肪的代谢，预防腹部"发福"，每次按摩花时不多，日久必见效。

6. 暖好足

睡前用热水洗脚，可用中药煎水泡足，可促进血管扩张，加快血液循环。足部穴位较多，热水温热刺激或中药作用能起到很好的保健作用。尤其是患有失眠和下肢静脉曲张者，用热水洗脚和中药泡足也能减轻症状，易于入睡。

7. 择时睡

按人体生物钟的规律，入睡的最佳时间是 22～23 点，起床时间为早晨5～6 点，按此规律睡眠可获得最佳的睡眠效果。

8. 补足水

人在夜间入睡后会因呼吸、排尿、出汗等失水而导致血液黏度升高，故起床前是脑梗死发生的高危时间，因此，床前应备有水，在夜间醒来和早晨起床时及时补充水分，这样才能起到保健和防病的作用。

9. 流通气

人每时每刻都在呼吸，睡眠时也不例外，所以卧室应保持空气的流通，尤其是雨后和早晨空气较为新鲜，含有较高浓度的氧和负离子，污染物也少，应及时开窗流通空气。此外，卧室不宜堆积杂物，以减少室内空气的污染。

熬夜不可取

在现实生活中，由于工作和生活的需要，人们经常熬夜，从保健的角度来看是不可取的，要尽量避免。睡眠的发生和调控是人大脑特有的功能之一，并涉及全身各个方面的变化，人在剥夺睡眠后可引起思维、情绪和行为失常。动物实验研究证实，动物在被剥夺睡眠3周后可导致死亡，死亡前有大量的能量消耗。因此，睡眠与机体能量保存有关。熬夜、睡眠不足会引起躯体困乏、精神萎靡、嗜睡、注意力减退、思考困难、反应迟钝、情绪低落、焦躁等。偶尔熬夜，尚能很快恢复，对身体无大损害，但长期熬夜就会对躯体和精神产生不利的影响。于儿童可因生长激素分泌受阻而影响机体生长发育；于成人，则可引起交感神经功能的亢进，夜间和白日代谢增高，影响躯体机能的恢复，削弱免疫机制，加重原有的各种躯体和精神疾患，加快衰老。精神方面，则影响工作和学习效率。在女性可能影响内分泌功能而导致月经失调。熬夜还会导致人体生物钟的紊乱，睡眠和觉醒节律失调，在中医认为会导致机体阴阳失调并引发许多疾病。熬夜导致脑力的过度透支，消耗能量，在某种意义上说脑力疲劳较体力疲劳更难恢复。因此，在熬夜后，要及时补偿睡眠，并可配合服用一些改善大脑供血供氧和营养神经的药物，如银杏叶、三七类制剂和谷维素等，以尽快恢复。

谈睡眠剥夺

我们在对睡眠的实验研究中，发明了一种记录大鼠睡眠剥夺的装置。其原理就是把实验大鼠放在一个四面环水中间有一个装有红外探头的小平台上，长时间不让大鼠睡觉，一旦入眠，就会落入水中，装置就记录其落水的次数和时间来评判大鼠睡眠剥夺的情况。这是模拟我们人类生活中因为各种原因而导致的睡眠剥夺的情形，实际生活中我们也面临这种境况。所谓睡眠剥夺就是指各种因素所致的睡眠减少或睡眠时间严重不足，是由于自身生理、病理因素或环境的影响而丧失了生理所需睡眠量的状态。

在日常生活中，几乎每个人都有过睡眠减少对机体生理功能产生影响的经历。在现代社会，随着生活节奏的加快和特殊部门工作的需要，睡眠剥夺是一种普遍现象。常见的导致睡眠剥夺的因素如下。

（1）倒夜班而白天得不到足够的睡眠。在工业化国家，上夜班者占劳动人口的20%，其中70%的人在下班后得不到足够的睡眠，因此导致日间瞌睡或嗜睡。

（2）社会和个人发生重大事件，如社会动荡、自然灾害、战争等。因此精神情绪处于亢奋、紧张、忧郁等应激状态，可导致睡眠质量下降。

（3）跨时区旅行、生活方式等正成为睡眠剥夺的重要原因。在经济发达地区，人们的生活节奏较快，工作和社会压力较大，夜生活等社会活动相对丰富，时间特征等也与以往不同，因此影响正常睡眠或睡眠节奏。

（4）过量饮茶、咖啡、酒精等兴奋性饮料或兴奋性药物，导致睡眠障碍。

（5）睡眠环境改变或睡眠环境不良，如噪音（路边居室）、过冷（夏日空调温度过低）、过热（冬日过度采暖）、寝居不适（旅馆或车船过夜）等。

睡眠剥夺日益危害健康，也是导致人体亚健康的主要原因。睡眠剥夺对机体可造成危害，临床及动物试验均表明睡眠剥夺可引起一系列综合征：体重下降、能量消耗增多、血清儿茶酚胺类激素增多、体内神经递质系统的紊乱和激素水平的异常、免疫功能下降及条件性致病菌感染机会增加等。较长时间睡眠剥夺还会产生较大的不良影响，引起心理障碍、运动能力和警戒能力下降，出现疲惫、营养不良（血浆白蛋白降低、贫血、皮肤弹性降低及毛发稀少）、能耗加大、注意力不集中、短期记忆受损等。还会对体温、心血管、呼吸、代谢、免疫、内分泌等多系统生理功能产生不同程度的影响，严重的可导致死亡。长时间睡眠剥夺引起工作能力的下降，易引发事故。美国一份统计资料表明：在1988—1991年间因疲倦造成车祸并导致死亡的人数占全部车祸死亡人数的28%，占据榜首。长时间高压力状态下工作引起的睡眠剥夺可导致"过劳死"。目前青少年因学习负担过重或无规律的生活习惯（通宵玩电游、上网）造成睡眠剥夺现状是社会所共知的。长期睡眠不足严重影响身心健康的发展，影响正常生长发育及免疫力和抗病能力下降，造成健康隐患。长期睡眠不足，会导致注意力和记忆力下降，学习效率低下，影响身心及智力发育，引发各种慢性生理疾病，易出现情绪低落、压抑、焦虑、急躁、不好动、兴趣不广泛等症状，影响社会适应力的发展。因此睡眠剥夺研究作为一种新兴研究，日益受到重视。

中医文献中没有对睡眠剥夺的认识，但根据中医论，它属于"虚劳"的范畴，即古籍中的"懈怠""懈惰""四肢劳倦"等，其原因归于"久劳所伤""起居失节"等。《灵枢·九针论》："久视伤血，久卧伤气，久坐伤肉，久立伤骨，久行伤筋，此五久劳所病也。"《伤寒六书》："夫卫气者，昼行于阳，夜行于阴，行阳于寤，行阴于寐，阳气虚阴气盛则目瞑，故多眠……"因此，睡眠剥夺的不良反应也可能是以阳气虚阴寒盛为基础的。"阳气虚"有两层含义：一是数量上的绝对减少；二是受到阴寒（痰、湿、瘀血）困阻，阳气不能充分发挥其功能。

目前应用于抗睡眠剥夺的药物主要有两大类：一类是直接作用于中枢神经系统的药物，如中枢兴奋药苯丙胺、咖啡因、莫达非尼，镇静催眠药速可眠、三唑仑等。这些多属于精神药品，不良反应多，应用受到限制。另一类是用来提高机体整体免疫力、抗应激能力和增强学习记忆能力的药物，以中药为主，由于其作用持久、扶正祛邪、毒副作用少，因此有着极好的应用前景，如人参、西洋参、黄芪、淫羊藿、枸杞、刺五加、红景天、柴胡等以及复方制剂。

睡眠障碍与抑郁症

睡眠障碍是抑郁症病人最常见的和最突出的症状，大约90%以上的抑郁症患者均存在睡眠障碍。睡眠障碍是醒—睡节律的障碍，常见症状有：

（1）入睡困难，有的甚至通宵难以入睡，彻夜不眠；睡眠不沉、表浅、多梦。

（2）早醒，常常半夜醒来之后难以再次入睡。病人为此极其痛苦焦虑、情绪极差。

（3）快波睡眠（REM睡眠）潜伏期缩短，正常人从入睡到第一个快波睡眠周期的时间（REM潜伏期）为60～90min，而抑郁症病人只有30～40min。

（4）睡眠过度或过多，有极少数抑郁症病人有此睡眠障碍。正常睡眠是保证人体各项机能运转的重要保证，在慢波睡眠时，是人体激素分泌、蛋白质合成、核糖核酸（RNA）合成、人体造血机能、肝组织细胞代谢及其他新陈代谢旺盛和细胞进行分化的高峰时期；而在快波睡眠时，人脑内血流量增多，新陈代谢更加旺盛，以保证脑组织本身的蛋白质合成和消耗物质的合成。快波睡眠与人的记忆有关，快波睡眠使人记忆过程中的识记信息材料由短期记忆转为长期记忆。人在成长过程中以及脑力劳动者快波睡眠比例较大，老年人和精神发育不全者快波睡眠比例则少。剥夺人的睡眠可导致人精

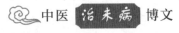

神躯体活动异常，使人全身疲乏无力、倦怠、软弱。剥夺快波睡眠则情绪易激惹不稳，出现精神活动异常。

在临床中观察到，睡眠障碍与抑郁有密切的关系，睡眠障碍严重者，抑郁症状也严重，睡眠障碍改善，抑郁症状也随之好转；抑郁症的好转是从睡眠障碍改善开始的，抑郁症的加重也是从睡眠障碍开始的。睡眠障碍的程度是抑郁症严重程度、好转程度的重要指征。因此，改善、消除睡眠障碍对抑郁症的治疗非常重要。

抑郁情绪与抑郁症

古人云"人生不如意事常八九"，正常人也经常出现抑郁情绪，一旦有不快乐和不开心的事情，几天睡不好，很多人认为是得了"抑郁症"，甚至有些人是被"抑郁"的。所以，有抑郁表现或体验不一定就是抑郁症。人遇到不如意事就会产生忧愁、苦恼、悲伤之内心体验和表现，也可能有自信心下降、兴趣减退、失眠、少食或痛不欲生。那么正常人的抑郁情绪与抑郁症的病态表现又有何区别呢？我们可从以下几点来区别判定。

（1）正常人的抑郁情绪一般持续时间不长，呈一过性，随着生活事件时间的迁延也就淡化消失；

（2）正常人的抑郁程度一般轻微或不严重，无躯体性症状或不够诊断标准；

（3）正常人能自己或请求亲友设法去克服这种不良情绪，以求尽快恢复正常心境；

（4）正常人能正确估价自己的能力价值，不会歪曲自己的能力价值，对自身的躯体状况、自身的现状及未来有正确的评估，不会歪曲；

（5）正常人对挫折损失能设法克服和弥补，有相应的动机愿望或意志活动；

（6）能正确评价客观事物；

（7）对未来有美好的憧憬和希望；

（8）改变现实环境和处境，心情会及时改善；

（9）人际交往的能力及愿望存在。

抑郁是一种不良心境，影响人的身体健康，"忧郁生疾"。抑郁症是由各种原因引起的以抑郁为主要症状的一组心境障碍或情感障碍，是一组以抑郁心境自我体验为中心的临床症状群或状态。抑郁症是常见病，有资料表明，每4个女性中就有1个在一生中患过抑郁症，每10个男性中有1个在其一生中患过抑郁症。抑郁心境就是在一段较长时间内所体验到的占优势地位的一种情绪或抑郁心情。"抑"有压抑、抑制、按、向下压之含义，即具有压抑、抑制自己内心情感体验，使其不向外表露的意思；"郁"有忧愁、愁闷、忧伤、沉闷的含义，即具有忧愁、苦闷、忧伤的内心体验。两字合起来，就是表示病人抑制自己内心的忧愁苦闷体验，使其不向外表露出来的意思。家人、亲朋或医生如果不询问病人的心情，病人往往不会主动表露其忧愁苦闷内心体验，甚至可以含笑与人们交谈。

抑郁症的判定要符合以下至少4条特征性症状：

（1）对通常能享受乐趣的活动丧失兴趣和愉快感；

（2）对通常令人愉快的环境缺乏情感反应；

（3）晚上较平时早醒 2h 或更多；

（4）早晨抑郁加重；

（5）客观证据表明肯定有精神运动迟滞或激越；

（6）食欲明显下降；

（7）体重降低；

（8）性欲明显降低。

因此，区分抑郁情绪和抑郁症，是决定是否用抗抑郁药物治疗的前提。就是一部分人符合抑郁症的诊断标准，也不要轻易下"抑郁症"的诊断，一旦病人看到这个诊断，病人就会更"抑郁"或加重病情，所以我们要尽可能让病人放松心情，可将"抑郁症"的一些表现解释为"抑郁情绪"，可让病人通过自身调节和放松心情，减轻症状，帮助治疗，甚至回到正常状态，不再"抑郁"。

🌿 抑郁症的"情志疗法"

大家都很熟悉"范进中举"的故事，其中就包含有"因喜致病"和"以怒制喜"治疗的过程。抑郁症的发病与"情志"有密切关系。中医经典《内经》中早就提出了"情志疗法"："怒伤肝，悲胜怒""喜伤心，恐胜喜""思伤脾，怒胜思""忧伤肺，喜胜忧""恐伤肾，思胜恐"。这就是说，人的情绪情感体验和表露过分，可以伤及人的五脏，对某一种过分的异常的情

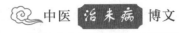
感体验或情绪流露，及"情志"疾病，可以采用让病人产生另一种情感体验或情绪反应的方法加以治疗，使其所表现的病态情感情绪得以纠正消除，达到治愈的目的，这种方法也称之为"情志相胜法""以情胜情法"或"以情制情法"。即悲伤可以消除愤怒，思虑可以消除恐惧，高兴可以消除忧愁，愤怒可以消除思虑，恐惧可以消除过喜。后来医学家朱丹溪又提出以忧胜怒、以恐解怒、以忧胜惊、以恐解惊、以恐胜悲、以怒解悲的方法。其他医学家也提出了以悲胜喜、以怒制喜、以喜制怒的方法。

为什么悲伤的情绪反应或情感体验可以消除愤怒呢？其机理是：中医理论中的"肝"，在五行中属"木"，"肝"在"情志"中主管的是愤怒情感情绪，而悲伤由"肺"主管，属"金"，按照五行相克的道理，金克木，所以用悲伤的情感可以抑制或消除愤怒；同样道理，喜属"心"，属"火"，过喜则伤心气，恐惧可以消除过喜的机理是，恐惧属"肾"，属"水"，而水能克火；其他也以此类推。古代有许多的病案就是运用"情志疗法"治病的，收到了很好的效果。这也是中医心理治疗的部分内容。在抑郁症的治疗中，将中医药治疗与中医心理治疗结合起来用于临床，可加速病人的痊愈。

🌿 认识神经衰弱，做好自我调理

当今社会，学习紧张、工作节奏加快、用脑时间过长、生活压力增大、感情及思想负担加重等现代生活特征，使我们容易患神经衰弱。神经衰弱是由于大脑神经活动长期持续性过度紧张，导致大脑兴奋和抑制功能失调而产生的一类以精神容易兴奋，脑力容易疲乏，伴有情绪烦恼和心理、生理症状为特点的神经性障碍。患者常因睡眠障碍、躯体不适而苦恼，常常存在持久的情绪紧张和精神压力。20世纪初，神经衰弱曾在各国风靡一时，美国医生把大多数神经症、部分人格障碍及某些神经疾病都纳入本病的范畴，认为这种疾病主要见于中上层白领的脑力劳动者。把神经衰弱看作是美国社会迅速工业化造成的文明病。美国医生Beard（1869）把两个希腊字根"neur"（神经）和"asthenia"（衰弱）结合起来组成了一个新词"neurasthenia"（神经衰弱）。三四十年之后，这一名称便成为当时社会最流行的诊断名词，一些人甚至以患神经衰弱来炫耀自己身份的高贵。流行病学调查表明，神经衰弱仍然是我国常见的神经症，在专科门诊中占全年初诊病例的比例都相当高，且女性患病率明显高于男性，以脑力劳动者居多。

神经衰弱是由素质、躯体、心理、社会和环境等诸多因素引起的一种整体性疾病。可以认为完全是由心理因素引起的，过度紧张，特别是过度紧张引起的不愉快情绪是引起神经衰弱的主要原因。在易感素质的基础上，复加诱发因素的刺激，产生过多的心理冲突，导致神经疲劳而致。易感素质是指个体具有发生某种情绪反应的特殊性易感倾向，主要指人格特征。临床观察发现，多数神经衰弱患者体质羸弱，身体瘦长，骨骼单薄，肌肉软弱无力，心脏较小，自主神经易兴奋，血管功能不稳定，血压常偏低；性格不开朗，缺乏对生活的热爱，缺乏抱负和自信心，欲念过高，脱离实际，有胆怯、孤僻、自卑、敏感、多疑、任性、主观、依赖性强等性格特点。

　　神经衰弱的诱发因素主要有以下几个方面：

　　（1）过度紧张。强烈的精神刺激、沉重的精神负担、持久的环境压力、不当的工作方法、家庭纠纷、学习工作中的激烈竞争、人际关系紧张等，使大脑活动过度紧张，超过了神经系统的耐受界限。

　　（2）用脑过度。脑力劳动时间过久、工作任务过重，注意力高度集中，使大脑神经细胞过分消耗能量，失去正常的调节功能。

　　（3）生活工作无规律。生活、工作忙乱无序，工作与休息时间不定，经常熬夜，昼夜不分；睡眠不足，缺乏科学的学习、工作方法，缺乏自信心，压力过大等导致大脑过度疲劳，不能及时恢复，有损神经系统的正常功能。

　　（4）精神创伤。生活中遇到某些事情而产生忧伤、焦虑、惊恐等不良情绪，若持续或过于强烈，成为大脑的一种不良刺激。

　　（5）生活工作单调。一定量的刺激和紧张对于机体的健康是不可缺少的，神经系统的过于松懈和过于紧张一样，同样不符合用脑卫生。缺乏丰富多彩的精神活动，生活枯燥乏味，天长日久，也可能诱发神经衰弱。相反，热爱生活，对自己的工作感兴趣，即使工作繁重，也不易感到疲劳。

　　（6）内心矛盾冲突。理智和情感、希望和实际，常会在人们的思想上发生矛盾与冲突。内心矛盾长期不能解决，主观愿望不符合客观实际，神经系统长期处于紧张状态，成为慢性精神创伤。

　　（7）自然环境因素不良。长期处于嘈杂喧闹的环境中，身心无法安宁，休息睡眠得不到保证；长期接触亮光、刺鼻的气味或污染的空气，也会使神经系统受到损害。

　　（8）疾病困扰。患有传染病、慢性中毒、颅脑损伤或营养障碍等疾病，全身抵抗力下降，加之精神紧张，不能采取正确的态度去对待疾病，便产生精神负担，对外界各种事物逐渐失去兴趣，经常处于烦恼、焦虑之中，使神经系统长期紧张。上述诱发因素，可单独作用，也可能是综合影响，使得易感个体发生神经衰弱。

神经衰弱的主要发病机制是大脑皮质内抑制过程的弱化。内抑制又称主动抑制，不是先天就有的，而是出生后经过训练而形成的，其实质是大脑皮质的细胞主动进入抑制状态。人们生活中所谓的修养、耐心、自制等，都是内抑制的表现。当内抑制过程被削弱时，神经细胞的兴奋性便相对地增高，对外界可产生强而迅速的反应，从而使神经细胞的能量大量消耗，表现为容易兴奋又容易疲劳、失眠、性情急躁等。

对神经衰弱的可用中西医治疗，在专科就诊。由于该病主要是心理因素引起的，自我调理是非常重要的，也是疾病康复过程所需要的。个人自我调节的有效配合是保证药物疗效和彻底解决问题不可缺少的重要环节和因素。因此，认识神经衰弱，做好自我调理不可忽视。

我们了解和认识了神经衰弱，如何做好自我保健和调理呢？可以从以下几个方面开始。

1. 自我心理保健

（1）保持愉快的情绪。乐观的情绪，舒畅的心情，能排除忧虑，缓和中枢神经系统的紧张度，减轻思想负担，驱除疲劳，使人精神振奋，信心充足，对治疗神经衰弱益处非浅。俗话说"笑一笑，十年少"，欢笑时两眼有神，两颊红润，胸腹部肌肉随之运动，肺部充分扩张，胃壁张力加大，蠕动加强，消化液分泌增多，从而提高了呼吸和消化系统各器官的功能。发笑时血液循环加速，新陈代谢旺盛，抗病能力也加强。

（2）克服不良情绪。大千世界充满着各种矛盾是很正常的，要正确面对和善于化解，保持良好的心态。实践证明，可以通过自我心理保健方法来克服不良情绪。可以通过以下六种方法来保健：

①合理化。就是寻找理由，自我安慰。

②发泄法。通过语言表达气愤，以求得内心愉快的一种方式。

③转移法。即通过某一措施转移注意力而达到改变或减弱不良情绪的作用。比如可通过看影视、听音乐、下棋、打球、散步等来松弛紧张情绪，缓解不良情绪。

④幽默法。幽默是不良情绪的调节剂。一个得体的幽默往往可以使一个本来紧张的局面变得松弛，使一个窘迫尴尬的场面在笑声中消逝，使愤怒、

不安的情绪得以缓解。

⑤忍耐法。当遇到挫折、不幸、令人不愉快和气愤的事情时，自觉地克制自己，忍受内心的痛苦和不愉快。忍耐虽然不能解决问题，但可以防止过激的行为。另外，辩证地看问题，从另一角度或发展的角度去理解某些事情也能消除或减轻心理紧张，使情绪趋于平复。

⑥升发法。将不为社会认可的动机和欲望，向崇高的方向引导，使其具有创造性和建设性。这是对不良情绪反应的一种较高水平的宣泄，将情绪激起的能量引导到对人、对己、对社会都有利的方面去。

2. 音乐疗法

音乐治疗神经衰弱在我国古代即有记载。《礼记》说："乐者心之动，乐者德之华。"音乐对人的生理、感情以及举止行为等可产生多方面的影响。现代医学科学表明，音乐能调整精神神经系统机能，陶冶个性，启迪智慧，提高注意力，增强记忆力，消除抑郁。

高血压、高血脂、高血糖

把吃出来的高血压吃回去

我国是世界上高血压病危害最严重的的国家之一。我国高血压病人普遍存在着患病率高、死亡率高、残疾率高的"三高"和知晓率低、治疗率低、控制率低的"三低"特点。按照这种趋势继续发展下去，"全民降压"恐怕将成为不远的现实。高血压病可控，但要早发现、早控制。我们日常餐桌上就有不少"降压明星食品"，只要学会充分发挥这些食物的作用，再加上规范的治疗，控制高血压并非难事。

降压食品有助于减少降压药物的用量。天然降压食品的作用是辅助性的，只用降压食品很可能贻误治疗；但适当食用降压食品有助于提高降压效果，甚至可以减少降压药的用量和数量。高血压病是慢性病，往往需要长期服药甚至终身服药。如果能够通过饮食来减少降血压药物的使用，又何乐而不为呢？降压食品一方面通过作用于血管或利尿直接起到降血压的作用；另一方面通过降血脂、软化血管、降糖、改善代谢、预防血栓形成、安神、补充多种营养物质和微量元素的间接作用，有助于控制血压和防止高血压并发症。

除了人们熟知的醋、大蒜、山楂、荸荠外，还有以下几类天然降压食品。

（1）降压"钾"餐。高盐饮食是高血压的罪魁祸首。而钾元素则是钠的"克星"，可促使人体排出多余的钠，起到降低血压的作用。富含钾元素的食物有：蔬菜（如苋菜、油菜及大葱等）、水果（如猕猴桃、香蕉、柑橘等），其他如土豆、冬菇、黑枣、杏仁、核桃、花生、竹笋等。

（2）降压"镁"食。镁元素会影响血张力和血管自发性收缩反应，人体缺镁会导致血管痉挛，血压升高。在摄入"镁"食时，要控制动物性脂肪的摄入，否则会影响镁的吸收。紫菜含镁量最高，居各种食物之冠，其他"镁"食还有：谷物类（如玉米、荞麦面、高粱面、燕麦等）、豆类（如黄豆、黑豆、蚕豆、豆腐等）、蔬果类（如苋菜、辣椒、蘑菇、杨桃、桂圆等）。

（3）蔬菜里的"利尿剂"。利尿剂是治高血压的一线药物，能够使体内钠和水的排水量超过摄入量，使血容量减少，起到调节血压的效果。蔬果里也不乏"利尿剂"，如冬瓜、西瓜、香瓜、菠萝等水分含量高，都具有良好的利尿、帮助消耗、辅助降压的作用。

（4）黄酮类物质降压有奇效。黄酮类化合物具有很强的抗氧化作用，能够软化血管，减弱血管扩张，从而降低血管阻力，降低血压。蔬菜（如芹菜、西红柿、青椒、洋葱、茄子等），水果（如樱桃、蓝莓、葡萄等），其他如绿茶、黑巧克力、可可豆等，都富有黄酮类化合物。

降压无须戒荤腥。一味地追求素食会导致营养不均衡，适度的胆固醇对于人体是必需的。海鱼和脱脂牛奶就很适合高血压患者食用。海鱼里的不饱和脂肪酸能清理血管，可以像清道夫一样清除血管壁上的胆固醇，防止血栓的形成；亚油酸能增加血管的弹性，起到协同降压的作用。脱脂牛奶富含钙元素，可减少胆固醇吸收，扩张外周血管，减少外周血管阻力，降低血压。

夏天气候炎热，使血管扩张，血压自然下降，是高血压患者的黄金季节。不过，暑热气盛，人们出汗多，也可能导致血液浓稠；再加上空调的普及，室内外温差大，也会引起血压波动。不少高压病人常常心烦意燥、头昏脑涨、面红耳赤、口干舌燥。因此，高血压患者在夏季也切莫掉以轻心。除了要注意避免暴晒、减少剧烈运动、控制情绪、及时补充水分外，还要因应夏季的特点选用适宜的食品，多选用防暑热降温、补津利尿之品，如西瓜、梨、苦瓜、冬瓜、玉米须等。

推荐以下几种夏季降压食疗方：

（1）芹菜粥。连根芹菜90克切碎，同粳米100g煮粥，有平肝清热、止咳健胃、降压降脂的功效，可减轻因高血压引起的头痛头胀。

（2）胡萝卜粥。鲜胡萝卜120g，切碎，同粳米100g煮粥，有调节新陈代谢、健胃补脾、助消化、预防高血压的功效。

（3）荷叶粥。鲜荷叶1张，煎汤代水，同粳米100g煮粥，有清暑利湿、升发清阳、降压降脂的功效。

（4）葛根粥。葛根粉30g，同粳米100g煮粥，有平肝熄风、清热解痉、降血压的功效。

（5）葛根茶。葛根15g，洗净，切片，加水煮沸后当茶饮用，可减轻因高血压引起的额头痛、眩晕、耳鸣。

（6）玉米须莲子茶。玉米须60g、莲子心5g，加水煮沸后当茶饮用，有清热、安神、除烦之效。

（7）菊花决明子茶。决明子15g，加水煮沸后泡入菊花6g，代茶饮用，有清肝明目、降脂降压之效。

（8）山楂荷叶茶。山楂15g、荷叶12g，加水煮沸后当饮茶用，暑天饮用有清热解暑、健脾开胃、降脂降压之效。

（9）天麻炖鸡蛋。天麻9g，煎1h，去渣，加鸡蛋2个同煮，熟后食用，有祛风、定惊和降低血压之效。

（10）醋泡花生。选带红衣花生米250g，加米醋适量，浸泡5～7天后食用，可清热活血、保护血管壁、阻止血栓。

（11）桑寄生茶。桑寄生干品15g，加水煮沸后当茶饮用，有补肝肾、祛风湿、强筋骨、降血压之效。

（12）冬瓜绿豆汤：冬瓜250g、绿豆20g、莲藕100g、马蹄50g，炖汤喝，可清热祛湿，适用于湿热型高血压。

加入中药包，对高血脂症好

春节已过，可应酬带来的后遗症还一直烦扰不断，不少人在年后体检时发现有高血脂症。我们应当重视高血脂症的诊断和防治，节后抽血查血脂看看是否偏高是十分必要的。很多人知道喝茶对预防高血脂症有好处，但却不知道加入了中药成分的茶包效果更佳。

远离"高血脂症"，饮食要平衡。高血脂与饮食密切相关，所以要想远离"高血脂症"，必须在吃与健康中找到平衡点。高血脂的病人应该多吃蔬菜和水果。这些食物富含维生素和微量元素，可以降低血脂；炒菜时最好用植物油，如豆油、花生油、菜油等；饮食中要包括动物蛋白（如鱼、家禽、牛羊肉和瘦猪肉等）和植物蛋白（如豆类和豆制品）；多吃一些含碘食品如海带、紫菜；喝牛奶时最好将奶皮去掉；减少饮酒和戒烈性酒；少吃盐、糖；少吃或不吃胆固醇高的食物，如动物内脏、肥肉、蛋黄等；多吃一些能降低血脂的食物，如芹菜、韭菜、蘑菇、大蒜、核桃等。

对"高血脂症"来说，积极预防是十分重要的。而平时有饮茶习惯的人患"高血脂症"的概率会低，茶叶能促进血脂降低和预防中风。因为茶叶中含有丰富的儿茶素、多种维生素、烟酸和咖啡因，儿茶素有增加维生素C的作用，进一步降低血脂，并增加血管的弹性，预防动脉硬化的发生，如果加上中药成分制成中药保健茶包，则效果更佳。

　　这里推荐几种中药保健茶，分为降压、降糖、降脂等三个不同种类，应酬较多的忙碌人士应该常喝，这种分别配有山楂、绞股蓝等中药成分的茶包泡出来的口味更佳，对于未达"三高"，却有着"三高"趋势的人群有很好的预防效果，每天用一袋这样的茶包代替平时喝的茶，饮用 2 ～ 3 个月，便可见其效果。而已患"三高"的人可在药物治疗下每日同时服用一袋该茶包，重复冲泡 2 ～ 3 次，可起到辅助作用。泡茶最好选用保温瓶开水焐泡5 ～ 10min 之后再喝，如果需要同时降压、降糖和降脂的，三种茶包可交叉泡制或者混合泡制，不影响药效。

　　（1）降糖茶包。

　　原料：生黄芪 15g、山药 10g、石斛 10g、生地 15g。

　　制作：按上药比例打粉、制成茶包，开水冲泡。

　　功效：补气养阴、养肺固肾、清热生津。

　　适用范围：血糖偏高人群、糖尿病患者及预防保健。

　　（2）降压茶包。

　　原料：菊花 10g、夏枯草 10g、钩藤 10g、车前子 10g。

　　制作：按上药比例打粉、制成茶包，开水冲泡。

　　功效：平肝降压、清肝明目、利水消肿。

　　适用范围：血压偏高人群及预防保健。

　　（3）降脂茶包。

　　原料：绞股蓝 15g、生山楂 10g、泽泻 10g、决明子 10g。

　　制作：按上药比例打粉、制成茶包，开水冲服。

　　功效：化痰降脂、清肝明目、润肠通便。

　　适用范围：多食肥腻、血脂偏高、体重超常人群，高血脂症患者及预防保健。

胆固醇不是越少越好

　　在谈胆固醇色变的年代，很多人在吃鸡蛋时怕多摄入脂肪得冠心病，只吃蛋清，不吃蛋黄。在他们看来，胆固醇是个十恶不赦的坏东西，危害血管健康，还会导致冠心病、心肌梗死、脑动脉硬化、脑梗死、中风等严重疾病。

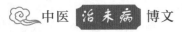

其实，胆固醇并不是越少越好。鸡蛋不需要任何外来的营养就可以孵出小鸡，所依靠的就是鸡蛋内部的营养物质，而胆固醇是不可缺少的一种。有句古话说"水能载舟，亦能覆舟"，胆固醇在人体中的作用也是如此。胆固醇在人体中过多时就会危害我们的身体健康，在人体中含量过低时又会影响人体正常的机能代谢，同样不利于我们的身体健康。胆固醇的价值可以与阳光、空气和水相提并论。人体内许多重要的组织器官如大脑、肝脏、肾脏、卵巢等含有大量的胆固醇，参与重要的生理功能，包括物质代谢，某些激素和维生素的合成也是细胞膜的重要组成部分，当胆固醇缺乏时，可引起细胞膜的破裂。胆固醇还是体内许多重要激素的来源，可以合成肾上腺皮质激素、孕酮、雄性激素、雌性激素等。而这些激素又调节三大物质代谢（糖、蛋白质、脂肪）以及水和电解质的代谢，对免疫功能、应激反应均有重要影响。雄性激素和雌性激素对性功能、生殖细胞的发育、受精、妊娠都有极其重要的影响。因此，只有将胆固醇调整在一个理想的水平，才会有益于人体的健康长寿。

"三高"人群的中药简便疗法

高血压、高血糖、高血脂是现代人们常见的困扰健康的问题，除了健康饮食、加强运动、合理用药外，也有简便的中药疗法可在日常生活中使用，起到治疗性或辅助性的效果，有助于降低和控制"三高"。下面介绍一些中药简便疗法：

1. 高血压

凡收缩压≥140mmHg，舒张压≥90mmHg，二者具有一项即可确诊为高血压。

（1）罗布麻叶。用罗布麻叶3～6g，开水泡代茶饮。或早、晚煎服。罗布麻叶甘、苦，微寒，归肝经，能平抑肝阳、清热利尿，现代药理研究有降压利尿作用，并能降低血脂。

（2）钩藤。用钩藤30g，加水100mL，水煎10min，分早、晚服，30日为一疗程。钩藤甘，微寒，归肝、心包经，能清热平肝、息风止痉。含多种生物碱，现代药理研究有良好的降压作用，还有镇静抗惊厥的作用，并能抑制血小板聚集及抗血栓、降血脂等。煎煮时间不宜超过20min，以免影响降压功效。

（3）桑寄生。用桑寄生 15g，水煎服，每日一剂，分三次服，30 日为一疗程。桑寄生苦、甘、平，归肝、肾经。补肝肾强筋骨、安胎、祛风湿，对冠状动脉有扩张作用，减慢心率，利尿，有降压作用。

（4）夏枯草。用夏枯草 1000g 在大锅中煎煮 3 次，去渣，加适量蜂蜜熬膏，放冰箱内冷藏，每日早、晚一匙，温开水送服。夏枯草辛、苦、寒，归肝、胆经。清热泻火、散结消肿、明目。夏枯草茎、叶、穗及全草均有降血压作用，但穗的作用较明显。

（5）葛根。每日 30g，水煎服，或用葛粉冲服。15 日为一疗程。葛根甘、辛，微寒。解肌退热、生津止渴。本品能扩张血管，降低外周阻力，有明显的降压作用。能较好地缓解高血压病人的"项紧"症状，并有降血糖作用。

2. 高脂血症

高血脂症指血清胆固醇或甘油三酯水平超过正常值。其中血清胆固醇的正常范围是 <5.20mmol/L，5.23～5.69mmol/L 为边缘升高，>5.72mmol/L 为升高；甘油三酯的正常范围为 <1.70mmol/L，>1.70mmol/L 为升高。

（1）决明子。用决明子 10～15g，一日分 2 次泡茶服，30 日为一疗程。决明子甘、苦、咸，微寒，归肝、大肠经。清热明目、润肠通便，能降低血浆总胆固醇和甘油三酯含量，并有降血压作用。

（2）泽泻。用泽泻 15g，水煎服，每日 1 剂，分 3 次服，30 日为一疗程。本品甘，寒，归肾、膀胱经。利水渗湿、泄热，能抑制血清胆固醇上升，减轻动脉粥样硬化，还有利尿降压和降血糖的作用。

（3）女贞子。用女贞子 30～40g，煎服或泡茶饮，每日 1 剂，1～2 月为一疗程。本品甘、苦，微寒，归肝、肾经。滋补肝肾、乌须明目，可降低血清胆固醇，有预防和减轻动脉粥样硬化斑块的作用，还能保肝、利尿和降血糖。

（4）山楂。取生山楂适量研成细末，口服，每次 15g，每日 3 次，一月为一疗程。本品酸、甘，微温，归脾、胃、肝经。消食化积、活血散瘀。所含脂肪酸能促进脂肪消化，并增加胃消化酶的分泌而促进消化；降低血清胆固醇和甘油三酯，抗动脉粥样硬化，并能扩张冠状动脉，增加冠脉流量，防止心肌缺血缺氧。

（5）蒲黄。每日用蒲黄 3～5g，开水冲服，一月为一疗程。本品甘、平，归肝、心包经。能降低血清胆固醇和甘油三酯含量，改变血脂成分，并有降血压和促进凝血作用。

（6）何首乌。用制何首乌30g，水煎服，每日一剂，分3次服。15日为一疗程。本品苦、甘、涩，微温，归肝、肾经。补益精血，能降低血中高胆固醇含量。

3. 糖尿病

空腹血糖≥7.8mmol/L，任何时候血糖≥11.1mmol/L。

（1）黄芪。生黄芪30～60g，水煎频服。本品甘、微温，归脾、肺经。补气健脾、利尿消肿。能促进机体代谢，调节血糖，能升高低血糖，降低高血糖；保护心血管系统，降血脂，降血压。

（2）天花粉。研末，口服，每次3g，一日3次。本品甘、微苦，微寒，归肺、胃经。清热泻火、生津止渴。《神农本草经》记载"主消渴"，能降低血糖。

（3）牛蒡子。研末，每次1.5g，一日3次，冲服；或牛蒡子15g，水煎服。本品辛、苦，寒，归肺、胃经。能疏散风热、宣肺化痰，有降低血糖、利尿和解热作用。

（4）人参。用生晒参或西洋参5～10g，水煎，一日分2次服。本品甘、微苦，微温，归肺、脾、心经。补脾益肺，生津，能促进代谢，降低血糖。

（5）山药。15～30g，水煎服，或蒸熟食用。本品甘、平，归脾、肺、肾经。益气养阴、补肺脾肾，有降血糖作用。

（6）芦根。芦根干品15～30g，水煎服，鲜品可加倍或捣汁服用。本品甘、寒，归肺、胃经，清热泻火，生津止渴，能降血糖、降血压。

✿ "三高一胖"怎样保护血管健康

医学发现，肥胖、Ⅱ型糖尿病、脂质代谢异常、高血压、高胰岛素血症、冠心病常常集中发生于同一患者，世界卫生组织将这一系列临床表现命名为"代谢综合征"，其核心临床表现为"三高一胖"，即高血压、高血糖、高血脂和腹型肥胖。大量证据表明，代谢综合征与心血管疾病发生率和死亡率相关。

"三高一胖"患者常常病情复杂，身体感觉有多种不适，但治疗难以分清头绪，效果不理想，患者对身体保健也往往无所适从，莫衷一是。那么，"三高一胖"代谢综合征人群应如何保护血管健康呢？我在临床中遇到一位患者，"三高一胖"的张老板家住广州天河区，手里的生意越做越大，也越来越有"老板的模样"，嗓门大了，脸圆脖子粗，腰围从三尺猛胀到三尺八。在外人看来，像他这种名车代步、经常出入高档酒楼的老板就应该有这种体型才正常。可张老板却有苦难言，刚五十出头的他一年得一个病，现在高血压、糖尿病、高血脂、脂肪肝、痛风全齐了，药物一吃一大把，经常感觉头晕、头痛、关节痛、胸闷气短。现在像张老板这样的患者并不少，事业有所成，但应酬多、运动少，"大腹便便，血管老化"也不足为奇了。我们可以用中西医结合的办法对张老板进行辨证论治，首先从长远角度来看，化痰、化瘀，改善血液循环状态，并加强锻炼，消除大肚腩，使用的中药汤药为：半夏、天麻、白术汤合三仁汤加减，中成药有银杏叶和绞股蓝制剂，并用钙离子通道剂及普利类的降压药。使用一段时间后，就只用降压药和保健茶疗的方法巩固疗效，结果其身体逐渐恢复健康。

中医擅治"病的人"而非"人的病"。许多人对中医诊治疾病不倚重听诊器，不看重化验单，好像仅靠摸摸脉、看看舌苔，再问上几句就下笔的处方感到疑惑，感觉其似乎不科学。有人也说，中医看病"简单"。其实，这正是中医独特的诊断方法，即"望、闻、问、切"四诊合参。中医看病不单纯看病，而重视看人。如果说西医是治"人的病"，那么，中医就是治"病的人"——注重整个人的综合情况。没有一种疾病能脱离具体的人而存在，病与人是密切关联的，人的身体是导致生病的环境。脱离具体的人去寻找所谓的病因，无异于缘木求鱼。在中医大夫看来，现代医学的病名只是反映了疾病发生的部位，而疾病都是阴阳、脏腑功能失衡的结果，须通过"望、闻、问、切"四诊合参、整体辨证后得出某某脏腑的阴阳虚实，从而辩证地开出处方。因此，在诊断治疗过程中，大夫们既参考血压、血糖和血脂具体的数值，又根据"急则治其标、缓则治其本"的法则进行取舍，那些数值只是给他们提供病状的深浅程度、下药轻重的一些参考。

"三高一胖"常见血瘀体质，中医名家颜德馨教授说"血为百病之胎"，意思就是说瘀血实邪是人体衰老患病的主要原因，许多重大疾病都是由长期血瘀而得的。多年的临床经验也告诉我们，代谢综合征的患者虽然前期病因各异，但是到后期都呈现明显的血瘀体征。我们在临床上经常看到大多数病人面色黧黑、唇色黯紫、舌相青紫、舌苔厚腻，也经常会感叹血瘀体质在三高人群中非常多见。在三高疾病的初始阶段，血压、血脂、血糖这些指标高，同时身体有一定的不适；进入脏腑严重失衡状态时，就会有血瘀的表现

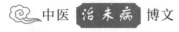

和血管痉挛的表现。在诊治过程中更看重的是神色、舌相和脉象的提示。判断清楚了患者的体质后有利于长期用药的坚定信心，奠定了用药的大方向。我们并不是说这些患者都是血瘀体质，而是说血瘀体质在他们身上比较常见，并且与其他体质掺杂在一起，给辨证论治带来难度。

有经验的中医懂得"脑病问肠，肠病询脑"，即在治疗脑病时问问肠道有没有问题，比如便秘、腹泻、排便不尽感、便血等腑气不通的症状；面对肠胃病患者，要问问有没有心理障碍、焦虑、失眠、恐惧、烦躁等脑神问题。如果腑气不通、气机失调，导致清气不能上升，浊气不能下降，该出的不出，该进的也进不来，这就好像汽车在高速路上不遵守交通规则一样，随意穿梭，造成交通拥堵，血脉也就会瘀堵，无法正常发挥功能。因此，治疗老年人的病症，要多关注腑气畅通。

降"三高"的常用中药

高血压、动脉硬化、心脏病和糖尿病是公认的四大危险因素，而血压、血脂、血糖的异常是这些病的发病基础。血压越高，发生中风的机会越大，高血压病人发生中风是血压正常者的 6 倍，大约 80% 的脑出血病人都是由于高血压引起的；血脂增高一方面使得血液黏稠，血流缓慢，供应脑的血液量减少，另一方面可加重动脉硬化的程度；血糖增多会使血液变得较为黏稠，凝固性增高，造成脑血栓形成。有资料表明，糖尿病病人的中风年龄要提早10 年，发病人数比血糖正常的人高 2～4 倍。当今社会经济发展，因工作紧张、营养过剩、嗜好烟酒、多食肥甘厚腻之品又缺乏运动而导致"三高"的人群明显增多。因此，积极处理"三高"是预防和治疗这类疾病的基础和有效措施，在合理饮食、加强运动的健康生活方式上，根据病情选用药物是必要的，在天然的中药中有一些药物对"三高"有良好的调治作用，且副作用少，可供选用。

1. 降血脂及抗动脉粥样硬化的中药

草决明、虎杖、大黄、茵陈蒿、车前草、泽泻、徐长卿、山楂、陈皮、银杏叶、灵芝、何首乌、杜仲、中国桐叶、桑寄生、枸杞子、菊花、黄精、玉竹、芡实、金樱子、黄芪、当归、琥珀、冬葵子、三七、小蓟、槐米、花椒、白蒺藜、昆布、姜黄、郁金、石菖蒲、花生壳、荠菜花、五指毛桃、柿子叶、红花子油、茶树根、绿豆、茶、薯蓣、荷叶等。

2. 降血压中药

汉防己、葛根、萝芙木、夏天无、臭梧桐、豨莶草、天麻、钩藤、白蒺藜、黄芩、罗布麻叶、毛冬青、猪毛菜、山楂、青木香、木香、野菊花、长春花、连翘、夏枯草、地榆、槐花、大戟、玄参、黄连、三颗针、丹皮、栀子、莲子心、蔓荆子、藁本、芹菜、青箱子、茺蔚子、益母草、猪苓、泽泻、车前草（子）、桑白皮、玉米须、萹蓄、瞿麦、黄芪、党参、黄精、丹参、川芎、酸枣仁、何首乌、山茱萸、枸杞子、桑寄生、杜仲、怀牛膝、独活、巴戟天、鹿衔草、八厘麻、杜鹃、猫须草、锦鸡儿、闹羊花、中国梧桐、海藻、淫羊藿、石蟾蜍等。

3. 降血糖中药

人参、黄芪、茯苓、白术、苍术、山药、黄精、地黄、玄参、麦冬、知母、天花粉、玉竹、枸杞子、何首乌、五味子、淫羊藿、葛根、泽泻、玉米须、地骨皮、虎杖、仙鹤草、南五加皮、苍耳子、桑叶等。

4. 增加尿酸排泄的药物

百合、秦皮、威灵仙、秦艽、豨莶草、土茯苓、车前子等。

防治高脂血症

过年前后，大家应酬增多，亲朋好友聚餐，酒肉摄入量剧增，体重增加。节后抽血查血脂是否偏高是十分必要的。随着社会经济的发展，人们生活水平的提高，高脂血症成为威胁健康的常见因素。我们应当重视高脂血症的诊断和防治，定期检查血脂，了解自己的身体状态，适时调治，及时控制。血脂检查的项目主要有四项：总胆固醇（TC）、甘油三酯（TG）、低密度脂蛋白（LDL）、高密度脂蛋白（HDL）。其中，血中 HDL 浓度越低，其余三项越高，患动脉粥样硬化的危险就越大。如果首次检查血脂异常，宜复查禁食 12～14h 的血脂，有两次的指标异常，才能诊断高脂血症。

对于血脂过高者，目前没有特效的方法，一般提倡综合治疗。饮食和生活方式的调整是防治高脂血症的基础。高脂血症病人要通过饮食调节，保持合适的体重，并调整不健康的饮食结构，加上坚持运动锻炼，就能降低过高的血脂。药物治疗可以不作为首选。

高血脂与饮食密切相关。所以，高血脂的病人应该养成多吃素、少吃荤的习惯，多吃蔬菜和水果，这些食物富含维生素和微量元素，可以降低血脂；炒菜时最好用植物油，如豆油、花生油、菜油等；饮食中要包括动物蛋白（如鱼、家禽、牛羊肉和瘦猪肉等）和植物蛋白（如豆类和豆制品）；多吃一些含碘食品，如海带、紫菜；喝牛奶时最好将奶皮去掉；减少饮酒和戒烈性酒；少吃盐、糖；少吃或不吃胆固醇高的食物，如动物内脏、肥肉、蛋黄等；多吃一些能降低血脂的食物，如芹菜、韭菜、蘑菇、大蒜、核桃等。有良好饮茶习惯的人，能促进降低血脂和预防中风。茶叶中含丰富的儿茶素、多种维生素、烟酸和咖啡因，儿茶素能增强维生素 C 的作用，进一步降低血脂，并增加血管的弹性，预防动脉硬化的发生；咖啡因能兴奋中枢神经系统，使血管扩张，促进血液循环，并能促进胃肠的消化功能。具有降血脂的药食同用的有山楂、核桃等。山楂有扩张血管、降低血压、促进胆固醇排泄、降低血脂的作用；核桃含多种维生素和不饱和脂肪酸，有降低血脂、润肠通便的作用。

　　运动锻炼能减轻体重，改善血液循环，加强体内代谢，与饮食控制配合起来就能调节好能量的进入平衡，对于降血脂有重要的意义。但要量力而行，持之以恒。药物治疗可先选择中药制剂如绞股蓝总苷片、多烯康、月见草等。西药有烟酸、非诺贝特、吉非贝齐、辛伐他汀等，有些药物降脂很快，但易反弹，且有副作用。对降脂药物的使用要区别对待，看是否有动脉粥样硬化、心脑血管病的危险因素（年龄、绝经后、高血压、吸烟、糖尿病、家族史等），在医师指导下选用。

🌿 高粘血症的中医治疗

　　高粘血症又称为血液高黏滞综合征，是一个病理生理的概念，是由一个或数个血液黏滞因素升高（如全血黏度增高、红细胞聚集性增高、血小板聚集性增高、血浆黏度增高、血浆纤维蛋白原增高、红细胞变形指数增高即变形能力下降）所致的综合症。其临床主要表现为一定程度的血液流变学指标异常和微循环障碍，反映血液的浓、粘、凝、聚等状态。血液流变学性异常和微循环障碍是许多疾病共同的病理基础，改善其异常对其相关疾病有积极的防治作用。中医药治疗高粘血症有其独到之处，活血化瘀类中药可以改善血液的流变性和微循环，使血液浓、粘、凝、聚等状态有明显的改善，从而促进疾病的康复。

　　高粘血症在中老年人中多见，多与高脂血症、高血压、动脉硬化、心脑血管疾病、周围血管疾病有密切关系，常见的有如真性红细胞增多症、急性肺心病、充血性心力衰竭、先天性心脏病、高原反应和高山病、高血压、动脉粥样硬化、糖尿病、高脂血症、脑梗死、心肌梗死、周围血管疾病、休克、烧伤、红斑狼疮等。原发性的高粘血症多见于中老年人，发病后和初期没有明显的症状，易被忽视。常见的症状有眩晕、头痛、心悸、胸闷、神疲乏力、肢体麻木、身体疼痛等。不少疾病在某一时期可以出现高粘血症，也可能是在疾病发生前，或无任何明显的临床症状，也可能是某些疾病发生的先兆，所以应引起重视和及早进行干预和防治。

高粘血症是由多种因素造成的，在中医学中，高脂血症多属血瘀证，主要是以平素脏腑阴阳功能失调为发病内因，与饮食不节、情志不畅、跌打损伤、劳累过度、慢性久病等都有关系。中医治疗以活血化瘀药为主，配合行气、补气、温阳、散寒、化痰、通络等辨证分型治疗。临床常分为血瘀型、气虚血瘀型、肝肾阴虚肝阳上亢型、痰浊瘀阻型，可选用血府逐瘀汤、补阳还五汤、镇肝熄风汤和温胆汤加减治疗。在防治方面，应注意以下几个方面：

（1）饮食清淡，多吃蔬菜、水果，少吃高脂食物。多食香菇、黑木耳、茄子、番茄、丝瓜、青瓜、苦瓜、大蒜、洋葱、芹菜、紫菜、海带、海藻等食品，这些食品有助于降低血液黏稠度和软化血管。多喝水，适当饮茶，每天可饮少量红酒，均可改善血液流变性和微循环。

（2）坚持体育锻炼，如慢跑、散步、打太极拳等能使血液流动加快，减少红细胞聚集等。

（3）保持生活规律，避免不良因素影响（吸烟、酗酒）。

（4）保持良好的心情，避免七情刺激。

（5）定期检查身体，加强对血压、血糖、血脂等的监测和控制。

以下介绍几种防治高粘血症的日常保健食疗配方：

（1）西洋参、三七、红曲、丹参，各药按等分研成细末，每次5g，早、晚开水冲服。

（2）山楂10g、金银花5g、菊花5g、绞股蓝5g，洗净煮水代茶饮。适用于高血脂、高血压、高血脂、冠心病人群。

（3）枸杞10g、决明子10g、山楂15g、生首乌10g、丹参10g、川芎10g，煎水煮2次，合并药液，分2次服用。适用于高粘血症及肥胖者。

（4）昆布、海藻各15g，黄豆10g，加适量精盐、香油，煲汤服食。

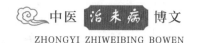
高脂血症的自我监护

在现实生活中，相当一部分高脂血症患者无任何临床症状，只是在健康检查中发现血脂升高。这类患者多为高脂血症早期阶段，通过饮食、运动乃至药物疗法可以控制，并恢复正常水平，从而可有效预防动脉粥样硬化。这对于病者和社会来说都非常有利。由于大多数高脂血症患者对本病防治知识缺乏了解，重视程度不够，往往是出现严重并发症如冠心病、脑梗死时才发现原已患本病，也就错失了治疗的最佳时机。所以，高脂血症的自我监护十分重要。

高脂血症患者早期无明显症状，是指无明显主诉而言，并非无任何征象可见。中医四诊中的望诊可看出一些征象，可谓"望而知之谓之神"。高脂血症患者临床大致可分为两种情况：一是偏于形体肥胖者血脂升高，一是体型消瘦者血脂升高。中医认为，前者多为阳虚体质，多有舌体胖大、舌边有齿痕、苔薄白或厚腻，一般属于脾虚；后者多为阴虚体质，多有舌红少苔，一般属于肝肾阴虚。

在家庭监护方面，应注意高脂血症患者是否会出现如下情形：不明原因的头痛、头晕；时常出现胸闷、胸憋，几分钟可自行缓解；双下肢麻木、疼痛、间歇性跛行等，这些情况的出现多提示动脉粥样硬化的形成，应及早到医院检查，以争取有利的治疗时机，否则病情的进一步演变和发展于病者是极为不利的。

总之，无论临床上症状的有无，只要血脂升高，就要想办法将其降低到正常范围。从理论上来说，有一分钟的高血脂，对人体就有一分钟的伤害。病者本人及其家属应引起足够的重视，积极寻求医生的指导，抓住时机，有效控制病情。

降血脂保护血管

卒中已成为我国人口死亡和致残率的第一原因，据报道，2010 年卒中死亡人数高达 170 万，与卒中相关的死亡约占总死亡人数的 20%；中国卒中亚型中，近 70% 患者为缺血性卒中。最近发表的一篇中国人群的研究数据显示，我国缺血卒中年复发率高达 17.7%。无论是卒中的初发还是复发，高脂血症是重要的危险因素之一。高血脂对血管的影响很大，也是卒中的重要发生因素之一。大量的研究证实，颈动脉内膜增厚及颈动脉粥样硬化性病变是缺血性卒中的预测因素，颈动脉每增厚0.01mm，卒中风险递增10%，颈动脉粥样硬化斑块与卒中风险密切相关，特别是大血管动脉粥样硬化斑块的核心成分与胆固醇水平关系密切，并得到了病理学和影像学研究的证实。在东方人群中，血清总胆固醇每增加0.6mmol/L，冠心病发病的相对危险性增加34%。因此，心脑血管疾病的病理基础都是动脉粥样硬化及高脂血症，降血脂、保护血管，对预防心脑血管疾病有着重要的意义。

高脂血症与动脉硬化有着密切的联系，是产生动脉硬化的最重要的原因。动脉粥样硬化是动脉失去弹性、韧性，随着粥样物质的增多，导致动脉血管变窄，粥样斑块不断获得钙质沉着，进而使之变得脆弱，并可能造成这些物质破裂，这种恶性循环使动脉变得更狭窄，甚至完全堵塞，破碎的小血块也可能随血液循环至小的血管并使小血管受阻或完全阻塞（栓塞）。当血管硬化严重阻塞动脉血管时，由该动脉供血的部分机体组织，由于无法获得由血液中红细胞输送的氧气而造成缺氧，动脉变窄缺氧的最初症状是疼痛和痉挛。心肌缺氧就会感到胸部痛（心绞痛），一旦动脉完全阻塞时，则会造成突发症状，导致心肌梗死，在大脑则会造成脑梗死。

影响血脂变化的因素很多，在不同的国家、地区均有差别。在我国，城市居民的血脂比农村人口的高，还与年龄、性别、职业、饮食、运动等因素相关。动脉粥样硬化是老年人的主要疾病，血脂随年龄的增长而呈进行性的增加。中老年人总胆固醇及低密度脂蛋白浓度较高，是由于随着年龄的增长分解代谢率降低的结果。不同性别的血脂浓度有一定差别，男性血清胆固醇浓度至50～60岁达最高值，女性在40～50岁以后，低密度脂蛋白开始明显增加，这与雌激素减少、激素平衡紊乱有关。血中脂质主要有两种来源：一是食物，二是体内合成，而体内合成所需要的原料大部分也是来源于食物。可见，个体日常饮食习惯和营养状况直接影响血脂的含量。不同职业的人血脂的含量也各不相同，脑力劳动者的胆固醇和甘油三酯含量显著高于体力劳动者。运动可以增加高密度脂蛋白，降低低密度脂蛋白，加快动用存储的脂肪，防止体内脂肪堆积。

由于高脂血症与动脉粥样硬化密切相关，近年来冠心病、脑血管病的发生率与死亡率有所增加，居于死亡原因的第一位或第二位，血脂异常的研究及其防治工作受到各方面的重视。降血脂就能保护血管，也就能预防心脑血

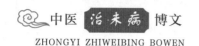

管病的发生和发展。对高脂血症的治疗，目前尚没有一种立竿见影和一劳永逸的特效疗法。但多年来的研究证明，只要坚持调整膳食结构，加强运动锻炼，养成良好的生活习惯，必要时辅助药物治疗，就可以得到良好的降脂效果，从而减少心脑血管疾病的发生率和猝死率。

控制血压保护血管

血压是指血液对血管壁的侧压力，可分为动脉血压、毛细血管血压和静脉压，而通常所说的血压就是指动脉血压。循环血液之所以能从大动脉依次流向小动脉、毛细血管、小静脉和大静脉，是因为血管之间存在着递减性的血压差。要保持一定的血压，需要有三条基本因素：①心脏收缩射血所产生的动力和血液流动时所受到的阻力的相互作用；②必须有足够的循环血量；③大血管壁的弹性。血压是维持人体各组织器官营养和氧气的基本条件，也是维持人体生理活动的基本保障。心脏收缩时，含有营养成分和氧气的动脉血液被挤压到动脉内，并沿着血管向前流动，具有弹性的血管也相应地扩张，从而使血液动力得到一定的缓冲而不至于过高；心脏舒张时，虽然停止了对血液的挤压，但是由于动脉血管的弹性回缩，从而压迫血液继续向前流动。血液就这样靠心脏收缩产生动脉的收缩压，靠动脉血管回缩而维持了一定的舒张压。血压的持续存在，迫使血液不停顿地流向压力较低的全身毛细血管，从而把营养和氧气带给各器官和组织。不难理解，动脉若没有一定的压力（即血压），血液就不会在全身流动，人体各器官和组织也就得不到必要的营养物质。因此，动脉必须保持一定水平的压力。血压过高和过低都会对全身组织器官的供血供氧（营养）产生影响。

血管是高血压的主要靶器官，高血压时整个动脉系统均受累。大动脉病变主要有二类：即粥样硬化和纤维性硬化。前者分布呈局灶型，病变主要在内膜层，引起管腔狭窄，影响血流传输，导致组织缺血和梗死。后者分布呈弥漫性，病变累及动脉壁全层，以中层为主，引起管腔扩张，影响缓冲功能。小动脉病变主要是壁腔比值增加和管腔内径缩小，导致外周阻力增高。高血压的危险之处在于常并发或导致多种严重的心脑血管疾病。常并发中风（脑卒中），多数脑出血由高血压引起，并发冠心病和诱发心绞痛，并发肾功能不全，导致尿毒症等等。

血管老化、硬化也是高血压产生的基础。随着年龄的增长及长期不良的生活方式影响，血管会出现老化和硬化，造成血流缓慢，血管内血量聚集增多，血管承受的压力就会升高。高血脂时，黏稠血液中的胆固醇和甘油三酯等脂质垃圾会沉积在血管上，导致血管狭窄，黏稠的血液在血管中就更不易通过，便会挤压血管壁，从而导致血压进一步升高。早期高血压病人可表现为头痛、头晕、耳鸣、心悸、眼花、注意力不集中、记忆力减退、手脚麻木、疲乏无力、失眠、易烦躁等，后期高血压病人的血压持续在较高的水平，并伴有脑、心、肾等器官受损的表现。控制好血压是维持血管正常功能和保护好血管的重要措施之一。临床上，部分高血压患者因为无明显临床症状或能耐受而忽视血压的控制，时间一长，血管的损害就会显现出来，难以挽回。因此，监测血压，密切关注血压的变化，是保健血管的重要环节。当然，也不能一见血压偏高就胡乱服用降压药，导致出现血压过低，全身乏力、头晕眼花、心烦心悸等机体供血不足的情况。正确选择降压药和服用剂量，要有专科医生的指导。同时，调节情绪、合理饮食、降低体重和适当运动都是控制血压的积极方法和措施，也是血管保健的良方。

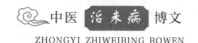

妊娠、月经病

妊娠生病可看中医

　　随着社会的进步，优生优育的知识深入人心，在中医门诊经常有由其他科室转来的妊娠患者要求中医调治。她们主要是担心用药不慎影响妊娠，而西医用药选择受限，毒副作用较多，很多药物都标明"妊娠期慎用"，以致无从下手。孕妇用药必须谨慎，因为某些药物会损害胎元或致流产，特别是那些有习惯性流产病史的孕妇更要注意。当然，不能说孕妇有病就不能治疗，特别是一些常见病，看中医、用中药就有优势，中药副作用少、安全，很多中药还有保胎安胎的作用。

　　中药安胎药可分为清热安胎的（如黄芩）、理气安胎的（如紫苏、砂仁）、健脾安胎的（如白术）、补肝肾安胎的（如杜仲、续断、桑寄生）等。对于那些有习惯性流产的孕妇，可以配伍相应的药物，以达到安胎固胎养胎的目标。

　　古代医家很早就对妊娠用药禁忌有所认识，不同的药对妊娠的危害程度是有所不同的，因而在临床上应区别对待。现代将妊娠禁忌药分为禁用与慎用两大类，属禁用的多系剧毒药或药性作用峻猛之品以及堕胎作用较强的药，慎用药则主要是活血祛瘀药、行气药、攻下药、温里药中的部分药。随着对妊娠禁忌药认识的逐渐深入，对妊娠禁忌理由的认识也逐步加深，主要是从优生优育的角度来认识，考虑对母体、胎儿、产程、小儿的影响。对于妊娠禁忌的，无特殊需要，应尽量避免使用，以免发生医疗事故和纠纷。如孕妇患病非用不可，则应注意辨证准确，掌握好剂量与疗程，并通过恰当的炮制和配伍，尽量减轻药物对妊娠的危害，做到用药有效而安全。

　　妊娠期间常见的疾病如妊娠恶阻（恶心呕吐、头晕厌食或食入即吐）、妊娠腹痛、胎漏、胎动不安（阴道少量出血，时下时止而无腹痛腰酸者，称为"胎漏"；仅有腰酸腹痛、下腹坠胀或伴有少量阴道出血者，称为"胎动不安"）、子晕（头目眩晕）、子痫（眩晕倒仆、昏不知人、手足抽搐、全身强直、双目直视、时醒时发或昏不知人）等，这些病症都该及时治疗。对那些有堕胎史、小产史、滑胎史、胎芽不长史的，更应坚持服药治疗安胎养胎。对有些婚后多年不孕的患者，经服用汤药怀孕后，也宜继续服汤药调理，以利胎儿的生长发育，以免发生漏胎、滑胎和胎芽不长等不良后果。

由于大部分中药药性相对平和，临床使用较安全，并通过合理炮制和配伍后更能相互协同和制约，对妊娠期发生的各种疾病可以辨证论治。

妊娠呕吐的食疗方法

孕妇在妊娠早期有食欲减退、择食、清晨恶心、呕吐等症状，称为早孕反应，这是一种正常反应。如果终日反复呕吐，甚至完全不能进食者，称为妊娠剧吐，中医称为"妊娠恶阻"。呕吐可影响食欲和进食，但妊娠又需要更多的营养，因此要想方设法进食，以给自己的身体补充足够的营养。妊娠恶阻，轻者不药而愈，重者可采用服药治疗，特别严重者，可给予输液、纠正酸中毒及电解质紊乱。本病的食疗应注意：妊娠初起，孕妇本身有偏食特点，选择的食疗品种，既要使孕妇乐于接受，又要富于营养；既不宜过分清淡，又不宜过分滋腻，饮食要多样可口。还要注意选择对胎儿无不良反应的食疗剂。中医食疗以健脾和中为主，下面介绍几种食疗配方。

1. 清蒸砂仁鱼

砂仁 5g、鲤鱼 750g，鱼去鳞、腮、内脏，洗净，将砂仁及葱、姜、蒜、盐各少许装入鱼腹，用水淀粉封口，紧盖碗内，隔水蒸熟，佐餐食，每日食 1～2 次。

2. 甘蔗生姜汁

甘蔗汁、生姜各 10mL，冲和即可，每隔片刻服少许。

3. 姜汁炒糯米

糯米 200g、生姜汁 30mL，放炒锅内同炒，至糯米爆花，研粉即成。每日 2 次，每次 10～20g，温开水冲服。

4. 黑豆大蒜煮红糖

大蒜、红糖各 30g，黑豆 100g。大蒜切片，同黑豆放入砂锅，加水适量，烧开后加入红糖，煮至黑豆熟即可，每日 2 次，早晚服。

5. 扁豆粳米粥

鲜白扁豆 100g、粳米 100g，共煮稀粥，日服 2 次。

6. 紫苏生姜锅巴汤

饭锅巴，如巴掌大一块，焙焦研为细末，用紫苏生姜汤送下。

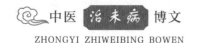

妊娠失眠

孕妇中存在失眠的情况是很常见的，对孕妇和胎儿的健康都会产生不良的影响。妊娠期间导致失眠的原因主要有以下一些方面。

1. 妊娠反应因素

对于即将做母亲的女性来说，在期盼孩子呱呱坠地的 10 个月里，在喜悦的同时，也会有不少忧虑和烦恼。在妊娠 6 周后，孕妇就会出现食欲减退、偏食、恶心、呕吐、头晕、倦怠等症状，称之为早孕反应。到第 13 ～ 14 周时，孕妇的睡眠会明显减少。在妊娠的后 12 周内，由于胎儿增大，子宫体积日渐膨胀，多会表现为入睡困难，夜里醒来次数增加，睡眠明显减少。

2. 各种疼痛因素

孕期有几种疼痛，往往是引起失眠的主要因素。

（1）头痛。少数孕妇会出现一种日趋严重的头痛和失眠，有时还伴有呕吐，看东西模糊；同时有下肢水肿、血压升高、尿中有蛋白，这就是妊娠高血压综合征。

（2）胸痛。孕妇胸痛多发于肋骨之间，疼痛部位不固定。这是由于怀孕引起的缺钙，或由于膈肌拉高，造成胸廓膨胀所引起的。

（3）胃痛。孕妇由于消化道肌肉蠕动减慢，使之有胃部饱胀不适感；还有的孕妇因不断反酸和胃灼痛而一筹莫展，从而导致失眠。

（4）腰痛。随着怀孕时间的增加，孕妇感到身体沉重，站立或步行时，为保证重心前移的平衡，必须挺胸凸肚，再加上双脚外八字分开，这样就必然造成腰部脊柱不同程度的前凸弯曲，引起脊柱性腰痛及夜间睡眠不好。

（5）腹痛。有的孕妇尤其是子宫后倾的孕妇，在怀孕初期感到骨盆区域有一种牵引痛和下坠感。倘若怀孕期间下腹痛比较剧烈，日益增大的子宫进入骨盆，还会引起髋关节的疼痛，造成夜间觉醒多，睡眠少。

3. 仰卧因素

孕妇长期采用仰卧位睡眠，久之可形成失眠，因仰卧位时，大的子宫压迫下腔经脉，使回心血量减少，心血输出量下降。有些孕妇可突然发生胸闷、气急、面色苍白、出冷汗等症状，甚至出现血压下降、休克，这种症状称为"仰卧位低血压综合征"。当长时间仰卧导致血压下降时，通过压力感受器的作用，引起交感神经兴奋，并释放大量的肾上腺素，从而导致血压急剧上升，称为"仰卧位高血压综合征"。不管是低血压还是高血压，都会对孕妇的健康如睡眠产生不利影响。

总之，引起孕妇失眠的原因是多方面的，属于心理方面的原因可通过解除不必要的顾虑，保持良好的心境，如听轻松舒缓的音乐、看愉悦身心的风光片、放松训练或请心理医生帮助，运用心理疗法来解决；属于病理方面的原因，一定要及时请医生诊治，以免加重病情；属于睡眠体位不当者，在妊娠晚期一定要采取正确的睡眠姿势，即左侧卧位。

谈经行头痛

在女性中有每逢经期或经行前后出现头痛的情况，称为"经行头痛"。头痛严重者伴恶心、呕吐等不适，以育龄期妇女多见，亦可见于更年期尚未绝经者。《张氏医通》说："每遇行经头辄痛、气满、心下怔忡、食之减少、肌肤不泽，此痰湿为患也。"又曰："每遇经行头辄痛，此气虚血弱也。经行时阴血下注冲任，髓海失养，以致头痛。"现代医学研究认为，女性经期头痛可能是雌激素（包括雌二醇）通过刺激泌乳素分泌，进而直接或间接地刺激前列腺素分泌，而前列腺素作用于血管，引起血管的收缩和扩张，这种变化由于雌激素的影响也呈现周期性的变化，从而导致头痛发作。还可能与内分泌失调、排卵障碍、子宫内膜异位或炎症等有关，在中医都属于"经行头痛"范畴。其辨证论治分血虚失养、肝阳上亢、痰湿积聚、血瘀阻络等四型。

经行血虚失养头痛表现为每逢经行或经后头部晕痛，感觉眼眶、眉棱骨处酸痛难忍，有时晕眩，月经色淡红，经量愈多则头痛愈甚。治疗调理以补气养血为主，可选用黄芪15g、当归10g、熟地黄10g、川芎10g、白芍10g、延胡索15g、枸杞10g、炙甘草5g，姜枣引，水煎服。

经行肝阳上亢头痛表现为每逢月经来潮，则头部剧痛如炸裂，如锥钻，难以忍受。痛甚时以头巾紧束头额才稍感舒适，常伴有血压升高、心烦易怒，多为每月规律性发作。治疗调理以滋阴柔肝为主，可选用天麻10g、钩藤10g、白芍10g、川芎10g、菊花10g、川牛膝10g、杜仲10g、桑寄生10g、生石决明30g，水煎服。

经行痰湿积聚头痛表现为每逢经行时出现头重昏痛、胸闷泛恶、食欲减退、口淡胶粘。治疗调理以健脾燥湿化痰为主，可选用法半夏10g、白术

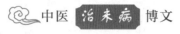
10g、天麻10g、茯苓10g、蔓荆子10g、陈皮5g、炙甘草5g，姜枣引，水煎服。

经行瘀血阻络头痛表现为每逢经前或经行头痛，其痛如刺，痛有定处，经行不爽、量少色紫暗或挟瘀块，下腹疼痛。治疗调理以活血化瘀为主，可选用赤芍10g、川芎10g、桃仁10g、红花5g、茺蔚子10g、三七5g，姜葱引，可加适当黄酒，水煎服。

月经期能服中药吗

在临床上，很多女性患者总会提问：月经期要停服中药吗？要回答这个问题，有必要先从中医理论的角度认识月经的生理病理。

月经的产生是"天癸"（肾中的精气充盈到一定程度的产物）、脏腑、气血、经络协调作用于子宫的结果。如果月经的周期、经期、经量、经色、经质出现异常，同时伴月经周期出现全身症状，这就叫月经病。月经病的治疗原则重在调经。调经的原则有调理气血、补肾、健脾、疏肝等，这些原则在经前、经期、经后都有不同，如经前一般宜疏肝，经期一般宜调和气血，而经后一般宜健脾益肾，补益气血。由此可见，月经期服中药对于调经是一个重要的环节，所以月经期是可以服用中药的。但要注意的是，妇女在月经期间，血室开放，邪气易于入侵，如果调摄不当，则每易致病。同时，对于有些妇女月经量多、经期长的，一些活血药、泻下药要慎用，以免加重出血。另外，月经期间应保持局部清洁，调和情志，劳逸结合，饮食有节，慎防外邪入侵。总之，一旦经期患病，不管是全身性的疾病还是月经病，都可以服用中药治疗，对于宿有月经病的患者，更不要放过经期服药调经的机会。

月经失调的食疗方

月经失调是女性的常见病，其主要表现在期、量、色、质的异常。"期"是指月经周期的规律，平均间隔是28天，行经期是3～5天；"量"是指月经量的或多或少，一般是40～70mL；"色"是指经血色泽的深浅，一般为暗红色；"质"是指经血质地的黏稠与稀薄或有血块。中医对月经失调的认识如《妇科玉尺》云："经贵乎如期，若来时或前或后，或多或少，或月二三至，或数月一至，皆为不调。"所以月经不调有以月经周期改变为主的月经先期、月经后期、月经先后无定期、经期延长和以经量改变为主的月经过多、月经过少等。除期、量的异常改变外，常伴有经色、经质的变异。月经失调重在调经为本，中医临证时，应辨证论治。下面介绍一些食疗方，可配合调理。

1. 月经先期食疗方

月经先期指月经周期提前7天以上，甚至有半个月一潮的。在月经先期症候中常常伴有月经量多。

（1）桂圆肉15g、党参10g、生黄芪10g。加开水蒸，吃桂圆肉，每天或隔天1剂。每月月经净后服用5～7剂。

（2）天冬30g、红糖30g。加适量水，煮30min，温服，每日1次，一般服3～5次。

（3）干芹菜30g。熬水煮面条，常服。

（4）牡蛎、鳖甲各20g。共捣成粉状，加水、黄酒适量煎服，每日一剂，分2次服。用于月经先期且量多，并伴有烦热、口干、便秘等症状者。

（5）黑木耳30g。微火炒香，加水煮熟，加入冰糖适量服之。用于月经先期量多、血色紫红者。

2. 月经后期食疗方

月经后期指月经周期延迟一周以上，甚至有每隔四五十天一行的。月经后期常伴月经量少。

（1）当归30g、肉桂5g。用甜酒500mL，浸泡一周以上，每次服50～100mL，每日1～2次。

（2）益母草30g、生姜15g、红糖60g。前两味加水煎浓，加入红糖，每次行经前1～2天服，每天1次，经至停服。

（3）生姜、红糖适量。将生姜捣烂加红糖，蒸熟后吃。用于月经后期、量少不畅伴小腹冷痛者。

（4）西瓜子仁适量。研细末，每服10g，早晚吞服。

3. 月经先后不定期食疗方

月经先后不定期指月经不按周期来潮，或先或后，又称"经乱"。

（1）益母草15g、当归10g、丹参10g。水煎温服，连服3剂。

（2）鲜西瓜秧120g、白糖60g。瓜秧晒干研面与白糖混合均匀。每晚白开水冲服，分3次服完。适用于行经不畅、小腹胀痛、胸闷两肋不舒者。

4. 月经过多食疗方

月经过多指月经周期正常，而经量超过本人原有的正常数量，或经行时间延长，总量亦增多。

（1）艾叶 5g、鸡蛋黄 2 个。将艾叶用 2 杯水煎，取药汁 1 杯，把鸡蛋黄搅匀和入药汁内，饭前温服。

（2）乌贼骨 30g、鸡肉 90g。将鸡肉切成小块，乌贼骨打碎，放入碗内加开水适量，蒸熟加适量盐食之。

（3）地榆 30g。加醋煎煮温服，于月经来潮时服 2 ～ 3 剂。

5. 月经过少食疗方

月经过少指月经周期正常，而经量减少，或行经期缩短，总量亦少。

（1）当归 20g。水煎服，每日 1 剂，连服数剂可愈。

（2）益母草 10g、红糖 15g。水煎服。用于月经过少甚至点滴，或经行时间过短等。对月经不调、产后血晕、腹痛等亦有疗效。

（3）鸭肉 30g、艾叶 10g、盐适量。煎煮，喝汤吃鸭肉，每日 1 次。

（4）大枣 30 枚、甘草 10g。水煎服，每日 2 次。

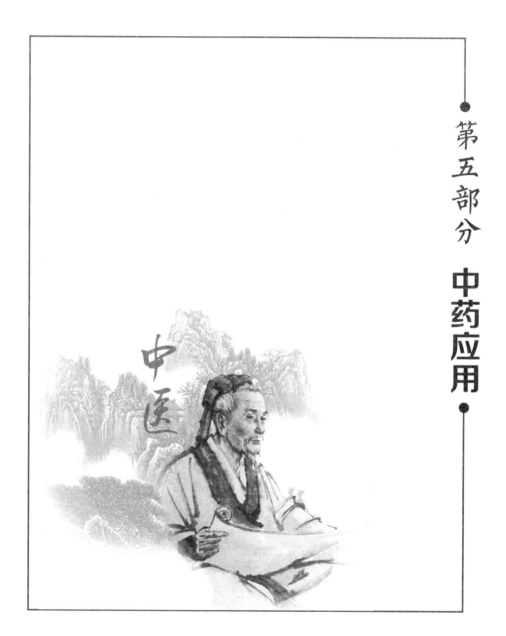

第五部分　中药应用

服用中药为何要"煲"

几千年来，中药的临床应用以汤剂为主要形式，尽管近代中药制剂的飞速发展，各种新的剂型广泛应用，但很多患者还是坚守"煲药"，即使现在的中药免煎颗粒非常方便，但依然不能取代"煲药"，特别是对慢性疾病的调治。为什么是这样的情况呢？这除了汤剂便于临证加减辨证施治外，更与中药的配伍密切相关，这也是中药的优势所在。中药配伍以后，药物相互之间到底起了什么变化？这些变化对药物的疗效又有什么影响？这都是关于中药配伍机制的根本性问题。这个问题一直是国内外许多学科专业人士感兴趣的问题，近年来有关这方面的研究也有许多报道，但仍然需要深入探索。综合各方面的研究，有以下几方面的认识。

（1）中药在配伍共剂的过程中，很可能产生"质"的变化，主要指化学成分的变化。

"汤剂"是中药应用的传统剂型和最常用的形式，水是最主要的溶媒，煎药的温度又足以提高反应的可能和速度。药物在加工炮制和制剂过程中加入了某些有机溶媒（如酒、醋等），更有可能促进化学反应。不同的溶媒对中药的有效成分提取和溶出是不同的，而这些不同的组分参与反应可能产生各种不同的物质和变化。

（2）中药在配伍共剂的过程中，表现为物理性的溶解掺和，其疗效可能是各单味药有效价的量的积累。

中药方剂配伍中，同类药的相加，如攻下实热，用大承气汤和调胃承气汤，方中大黄与芒硝的配伍，单从泻下作用来说，大黄中的大黄素（蒽醌类）为刺激性泻药，可以刺激肠蠕动，促进排便；芒硝即硫酸钠，为容积性泻药，可以在肠腔形成高渗透压，吸出肠腔中的水分。如果从化学角度来看，大黄和芒硝，一为有机物，一为无机物，在共剂中虽然不产生化学变化，但其药理作用不同而互相取长补短，相须为用。

（3）中药配伍"七情"理论概括了中药配伍的相互作用。

现存最早的本草专著《神农本草经》把中药的配伍应用可能出现的基本情况总结为七个方面，称为药物的"七情"，即单行、相须、相使、相畏、

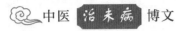

相杀、相恶、相反。它至今仍是中医临床用药必须遵循的原则。配伍"七情"阐述了中药配伍的基本内涵，可归纳为以下四个方面的情况：

①某些药物配伍后，产生了协同作用而能增进疗效；

②某些药物配伍后，相互拮抗而抵消或削弱了原有的性能；

③某些药物配伍后，由于相互作用而能减轻或消除原有的毒性或副作用；

④某些药物单用时无毒或无副作用，但配伍后相互作用产生毒性和副作用，属于配伍禁忌。

中药汤药怎样服用效果好

尽管现代中药新制剂很多，但看中医时，最常用的还是汤剂。由于中药应用的特殊性，汤剂便于临证加减，个性化辨证选方用药，口服吸收效果好，几千年来一直沿用。汤药怎样服用才保证效果好呢？

以下因素对服用汤药都有一定的影响，值得注意。

1. 服药的时间和方法

一般来说，服汤药与吃饭应间隔 1h 左右，一般的药物饭前服或饭后服均可。对胃肠有刺激的药物宜在饭后服；滋补药宜空腹服；治疟药宜在发作前 2h 服；安神药宜在睡前服；治疗痛经药宜在行经前 3～5 天服；治疗发烧感冒药，在晚上 9～10 点服；对于急性重病，无时间限制，可随时服用。一剂药煎 2 次后，将药汁兑匀，分成 2～3 次服用，可早、中、晚各 1 次，或早、晚分服。病情比较急重的也可煎煮后 1 次服用，如急性肠梗阻见腹痛、大便干结或呕吐者，可用大承气汤顿服。也有一日服 3 次以上者，如感冒高烧不退，可给予解表药，4 小时服 1 次，不分昼夜服用。也有一日连服 2 剂，以增强药力。

2. 温服或冷服

汤剂一般多采用温服，因为温服不会刺激胃肠，以利胃肠对药物的吸收，尤其是晨起后空腹服药。有些药物更强调温服或热服，如感冒后发热、恶寒、头痛等，给予解表药温服或热服，有利于发汗解表，达到汗出邪去的目的。因此服用解表药还常常要喝热粥，以调和胃气，助发汗散邪、增强药力。另外，脾胃虚寒或脾肾虚寒的病人更宜热服，以免凉药折伤阳气。寒湿痹症，热服有利于温通血脉、散寒除湿。有些病证可采用冷服，如服药呕吐者，冷服可减少呕吐；有些清热解毒药冷服则作用更强。在复杂的病理变化过程中，只有通过特殊的服药方法，才能适应病情的需要。如伤寒的"假热真寒"，应用"热药冷服"的方法来适应病情的转化。反之，如"真热假寒"，则应用"凉药热服"的方法。如果不这样处理，则往往发生药汁入口即吐的抗药现象，达不到治疗效果。这在中医治法中属于反佐的一种。

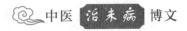
3. 顿服或频服

顿服就是一次服一剂药，将头煎与二煎混匀或不混，一次服完。顿服常常用于一些危重病症，如阳明病燥、实、痞、满明显，使药在短时间内在体内达到较高的浓度，因而产生治疗作用。但又因为药物浓度很快下降，治疗作用不能持久，所以一般情况下不用。频服是指少量多次服用，两次服药之间的间隔时间短，频度高。治疗呕吐常常采用频服，对那些咳嗽严重，甚至引起呕吐的病人，服咳嗽药也可频服。小孩服用汤药常常出现呕吐，宜用频服。中风昏迷的病人可用棉签蘸药汁多次服用。频服是通过药物浓度在体内不断积蓄而起到治疗作用的。

中药用鲜品还是用陈药

中药以植物药居多，其采集有明显的季节性。使用鲜药在客观上受到限制。因此在绝大多数情况下都是使用经过加工的干燥品（中药饮片）。中药治病使用鲜品好还是用陈品好呢？

鲜药的应用历史较陈药更为久远，因为只有炮制出现以后才使用陈药。《伤寒论》中生姜泻心汤之生姜；《金匮要略》中百合地黄汤中用鲜生地汁；《肘后方》鲜青蒿治疟，生天冬治肺痿咳嗽，生葛根汁治舌上出血；《妇人良方》四生丸所用生荷叶、生艾叶、生柏叶、生地黄皆鲜品。后世温病学家喜欢用鲜药，如西瓜翠衣、鲜丝瓜叶、甘蔗汁、梨汁、鲜芦根汁、鲜麦冬汁、鲜藕汁、鲜银花、鲜扁豆花、鲜沙参、鲜石斛、鲜茅根、鲜地龙等。因为鲜品能更好地清热解毒、生津护阴，有利于温热病的治疗。有些药物适宜用鲜品，因为鲜品中某些有效成分没有被破坏或走失，疗效显著。如白茅根清热、止血或利尿，都宜使用鲜茅根为好；清热生津止呕的芦根也以鲜品为佳；鲜毛茛外敷穴位发泡治疗胃病、黄疸、疟疾等，如用干的毛茛，就可能发不出泡来，影响疗效，因为毛茛中所含的刺激性成分是原白头翁素，经过干燥后，易变成无刺激性的结晶白头翁素。

当然，不是所有的药物都用鲜品好，有些药物用干品好些，甚至存放愈久，疗效愈好。如橘皮和半夏都宜用陈品，存放较久则辛燥之性大减，毒副作用愈小，能更好地理气化痰。又如艾叶所含的挥发油对胃肠有刺激作用，而艾叶越陈，存放越久，挥发油逸失越多，因而副作用也越小，所以常常使用陈艾。有些药物不能使用鲜品，如半夏、天南星、川乌、草乌、附子等，这些药物都有毒性，须炮制后才能降低毒性供临床使用，如生用一般都是外用。

大部分中药鲜品与成品基本作用相同，只是功效大小或用量方面有区别，但有些药物鲜品与陈品性味功效有较大的差别，临床主治症也不同，如鲜生地与干生地，鲜生地有清热、生津、凉血的功能，主治热伤血脉所致的出血症；干生地善于养阴润燥，用于热病后期余热未尽，而津伤阴亏者尤宜。再如生姜与干姜，生姜辛而散，用于风寒感冒，干姜温而守，用于脾胃虚寒。

中药使用鲜品还是陈品，要根据其药性药效来定，也要因时因地因药而宜，在城市中用鲜药较少，而在农村，特别是山区，鲜药资源丰富，随手可得。随着现代保鲜技术的发展，新鲜药材的应用范围也能扩大至城市。

常用中药"药引"简介

"药引"是中药独特的服药方法,起到引经药的作用,就是引导处方中的其他药或成方到达疾病所在的部位(经络和脏腑),这也是中药配伍的重要内容。我们若运用恰当就能加强药效,更好地发挥药物的作用。下面介绍几种常用的"药引"。

生姜:一般用量为3～5片,与其它药同煎或切碎,开水冲汤送服中成药。生姜有散风寒、暖胃肠、止呕逆的作用,可用于风寒外感、胃寒呕吐、腹痛腹泻等症。可送服,如通宣理肺丸、藿香正气丸、香砂养胃丸等。如服药呕吐者,也可用姜汤送服。

芦根:以鲜者为佳,活水芦根尤宜,常用20～30g,煎汤送服。芦根具有清热、生津、止渴、止呕的作用,用于外感风热或痘疹初起等。可送服银翘解毒丸、速效银翘片、小儿回春丹等。

葱白:有通阳散寒之功,用于外感风寒,以葱白2～3茎切断,煎汤送服,有帮助发汗的作用,也可与生姜同用,效果更佳。此外,服用治疗疔毒恶疮的蟾酥丸时,可用葱白少许同丸药一起嚼烂,以黄酒送下,有助消散之功。

藕汁:取鲜藕洗净、切碎,加凉开水少许捣烂,用纱布包裹挤压取汁,现代可用榨汁机取汁。藕汁能清热止血,可用藕汁送服十灰散,治疗出血病症。

萝卜汁:取汁方法同藕汁,有行气消积、助消化之功,可送服理中丸、良附丸、香砂养胃丸等。

黄酒或白酒:酒助药行,活血活络,温经散寒,用于风寒湿痹、腰腿肩臂疼痛、血寒经闭及产后诸疾、跌打损伤和疮痈、寒疝等。活络丹、云南白药、三七粉、乌金丸、醒消丸等都可用酒送服。用量可因人而异,一般25～50mL左右。

盐:咸入肾,故补肾的药物(如六味地黄丸、大补阴丸等)常用淡盐水送服。一般用食盐2g，加水半杯溶化即可。

米汤：米汤能养胃，某些治疗胃肠疾病的苦寒成药，如更衣丸，即用大米汤送服，久痢丹用小米汤送服。取煮米饭时的汤汁，不拘浓淡及用量，送服成药。

红糖：有补血、活血、散寒的作用，妇科血寒、血虚之诸症，如生化丸、益母草胶囊（片）、乌鸡白凤丸等，可用红糖冲水送服成药。此外，香连丸治疗痢疾，用糖炒成炭，熬水送服，有散寒止血扶正的作用。

服中药与饮酒

　　"医"的繁体字"醫"包含有"酒"，可以看出，医药与酒有密切的关系。酒作为一种溶媒在中药炮制制剂中常用。在中药炮制中常用酒作为辅料，中药的提取也常用酒为溶媒，醇提，中药剂型中有酒剂、酊剂，方剂中也有一些包含酒的配伍。汉代张仲景用瓜蒌、薤白合白酒，名"瓜蒌薤白白酒汤"，治疗胸部疼痛甚至胸痛彻背、喘息咳唾、短气之胸痹证，相当于现代的冠心病心绞痛，而所用的白酒则是现在的米酒。在"复脉汤"中，张仲景也用了大量的米酒。方中的米酒都是取其辛温之性，通阳复脉，从而使气血流通，血脉通利。后来的酒剂（以酒为溶媒浸泡药材，或加温同煮供内服或外用）多用于体虚补养、风湿痹痛或跌打损伤等，如十全大补酒、风湿药酒等，用酒的目的也是为了促进气血的运行，活血通脉。现代人们保健中也经常用酒浸泡不同配方的中药材饮用。

　　酒现在已是人们生活中的一部分，丰富了人民的生活，适量饮酒能舒经活络、增进饮食、帮助消化，从而有益健康，但长期过量饮酒，则对脑神经、心血管、消化系统及生殖系统均有不良影响，中医也认为酒过量助长湿热。

　　一般而言，服用中药期间不宜饮酒，除了酒剂治病；用酒剂治病，应当根据病人的年龄、体质及平时的酒量来决定适当的用量，老年人与妇女儿童以少量为宜，且酒剂用酒以低度为宜。即使酒量大者，也不要多喝，更不要喝醉。对于那些素有出血病史或内有湿热或阴虚火旺者，更不宜用酒剂治疗，也不宜在服用中药的同时饮酒，因为酒助湿生热，化火动血。对于治疗用酒，或用酒服丸散药，一般以米酒为宜，且从少量开始，以防醉酒。部分中药经酒浸泡后药效增加，在用量方面也要注意适当减量。

饮酒与保健

适量饮酒是对健康有益的。酒有健胃、舒经活络、祛瘀活血、除风散寒等功效。人们在饮用药酒时，最常见的一个误区就是认为有保健功能的药酒和治病功能的药酒对身体有益无害。其实，药酒的基本成分也是酒精，同样不可过量多饮。此外，饮酒还容易导致其他保健问题。

（1）酒精能溶解锌，常饮酒的人最容易造成锌的缺乏。解决的方法是在饮酒的同时最好吃些牡蛎。如果没有牡蛎，吃些花生、杏仁、核桃、黄豆、干豌豆或青豌豆等可以补锌。

（2）能喝酒的人少量饮酒对消除疲劳是有效的。酒菜里如能加上些蚕豆，则维生素 B_1 和维生素 B_2 就更充足有效了。不能饮酒的人，可以在橘汁或柠檬里加些蜂蜜喝，同样有效。

（3）饮酒与性有密切的关系。醉后同房孕育的胎儿往往畸形或智力低下，有人称为"酒精儿"。酒精对性功能有抑制作用，可导致阳痿早泄、遗精等。

（4）酒与胡萝卜同食不好。因为胡萝卜素（维生素 A 原）与酒精一同进入人体，会在肝脏中产生毒素，易引起肝病。

（5）牛奶会在胃壁内形成保护膜，所以在饮酒前喝一杯牛奶，既能保护胃，又能减轻酒醉的程度。

（6）酒与汽水同饮不好。酒、汽水同饮会加快酒精在全身的发散，并产生大量的二氧化碳，对胃、肠、肝、肾等脏器有严重危害，对心脑血管也有损害作用。

"水能载舟，亦能覆舟"，酒与健康的关系正与这一古训所提示的哲理相同。酒能健身，亦能伤身，关键是要把握适度的量，合理饮酒。

"重金属"中药

近几年，中药重金属超标问题引起人们的广泛关注。因为中医的理念与西医的理念不一，也造成了部分人对中药的曲解。现代科技认为，长期生活在自然环境中的人类，对于自然物质有较强的适应能力。有人分析了人体中60多种常见元素的分布规律，发现其中绝大多数元素在人体血液中的百分含量与它们在地壳中的百分含量极为相似。但是，人类对人工合成的化学物质，其耐受力则要小得多。所以区别污染物的自然或人工属性，有助于估计它们对人类的危害程度。铅、镉、汞、砷等重金属，是由于工业活动的发展，引起在人类周围环境中的富集，通过大气、水、食品等进入人体，在人体某些器官内积累，造成慢性中毒，危害人体健康。因此，对中药中的重金属要具体分析，不能一概而论。

中药朱砂所含的"汞"与水银之"汞"是两回事，汞对人体的毒性，很大程度上取决于它的存在形式，朱砂的主要成分是硫化汞（HgS），是典型的共价键化合物，化学性质稳定，溶解度极小，甚至不溶于硝酸和盐酸，难以在胃中分解被人体吸收。因此，对朱砂和含朱砂的中成药的毒性评价，不能简单地套用"汞"的毒性数据来进行折算。另外，某些矿物类中药就富含重金属，如升药、轻粉、砒石、铅丹、雄黄、硫黄等都含有砷、汞、铅等，它们都是毒性很强的矿物重金属药，但又具有很强的治疗作用，以外用为主，有些可以内服，但要严格控制剂量。它们分别具有杀虫、拔毒、化腐、生肌、疗疮作用，适用于痈疽疮疡溃后脓出不畅，或溃后腐肉不去，伤口难以生肌愈合之症。在中医外科临床中被广泛应用，很多中医外科名方都是以它们作为主要成分，如治疗痈疽溃后脓出不畅，或腐肉不去、新肉难生的"九一丹""五五丹""九转丹"；治疮疡溃烂的生肌玉红膏；治疗痔疮的枯痔散等。内服方中如治疗水肿的"舟车丸"，治疗寒痰哮喘久治不愈的"紫金丹"等。由于重金属药物的毒性，在应用时应严格控制剂量和用法，制剂时也应严格遵守炮制及制剂法度，以减轻其毒性，确保临床用药安全。近年，在抗肿瘤研究中，也发现了这些重金属中药的一些特殊作用，对皮肤癌、白血病等有一定作用。虽然重金属中药毒性大，然而用之适当，却每获意外效果。

在临床中，砷类药主要有以下药效：

（1）砷为原生质毒，可以杀灭微生物与寄生虫，如驱梅（梅毒）、扑疟（疟疾）、治回归热、疗顽癣等。

（2）可以亢进体内的同化过程，可谨慎少量内服，过去曾作为强壮剂。

（3）可以治疗白血病、哮喘、佝偻病等。

（4）局部应用有腐蚀作用。

汞在自然界中很少单独产出，一般从丹砂（硫化汞）的矿石中提取。汞类药的药理作用主要为：

（1）具强烈的腐蚀与杀虫作用，可外治恶疮、死肌、赘瘤、顽癣等。

（2）小量应用有补血、强心、利尿的效果。

（3）系原生质毒，可扑杀微生物、寄生虫。

铅为有色金属之一，在高温时会氧化；也可以与硫及各种酸类起化合作用，制成许多制剂。铅类药物的药理作用少量收敛（治肠炎、下痢等），多量腐蚀（外科疮疡常用）。在中医理论上，铅类药多具有镇心安神、坠痰消肿的功效，如"黑锡丹"，也可以用来杀虫解毒。但长期少量使用或一次大量服用，都可以引起顽固的铅中毒，应予以警惕。

重金属中药既有良好的药效和临床应用价值，同时又有其毒性，临床应用要严格控制剂量和制剂工艺，保证用药安全。

贝壳的药用价值

贝壳来自软体动物，贝壳的药用有着悠久的历史。贝类的肉（包括其内脏）一般可供食用，有些还是著名的海味珍肴，医药上多属于补品，如日常生活中常见的鲍鱼（其壳为中药石决明）、蚝（牡蛎）、螺等。贝壳的主要成分一般相差不大，主含碳酸钙（占80%～90%）与磷酸钙，故其临床功效也多有相似之处。但贝类所含之微量元素及有机物（如蛋白质）与其功能有很大关系。

贝类的临床应用主要有以下功效。

（1）滋阴清热。如石决明、牡蛎、珍珠、珍珠母、紫贝齿、海蛤等，性多寒凉，功能滋阴清热，主治阴虚内热、虚火上炎、潮热盗汗等，小儿高热抽搐亦可用。由于钙盐在临床上多有解热效应，如最常用的清热药石膏即钙的硫酸盐，贝类的清热可能与之有关。

（2）安神定志。珍珠、珍珠母、紫贝齿、牡蛎等药多有安神定志的作用，主治心神不安、心悸、心烦、失眠、健忘等。

（3）平肝潜阳。石决明、牡蛎、珍珠、珍珠母、紫贝齿、瓦楞子等药多有平肝潜阳的功效，主治肝阳上亢、头晕目眩、肝风内动、四肢抽搐、惊风癫痫等。其中，牡蛎尤其常用，如复方大定风珠、镇肝息风汤、阿胶鸡子黄汤等。由于钙剂的生理功能具有抑制神经应激的作用，可能与安神、平肝的疗效有关。

（4）明目退翳。石决明、紫贝齿、田螺等，具有明目退翳之功，对急性期目疾如肝火上炎、目赤肿痛等即可用；对慢性目疾如肝肾阴亏、视物模糊以及目生翳障等亦有效。其中，石决明尤属常用，其名即与明目有关。《证治准绳》石决明散伍枸杞子、木贼草、荆芥、桑叶、谷精草、金沸草、蛇蜕、苍术、白菊花、甘草等，临床加减可作为眼科疾患的通用方。

（5）化痰止咳。海蛤壳、瓦楞子、牡蛎、白螺壳等多有化痰之功，性寒凉，故主治痰火郁结、咳嗽痰多、气逆喘促、胸胁疼痛。《丹溪心法》海蛤丸伍瓜蒌，原治痰饮心痛，临床上用治慢性气管炎甚佳。咯血者可用海蛤壳研粉炒阿胶（即阿胶珠），加入处方中甚效。

（6）软坚散结。瓦楞子、牡蛎、海蛤壳等具有软坚散结之功，主治瘰疬瘿瘤、乳中或睾丸结核、症瘕痞块等。消瘰丸（牡蛎配玄参、贝母）近代临床报道甚多。

（7）收敛固涩。牡蛎、乌贼骨、紫贝齿、珍珠母等具有收敛固涩之功，主治虚汗、泄泻、遗精、崩漏、带下等症。乌贼除了骨外，其墨也可用于止血。珍珠母可代珍珠，外用尚可敛疮疡，著名中成药珠黄散即伍牛黄制成，治口疮、咽喉溃烂。钙盐外用可收敛制泌，并可减低毛细血管的通透性及促进凝血。

（8）利尿通淋。石决明、紫贝齿、田螺等具有利尿通淋之功，主治小便不通与淋症。单方田螺捣烂（加冰片、葱头或乳香均可）敷于关元穴治尿闭，有一定疗效。

（9）制酸止痛。瓦楞子、牡蛎、白螺壳、海蛤壳、乌贼骨等具有制酸止痛作用，主治胃酸过高、泛酸吞酸、脘腹疼痛等，许多治溃疡处方中每多用之。这一功效与钙盐有关。

（10）强壮滋补。上述各种贝类的肉（包括内脏），或其某一部分（如干贝系扇贝的闭壳肌），均有强壮滋补作用。石决明的肉即鲍鱼，《黄帝内经》述及用其汁作药。

贝类药材使用时还应注意其炮制。一般来说，清热、安神、平肝、利尿、明目等多生用；化痰、软坚、收敛、制酸等多煅用。在汤剂时，因质硬不易煎出有效成分，需先煎。近年来，由于海洋药物的研发日益引起人们的关注和重视，贝类药物也有很大的发展。新发现了很多药物资源，如海石鳖、海兔粉等。在应用方面，如从许多海生软体动物的匀浆中，可制成具有抗肿瘤作用的物质。许多保健品也来自贝类。

虫类的药用

在自然界有很多虫类动物，它们在动物界中最多，其中节肢动物即占70%左右，是动物类中的代表，它们除了在维持生态平衡方面有其作用外，对人类的健康也有很好的药用价值。

我国对虫类的应用有悠久的历史，蚕在我国已有五千多年的历史，在浙江钱山漾新石器时代遗址中，发现一批丝织品，为四千多年以前的遗物。甲骨文中已有蚕、桑、帛、丝等字。蜂在西周时就被广泛利用；紫胶虫大约于三世纪才开始应用。《本草经》即收载蜂子、虻虫、䗪虫（地鳖虫）、蚱蝉、蜈蚣、水蛭、蝼蛄、鼠妇、蜣螂等虫类药物 28 种。汉代张仲景的著作中，曾应用虫类药物 6 种。近年出土的甘肃威武汉简上，也记有䗪虫（地鳖虫）、斑蝥等 4 种。到《本草纲目》时总数已达 107 种，并将虫类分为三类，其卵生与化生两类均属节肢动物，且 90% 以上属昆虫纲。其湿生类则除节肢动物外，尚含一部分环节动物、软体动物和两栖类在内。虫类药物种类既多，功能亦广，临床上可用于治疗多种疾病。按其主要功效，可分为以下几类。

（1）活血祛瘀，散结消癥。虫类攻窜，善能活血消癥，对血滞瘀阻诸症如胸胁疼痛、蓄血发狂、跌打损伤、痛经闭经等，均有良效。又可用治癥瘕、积聚、痞块等，主要指肝脾肿大与腹内肿块（也包括肿瘤在内）。临床上常用者如水蛭（蚂蟥）、虻虫、䗪虫（地鳖虫）、蜣螂虫、鼠妇等。

（2）平肝息风，镇痉定惊。许多虫类药具有息风镇痉作用，可治热极生风、肝风内动、中风、破伤风、急慢惊风、癫痫等症。临床上以蜈蚣与全蝎最为常用。蜈蚣毒的毒理似蜂毒，全蝎毒的毒理似蛇毒，两者在药理实验中均显示具有抗惊厥作用。此外，如壁虎、僵蚕、地龙、蝉蜕、露蜂房、蜣螂虫等。

（3）祛风寒湿，蠲痹通络。虫类祛风蠲痹的功用良好，主治风、寒、湿三气杂至所致的痹痛、关节肿痛、屈伸不利。著名医家叶天士治周痹每用全蝎、地龙、蜈蚣、露蜂房、蜣螂虫等，疗效卓著。其他如蜈蚣、僵蚕、蚕沙等均可用。

（4）以毒攻毒，消痈散结。不少虫类药都有毒，但如应用得当，以毒攻毒，疗效显著。临床上用于治痈疽疔疮、恶疮诸毒等症，包括肿瘤在内。应用最广的是蟾蜍，我国到处均有分布。其鲜肉可食，其去内脏的干尸药材名蟾蜍干，也称干蟾皮；将其耳后腺和皮肤腺分泌的白色浆液加工制成蟾酥，均可药用。著名的中成药如蟾酥丸、六神丸等，均含蟾酥。药理研究表明，它具有显著的镇痛、强心、抗癌、升白细胞等作用。

（5）其他。虫类药在临床上应用十分广泛，如蝉蜕、白僵蚕等具有疏风清热之功，可治外感风热、咽痛声嘶哑；九香虫、蜣螂虫具有理气解郁之功，可治脘腹胀痛、呕吐吞酸；冬虫夏草、九香虫、桑螵蛸具有益肾壮阳之功，可治阳痿遗精、多尿遗尿；地龙、蚱蜢、蜓蚰等具有平喘止咳之功，可治气促喘逆，咳嗽痰多；蟋蟀、蝼蛄具有利水渗湿之功，可治尿少癃闭、胸腹积水等。

话说冬虫夏草

　　冬虫夏草主产在青海和西藏，以青海的产量最多，其次为西藏的北部。此外，四川西部、云南西北部、甘肃南部和尼泊尔也有少量分布。商品中把产于藏民居住区的称为"藏草"，质较优，藏语称"牙扎衮布"；把产于非藏民居住区的统称为"川草"，质较次。青海省玉树地区的囊谦县和曲麻莱县所产之虫草个大、色黄、气浓，为全省所产虫草之极品。

　　大自热的神奇创造了冬虫夏草，应该说是一种复杂也是有偶然的因素的形成过程。其生长条件苛刻，成长时间较长，资源有限，因此在如今市场的需求量增多，价格看涨也是正常的。药用冬虫夏草，最早的文字见于清朝汪昂的《本草备要》（1694）所载："冬虫夏草，甘平，保肺益肾，止血化痰，止劳咳。四川嘉定府所产者佳。冬在土中，形如老蚕，有毛能动，至夏则毛出土上，连身俱化为草。若不取，至冬复化为虫。"赵学敏的《本草纲目拾遗》（1756）记载："夏草冬虫，功与人参同，能治诸虚百损。"1757 年吴仪洛所著的《本草从新》指出："冬虫夏草保肺益肾、止血化痰。"其后《黔囊》《文房肆考》《四川通志》《本草图说》等数百部古药书中都记载了冬虫夏草。历部《中华人民共和国药典》记载其功用为："补肺益肾，止血化痰。用于久咳虚喘，劳嗽咯血，阳痿遗精，腰膝酸痛。"

　　冬虫夏草甘、平，归肺、肾经。益肾壮阳、补肺平喘、止血化痰，用于肾虚腰膝酸痛、阳痿遗精、久咳虚喘、劳嗽痰血。补肾壮阳可单用浸酒服，此外，病后体虚不复、自汗畏寒等，可以之同鸭、鸡、猪肉等炖服，有补虚扶弱之效。据研究报道，冬虫夏草还具有以下作用：①抗菌；②免疫调节；③抗癌；④抗炎；⑤滋肾；⑥提高肾上腺皮质醇含量；⑦抗心律失常；⑧抗疲劳；⑨祛痰平喘；⑩镇静催眠。

　　但要指出的是，本品在同类中药中不是最强最好的，也很少作为处方中的君药（起主要作用的药物），在中医常用方剂中很少选用，其中一些功效作用可以用同类的其他药代替和选用。如补肾壮阳益精可用淫羊藿、巴戟天、菟丝子等；补肺平喘用于久咳虚喘短气可用北沙参、川贝母、胡桃肉、蛤蚧等。特别是在目前冬虫夏草价格高企的情况下，合理选用，对节约医药开支、保护自然资源有重要的意义。

补血佳品——阿胶

在许多女性疾病治疗或女性保健中都经常使用中药阿胶，本品味甘、性平，功能补血止血、滋阴润肺，临床常用于血虚萎黄、心悸、虚劳咯血、吐血、心烦不眠、咳嗽痰少、月经过多、崩中（子宫出血）、胎漏（先兆流产）等。还可用于虚性便秘、阴虚小便不利等。女性以血为本，血虚、血瘀都是引起月经不调、胎前产后疾病的重要因素。阿胶作为动物药，为血肉有情之品，有良好的补血止血及滋阴作用，更适合女性疾病的调养应用。《本草纲目》指出本品能"疗吐血、衄血、血淋、尿血，肠风下痢，女人血痛血枯，经水不调，无子，崩中带下，胎前产后诸疾"。

阿胶"出东阿，故曰阿胶"。阿胶又名驴皮胶，为马科动物驴的皮经煎熬、浓缩制成的胶块。主产于山东和浙江，以山东省东阿县产者最为著名，浙江产量最大。此外，上海、北京、天津、武汉、沈阳等地亦产。

阿胶的制备方法：将驴皮漂洗浸泡，去毛，切成小块，再漂泡洗净，分次水煎，过滤，合并滤液，用文火浓煎（或加适量黄酒、冰糖、豆油）至稠膏状，冷凝、切块、阴干。用时捣成碎块。或先将蛤粉置锅内加热，至轻松滑利状态时放入切好的小块阿胶，炒至鼓起成圆珠形，呈黄白色，立即取出，筛去蛤粉，放凉，即为阿胶珠。阿胶入药始于汉代或更早。陶弘景《本草经集注》云此胶为"煮牛皮作之"，即牛皮胶，今名黄明胶，为牛皮制成的胶块，形状与驴皮胶相似，但有黏性，质硬不易破碎，断面乌黑，具玻璃光泽，气微腥，味微甜。可与驴皮胶同等入药，但主要用于止血。宋、元两代所用阿胶既有牛皮胶，又有驴皮胶，还混有少部分杂皮熬制的次品胶。李时珍将牛皮胶从阿胶中分出，以黄明胶之名另述。据此，后世遂将驴皮胶称为阿胶，牛皮胶称为黄明胶，猪皮胶等为次品杂胶，猪皮胶又称为新阿胶，现代研究认为也有很好的补血作用。

现代研究认为，阿胶主要由胶原及部分水解产生的赖氨酸、精氨酸、组氨酸等多种氨基酸组成，并含钙、硫等。本品能促进红细胞和血红蛋白的生成，作用优于铁剂；改善实验动物体内钙平衡，促进钙的吸收和在体内的存留；预防和治疗进行性肌营养障碍；可使血压升高而抗休克。

阿胶常用5～10g，单用时常用开水或黄酒化服。入中药汤剂应烊化冲服（用煎液溶化），亦可入丸剂或散剂胶囊剂。目前市售的阿胶成品也很多，如阿胶口服液、复方阿胶浆等，有单味和复方多种制剂。服用方便，适宜长期服用。应用时视各人具体情况而定，根据病情需要，或单用或配伍他药同用。

临床应用，如血虚心肝失养，见面色无华或萎黄、眩晕、心悸、失眠等，可单用黄酒炖服阿胶，或与黄芪15g、当归15g、白芍15g、熟地黄10g合用，煎汤口服。女性血虚而月经不调，经量多、色淡，可单用阿胶50g炒黄或炒焦为末，每次5g黄酒送服。或配艾叶5g、生地黄15g、白芍15g、甘草5g，则止血止崩之力更强。肝肾阴虚，阳热上亢，见手足心热、心烦失眠，阿胶10g烊化送服鸡子黄1个，或配白芍15g、黄芩5g等煎服。肺阴不足、虚劳咳嗽，常用阿胶配白芍、石斛、麦冬等同用；如气阴两伤，气粗喘促，可用阿胶10g烊化，与党参20g、麦冬15g、五味子5g煎服。肺肾阴虚，劳嗽咯血，阿胶尤宜，并配合天冬5g、生熟地15g、百合15g、川贝母5g，百部5g等。阴血亏虚、肠道失濡可致便秘，如老人、妇人之大便秘涩，可用阿胶10g，烊化送服适量蜂蜜；产后失血过多、大便秘涩，常用阿胶15g烊化，与枳壳10g，水煎液合并蜂蜜送服。

沉香——降气的好药

沉香是一味具有降气功效兼具收藏价值的好药，许多中医药专家呼吁加大力度保护沉香。

主要用于平喘的沉香，为双子叶植物药瑞香科乔木植物沉香或白木香在受到自然界的伤害（如雷击、风折、虫蛀等）或受到人为破坏以后，在自我修复的过程中分泌出的油脂受到真菌的感染刺激，所凝结成的浓郁香味分泌物就是沉香。沉香是常用中药，具有良好的降气功效。其性味辛、苦，温，归脾、胃、肾、肺经，主要用于哮喘病人平喘以及呕吐呃逆、气逆（如胃气上逆）的治疗。沉香入药的用量很少，一般为 1～3g。服用时，需要磨成粉冲服或加入中成药制剂中。

如果没有沉香，也可用木香替代。沉香非常名贵，需要几十年甚至几百年才能形成，加之目前沉香树为濒危植物，发掘替代药材很重要。如果没有沉香，可以考虑用类似功效的中药材木香替代。木香主要用于行气止痛、调中导滞，如果病人有胃气上逆的情况，还要添加其它和降胃气的药材。但是，每一种药有自己的特性，所以木香也不能完全替代沉香。

辨别质量，不能只靠闻香。不少业者以假沉香或品质低劣者鱼目混珠，消费者需细心辨识。虽然沉香具有特殊香气，但真正的沉香在遇高温（如燃烧）前并无香气，市场上往往出现许多香气浓郁的沉香，其实都是作伪而成，本身并不含沉香油脂。所以在选购沉香时，除专业人士外，绝不可以嗅觉来鉴别沉香的真假或品质。

沉香并不是一种木材，而是一类特殊的香树"结"出的，混合了油脂（树脂）成分和木质成分的固态凝聚物。沉香树脂极为沉重，当树脂含量超出 25% 时，任何形态的沉香（片、块、粉末）均会沉于水。沉香的名称正是来自于其沉于水的特质。我们可以通过这个方法来辨别沉香的质量好坏，能沉到水里的沉香，一般质量较好。

紫河车（胎盘）的应用

　　紫河车又名人胞、胎盘，为健康人的干燥胎盘，是将新鲜胎盘除去羊膜及脐带，反复冲洗至去净血液，蒸或置沸水中略煮后，干燥，或研制为粉。本品味甘、咸，性温。民间常用之补虚扶正。古典本草记载"主气血赢瘦，妇人劳损""男女虚损劳极，不能生育，下元衰惫""能峻补营血，用以治骨蒸赢瘦，喘嗽虚劳之疾，是补之以味也"。其功效为温肾补精、益气养血。可用于女子精亏不孕；男子阳痿、精亏不育；气亏血少，萎黄消瘦；产后乳少及虚劳喘嗽等症。现代研究证实，本品含有多种抗体及干扰素；多种激素（促性腺激素 A 和 B、催乳素、促甲状腺激素、催产素样物质、多种甾体激素和雌酮）；还含有多种有价值的酶（如溶菌酶、激肽酶、组胺酶、催产素酶等），红细胞生成素、磷脂（磷脂酰胆碱、溶血磷脂酰胆碱和神经鞘磷脂等）及多种糖等。具有增强免疫，促进乳腺、子宫、阴道、卵巢、睾丸的发育，抗过敏等作用。

　　中医认为，肾是人体先天之本，先天不足，肾气亏损，精血衰少，可致子宫、卵巢等生殖器官发育不良而不孕不育；或引起性机能低下，出现阳痿遗精、月经不调、腰膝酸软、头晕耳鸣等症。胎盘禀受人之精血，为补精血、助阳气之佳品，因此，凡是肾阳衰弱、精血亏损所致的上述诸症，都可以用之治疗。单用 1.5～3g，研粉装入胶囊，淡盐水送服，每日 2～3 次。用于女子则可促进乳腺、阴道、子宫及卵巢发育，治疗精亏血少之经闭无子；用于男子则能促进睾丸等生殖器官功能，促进精子的生成，提高精子的质量和活力，治疗阳痿早泄、精冷稀薄不育等症。中年早衰、老年肾亏体虚也常可用之。还可配合其他补肾药，如熟地黄、鹿角胶、杜仲、仙灵脾，水煎分次冲服，疗效更佳。

　　大病之后、气虚赢瘦、短气懒言、面色萎黄或面暗皮黑，以及妇女产后气血大亏、乳汁不足等症，食用本品不腻不燥，益气补精养血，作用温和而持久，单用就能取效。若与补气养血药同用，其效益彰。可配合黄芪、人参、当归、白芍等。

　　喘嗽日久，肺肾两虚，在缓解期服用，可防止复发，促进康复。如果喘嗽兼有内热者，可用本品和麦冬、龟板、黄柏配合。

使用本品应注意以下几点：

（1）必须是健康产妇娩出的胎盘。

（2）必须把好制作关，鲜品必须清洗干净，高温煮沸，方可食用。

（3）内有实邪积滞、湿热实火者不宜食用。

（4）用法用量：研末或装入胶囊，每次 1.5～3g，每日 2～3 次。用鲜品煨食，每次半个或 1 个，一周 2～3 次。现已制成片剂、胶囊和注射剂。

抗辐射中药

在原子弹爆炸点能顽强再生的植物不多，其中唯一的药用植物是被称之为"鱼腥草"的中药。

2011年3月11日，日本东海九级强震引发的核泄漏又一次使人类面临考验，辐射像一片乌云，笼罩着整个日本及周边地区乃至全世界。在地震中受损的日本福岛第一核电站反应堆爆炸后，位于福田以南各县和东京地区的辐射值是正常值的10倍至100倍以上，对人们的健康造成巨大威胁。核辐射也称电离辐射，少量的辐射照射不会危及人类健康，但过量就会对人体造成伤害。身体接受的辐射能量越多，其放射性病症状越严重，辐射对人体的伤害主要是骨髓抑制、造血组织功能障碍和外周血白细胞下降以及免疫功能降低、致癌、致畸形风险越大，甚至导致死亡。西方医学对辐射防护的探索较早，所以辐射机理的研究基本上是建立在以西医理论基础之上的，但由于辐射对人体的危害是具有综合性的，以一种或少数几种化合物是很难解决辐射对人体的危害的。而中药的多成分，作用的多靶点和多途径，在抗辐射中有其独特的自然优势。中药"鱼腥草"就是其代表。

经研究证实，具有抗辐射的中药有：

（1）单味中药。女贞子、鱼腥草、红景天、刺五加、当归、茯苓、陈皮、山楂、枸杞、玉竹、甘草、薏苡仁、黄芪、知母、人参、灵芝、党参、肉苁蓉、川芎、白术、扁蓄、莪术、苦豆子、南沙参、雪莲、三七、大蒜、绿茶等。

（2）中药复方。四物汤（熟地、当归、白芍、川芎）、生脉注射液（人参、麦冬、五味子）、地甘口服液（炙甘草、熟地黄）、养胃方（北沙参、麦冬、茯苓、厚朴、炒扁豆、黄芪）、复方鱼腥草口服液（鱼腥草、人参、枸杞）、八珍汤（熟地、当归、白芍、川芎、人参、茯苓、白术、甘草）等。

（3）中药有效成分。多糖（茯苓多糖、猪苓多糖、茜草多糖、芦荟多糖、灰树花多糖等）、酚类物质（茶多酚）、皂苷（人参三醇、刺五加皂苷等）、黄酮（银杏叶黄酮、大豆异黄酮、染料木黄酮、金雀异黄酮等）。

此外，根据中医学的辨证论治理论，认为长期处于辐射环境的人会出现"正气受损，气血两虚，累脾伤胃败及肾阳"的病机，采用"扶正固本""补益脾肾"的治法，选用相应的方剂并结合具体病情加减运用，在辐射危害的防治方面也具有积极作用。

一些中草药可助抗肿瘤

很多恶性肿瘤至今还是"绝症"。其治疗耗费巨大，现在治疗肿瘤主要还是依靠西医，在西医理论中，肿瘤产生的根本原因是正常细胞的异常增生，机体免疫系统受损，对机体的监控调整功能被削弱，细胞的变异无法控制，逐步朝着肿瘤的方向发展。然而，在西医对肿瘤的治疗中，现有的手段如外科手术、放化疗等都会进一步降低和减弱机体免疫功能，这是一个恶性循环。

在调整和恢复身体免疫功能上，传统的中医有一定作用。中医药的"扶正"功能就是对免疫功能的挽回和恢复，也能在一定程度上对抗放化疗引起的副作用。实际上，中医里很早就有关于肿瘤的记载，我国早在殷墟甲骨文中就有"瘤"的病名，到宋代宋轩居士著《卫济宝书》中第一次使用了"癌"的病名。中医文献上的"痈疽""积聚""瘿瘤""乳岩"等病名，都包含了癌症的信息。

通过临床实践和药理试验研究，目前认为有一定辅助治疗肿瘤作用的单味中草药达数百种以上：斑蝥、蜈蚣、壁虎、全蝎、水蛭、地鳖虫、夏枯草、铁树叶、蛇莓、米仁、七叶一枝花、龙葵、海带、海藻、昆布、蜘蛛、蛇蜕、蜂房、穿山甲、麝香、鳖甲、虎杖、八月札、冰宵花、丹参、瓜蒌、野百合等可用于辅助治疗肿瘤；喜树、水梅根、藤梨根、水红凌等可辅助治疗胃癌；猫眼草（小狼毒）、板蓝根、黄药子、急性子、鬼针草等可用于辅助治疗食管癌；蟾皮、天葵子、凤尾草、半边莲、猪殃殃、天胡荽、平地木等可辅助治疗肝癌；白花蛇草（龙舌草）、半枝莲（并头草）、鱼腥草、山海螺、白英（白毛藤）等对辅助治疗肺癌有一定疗效；牛黄、青黛、野菊花等可辅助治疗胰腺癌；天南星、莪术、半夏可辅助治疗宫颈癌；猪殃殃、羊蹄草、长春花（日日红）等辅助治疗白血病；山慈菇、蒲公英、臭椿树根、芙蓉叶、玉簪花等可辅助治疗乳腺癌。

补药应区别使用

冬季人们习惯于服用一些补益药物达到来年身体强健无病的目的。民间有句谚语："三九补一冬，来年无病痛。"补益药很多，其作用也不同，有的善于补气，有的善于补血；有的作用大，有的作用轻，因此，根据具体情况，选用不同的补益方法和补益药物是极为重要的。中医对虚症的补法常有以下几种。

（1）清补法。是补而兼清的一种方法，多适用于外感温热病后，阴津耗损，或气阴两亏而邪热未尽的情况，表现为时有低热、口燥咽干、舌红少津等。常用药物如西洋参、生地、麦冬、沙参、石斛之类，中成药如生脉饮等。

（2）温补法。多用于阳虚的病症，表现为面色晄白、四肢发冷、全身畏寒、腰膝酸软等症。常用药物如附子、肉桂、干姜等，中成药如附子理中丸、右归丸等。

（3）峻补法。多用于身体极度虚弱甚至生命垂危的病人，如产后大出血不止，宜用红参、野山参等益气摄血；阳虚欲脱的病人，可用参附汤（人参、附子）煎汤缓缓灌服。老年人肝肾亏虚、精血不足，往往用阿胶、龟板胶、鹿角胶，猪、牛、羊肉或脊髓等血肉有情之品，大补元气，以延年益寿。

（4）平补法。多用于身体虚弱不甚或虽然亏虚而非峻补所宜的病人，如有些轻度血亏的病人，可用黄芪、当归炖肉食用，轻度肾亏腰酸的病人，可用杜仲炖鸡食用。有些老年人五脏俱亏，气血阴阳皆不足，这时常常从补益脾胃入手，通过平补脾胃，恢复脾胃的运化功能，方能使所食的水谷化生为精微气血，以濡养全身其他脏腑组织，起到调理恢复身体功能的作用。相反，若用峻补药物，脾胃不能消化吸收，也就起不到补益作用。

冬季进补多以温补为宜，而其他季节相对较少，多采用清补之品，如春季好发高血压病，宜选用补阴之品；夏季炎热多汗，宜用西洋参、石斛等泡茶饮用，以清热益气养阴；秋天干燥伤肺，多用凉润之品润肺，如雪梨、麦冬等。

怎样选购和正确服用人参

冬天进补，人们常想到的是人参。人参是"补药之王"，几乎与"补药"一词画等号，因而无人不知，无人不晓。那么怎样选购不同类别的人参和正确服用人参呢？这是关系到合理使用和保证其"补力"的关键。

人参为五加科多年生草本植物人参的根。因产地、品种和加工方法的不同而有不同的人参。从产地来说，我国东北产的称"吉林参"；朝鲜产的称"高丽参"，其商品分红参、白参两种；北美洲产的称"西洋参""洋参"或"花旗参"；日本产的称"东洋参"，又称日本"园参"。"野山参"是指未经人工栽培的野生的人参，这种人参生长年限比较长，比较稀少，补益作用较强，因而价格昂贵。目前市场上出售的大多是人工栽培的人参，又称"园参"或"移山参"。人参由于加工炮制的方法不同，使人参的性质也产生了某些差异。鲜参洗净后干燥者称"生晒参"；蒸制后干燥者称"红参"，常由数根人参压制成方柱形；焯烫浸糖后干燥者称"糖参"或"白参"；加工断下的细根称"参须"。野山参经晒干，称"生晒山参"。生晒参、红参、生晒山参均以条粗、质硬、完整者为佳；白参以条粗、完整、皮较细、淡黄白色者为佳。人参固有浓厚香气，味微苦、甘。

人参性微温，味甘、微苦，归脾、肺、心经，具有大补元气、复脉固脱、益智安神、延缓衰老等功效。现代研究证实，人参对中枢神经系统、免疫系统、心血管系统、内分泌系统等均有良好的调节作用，具有抗休克、促进人体物质代谢、增强人体抗病能力和抗应激能力以及抗衰老的作用。不同的人参在性质和作用方面也有差异和不同的适应证，应区别使用。野山参阴阳俱补，功效最佳；红参偏温，白参或糖参平和，而西洋参偏凉。一般来说，高丽参、吉林红参与日本红参性偏温，适用于年高体虚、阳气不足的老年人，症见面色苍白、四肢不温、腰膝酸软、动则喘气等，对术后或妇女崩漏、产后失血过多者也适用。吉林白参、糖参、白参性质平和，适宜于气虚乏力、声短懒言，动则汗出的病人或脾胃消化吸收功能差者。西洋参性质偏凉，适应于咽干口燥、热病伤阴、暑热耗伤气阴的人群，多于夏天服用。各种参须功似同类而力薄。

服用人参的方法有以下几种：

（1）煎汤饮用。将人参切成药片，洗净放入砂罐中，加入清水（高出参片2cm）浸泡0.5～1h，加盖用小火煎1～1.5h，即可取汁饮用。

（2）隔水炖服。将参片5～8片放入小碗，加适量清水，放入加有冷水的锅中隔水蒸0.5～1h，可加适量蜂蜜连汤带渣服用。

（3）泡茶饮服。取人参片5～8片，置于杯中，冲入沸水，加盖5～10min，即可代茶饮服。可以连泡多次，待汤味变浅，可连汤带渣一同服食。

（4）浸酒饮服。取整枝人参10～20g，浸入500mL白酒中，密封，每天将容器振摇一次，两周后即可服用。每次10mL左右。

（5）研末冲服。将人参研成粉末，装入胶囊服用，每次1.5～2g，或用开水送服。

（6）细嚼噙化。每次用人参片1～2片，放入口中慢慢嚼烂噙化。

注意事项：

（1）根据不同体质和疾病情况选择不同的人参和服用方法。

（2）在服用人参的同时，不吃萝卜、绿豆或饮茶，以免影响补力。

（3）如发生感冒发热等疾病，或者因服用不当产生腹满食欲不好等副作用时，应暂停服用，也可炖服萝卜、绿豆减轻症状。

鹿的药用

鹿的全身都是宝，都是中药，而且是"血肉有情"之品，其中"鹿茸"是补阳药的"老大"。下面我们以中药的目光看"鹿"吧。

鹿药材的来源有鹿科动物马鹿或梅花鹿两种。

（1）梅花鹿，体长约1.5m，体重约100kg。臀部有明显的白色臀斑，尾短。雄鹿有分叉的角，长全时有4～5叉，眉叉斜向前伸，第二枝与眉叉较远，主干末端再分两小枝。栖于混交林、山地草原及森林近缘，分布于东北、华北、华东、华南地区。梅花鹿为国家一级保护动物，目前野生较少，禁止捕猎。梅花鹿在森林中生活，喜群居，性温顺，善跳跃，感官灵敏。具有季节性垂直迁徙习性，夏季鹿群多到高山地带活动，冬季多到低山区的河谷或向阳山坡越冬。植物性食性，能采食上百种植物的什叶、果实、树皮。食性广泛，对酸、甜、苦味的食物均可采食。尤对树的细枝、嫩叶和果实喜食。鹿角春季脱落并萌发新角。4—8月份为生茸期，到9月初鹿茸停止生长，鹿茸皮脱落，仅遗留下分成4个枝杈的裸露骨用质，是配种期殴斗和冬季雪下寻食的工具。梅花鹿为季节性发情的动物。养殖宜秋季配种，幼鹿2周岁时性成熟。每年9—11月份时，公鹿变得膘肥体壮，颈围粗，毛色暗，阴囊下垂，性暴好斗，常与其他公鹿争偶。母鹿在此时期可发情3～4次，每次持续18～36h。

（2）马鹿，体形较大，体长2m，体重超过200kg，肩高约1m，背平直，肩部与臀部高度相等。雄性有角，眉叉向前伸，几与主干成直角，主干稍向后略向内弯，角面除尖端外均较粗糙，角基有一小圈瘤状突。栖于混交林、高山的森林草原，分布于东北、西北及内蒙古等地。马鹿养殖要点与梅花鹿大致相似，其体形较大，生序竞争能力强，野生鹿较多，每年配种、产仔和上茸都要稍早于梅花鹿。

鹿全身是宝，鹿茸、鹿鞭、鹿血、鹿肉、鹿胎、鹿脂、鹿筋、鹿皮、鹿尾、鹿角、鹿角霜、鹿骨、鹿皮等都是本草纲目上有记载的可供药用的名贵中药，也即食疗补品。

（1）鹿茸。"东北三宝"之一，尚未骨化的幼角。雄鹿的嫩角没有长成硬骨时，带茸毛，含血液，叫作鹿茸，是一种贵重的中药，用作滋补强壮剂，对虚弱、神经衰弱等有疗效。壮肾阳，益精血，强筋骨，托疮毒。主肾阳虚衰、阳痿滑精、宫冷不孕、虚劳羸瘦、神疲畏寒、眩晕、耳鸣耳聋、腰背酸痛、筋骨痿软、小儿五迟、女子崩漏带下、阴疽等。能增强人体免疫能力和提高机体工作能力，有改善睡眠和食饮、降低肌肉疲劳、促进儿童生长发育和血液循环及伤口愈合等作用。除临床配方外，食用方法：酒泡制或水煎饮，与瘦肉炖煮同食亦可，每次约取用3g左右。

（2）鹿茸血。宰杀鹿时取其血，风干后制成紫棕色片状即成。功能补虚、和血、壮阳、治虚损腰痛及心悸、失眠、崩漏带下。有促进新陈代谢、增强体质和促进机体机能的作用，对治疗神经衰弱及各种虚损症疗效甚佳。佐餐或早晚服用，每次约30mL。

（3）鹿角。已骨化的角或锯茸后翌年春季脱落的角基，习称"鹿角脱盘"。鹿角温肾阳、强筋骨、行血消肿，用于阳痿遗精、腰脊冷痛、阴疽疮疡、乳痈初起、瘀血肿痛。洗净，锯段，用温水浸泡，捞出，镑片，晾干；或锉成粗末。用法：煎汤内服，每日3～5g，或外用研末调敷。

（4）鹿角胶。指鹿角经水煎熬浓缩而成的固体胶。功能温补肝肾、益精血、止血。用于肾阳虚弱、精血不足、虚劳羸瘦及各种出血及阴疽。烊化兑付，每日5～10g。

（5）鹿角霜。鹿角熬制鹿角胶后剩余的骨渣。用时捣碎。功能温肾助阳、收敛止血，用于脾肾阳痿、食少吐泻、白带、遗尿尿频、崩漏下血、痈疽痰核。煎服，每日10～15g。外用止血。

（6）鹿鞭。功能补肾壮阳、益精，治劳损、腰膝酸痛、肾虚、耳聋、耳鸣及阳痿、宫冷不孕等。可配制中药泡酒服用，亦可制作高档菜肴等，每日5～10g。

（7）鹿尾。宰鹿后，将鹿尾在荐椎与尾椎相接处割下，洗净，在通风处挂起，阴干，称为毛鹿尾；或将割下的新鲜带毛鹿尾用湿布或湿麻袋片包上，放在20℃左右温度下闷2～3天，然后取出拔掉长毛，放凉水中浸泡片刻，取出，刮净绒毛和表皮，去掉尾根残肉和多余的尾骨，用线绳缝合根及断离的皮肤，钭尾拉直，挂通风处，阴干，称为光鹿尾。一般以马鹿尾为好，梅花鹿尾瘦小，甚少采用。功能滋补强壮，暖腰膝、补肾血、益肾精、治腰背疼痛不能屈伸及肾虚、遗精、头昏耳鸣等。煎汤内服或入丸剂，每次9g。

（8）鹿胎、鹿胎膏。鹿胎为鹿流产的胎仔或从母鹿腹中取出的成形鹿胎及胎盘，以酒浸、整形、烘烤、风干即为鹿胎。将鹿胎以煎煮、焙炒、粉碎，加红糖熬制，即为鹿胎膏。鹿胎膏是以鹿胎为原料，辅以人参、当归等20多种珍贵药材及20多道工序精心加工而成的，具有较强的补气养血、调以散寒的功效，治疗妇女月经不调、宫寒不孕、崩漏带下等症。每日2次，每次3～5g或遵医嘱。

（9）鹿筋。功能壮筋骨，治痨损、风湿性关节炎、转筋等。酒浸或入菜肴食用。

（10）鹿骨。即鹿的骨骼。味甘、微热、无毒。化学成分以天门冬氨酸、脯氨酸、甘氨酸、赖氨酸、精氨酸等氨基酸含量较高，以钾、锰、锌、钡、钴、硅、锑等微量元素含量较高。安胎下气、久服耐老，能强精补髓、内虚补骨、强筋壮骨。主治久病体弱、精髓不足、风湿寒痹、四肢疼痛、筋骨冷痹、外伤骨折等病症。每日2次，每次5g，开水或黄酒送服。

（11）鹿脂。功能温中散寒、通肌理、治痈肿、四肢不随、面疮等。外用频频涂敷。

（12）鹿肾。功能补肾气安五脏、治肾炎、肾虚、腰膝劳损、腿软乏力。入菜肴或焙干研末配中药。

（13）鹿心。功能具有调节心肌功能，治疗心悸气补、失眠健忘、气血两亏，促进血液循环，可用治风湿性心脏病等。焙干研末配中药或烧熟食用。

（14）鹿肝。具有益血补脾驻颜的功效，对治疗女性贫血、小儿衰弱及维生素A缺乏症有明显疗效。煮熟食用，焙干研末配中药。

动物药在中药中占有非常重要的地位，一般来说，在同类药中，动物药都是作用较强的，而且更接近人体，故称为"血肉有情之品"。鹿一身都是药，都是宝，它为人类的健康做出了贡献，我们应该感谢它。

名方与药膳

　　"当归生姜羊肉汤"出自东汉医圣张仲景所著《金匮要略》。该方是沿用了2000多年的中医名方，具有较高的临床价值。由当归3两、生姜5两、羊肉5两所组成。有补气养血、温中暖肾作用，适用于妇女产后气血虚弱、阳虚失温所致的腹痛，还可以治疗血虚乳少、恶露不止等症状。当归生姜羊肉汤的组成非常简单，只有羊肉、生姜、当归三味。其中，当归是中医常用的补血药，性质偏温，有活血养血补血的功效；生姜既是厨房不可缺少的调料，也是作用广泛的中药，可以温中散寒、发汗解表；羊肉是老少皆宜的美味食物，性质温热，能温中补虚。羊肉、生姜、当归三者配合起来，具有温中补血、祛寒止痛的作用。该方是药食配伍的代表方和药膳。它既是一个效果显著的临床药方，也是一道风味独特的药膳，特别适应于体质虚寒的人日常食用。对于怕冷的贫血病人、年老体虚的慢性支气管炎患者，以及由于慢性腹泻引起的营养不良者，也可食用本方，作为辅助调理。

　　当归生姜羊肉汤的制作并不复杂：将羊肉洗净，除去筋膜，切成小块，生姜切成薄片，当归洗净，用纱布松松地包着捆扎好，一起放在锅里，加水后先用大火煮开，再用微火煨两小时左右即可。服用前可以适当加一点盐和其他调料，吃肉喝汤。可根据自己的实际情况，每隔一段时间吃一次。

　　需要指出的是，当归生姜羊肉汤的功效和味道与用料的比例关系密切。按书中原方的用量，当归45g、生姜45g、羊肉500g，这样做出来的肉汤效果明显，用于治疗寒性疝气、腹痛怕冷、血虚乳少最为适宜，但因其药味太浓，不易被一般人接受，更难作为药膳长期食用。因此，作为虚寒体质调理的药膳时，用当归2g、生姜30g、羊肉500g比较合适。当归生姜羊肉汤也有禁忌证。如患有皮肤病、过敏性哮喘以及某些肿瘤的病人，由于方中的羊肉属于腥膻发物，有可能使旧病复发或新病加重，因而不宜食用；平时怕热、容易上火、口腔溃疡、手足心热的人，以及感受风热外感、发热咽喉疼痛者，也不适用。

　　如果您由于长期工作劳累、精神紧张或长期处于阴冷潮湿之地，导致疲倦乏力、恶风怕冷、头昏失眠、容易感冒、面色偏白，不妨将当归生姜羊肉

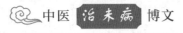

汤作为您的保健药膳。

中医方解参考：当归"甘、辛、温，入肝、心、脾经。补血和血，调经止痛，润肠通便"。故能补、能走、能通。《本草纲目》："当归能治头痛，心腹诸痛，润肠胃、筋骨、皮肤，治痈疽，排脓止痛，和血补血。"《药品化义》曰："当归者，头补血上行，身养血中守，梢破血下行也。"生姜："辛微温，入肺、脾胃经。发表散寒，通阳。"故能散能通。《日华诸家本草》曰："生姜者，治心腹痛也！"。羊肉："甘温甜，补益生血。"《金匮要略心典》云："羊肉者，补虚益血也！"

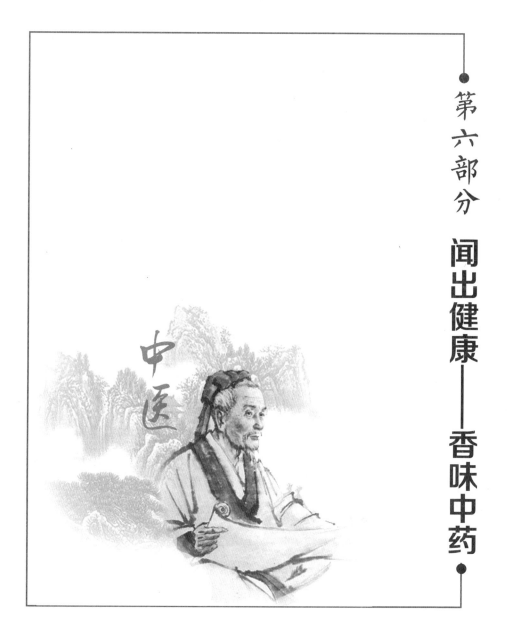

第六部分 闻出健康——香味中药

闻出健康——香味中药，芳香辟秽

中草药具有一定气味，与其性味相关，也是其功效的物质基础。一些中药天然芳香，沁人心脾，如艾叶、藿香、薄荷、山奈、川芎、当归、苍术、白芷等。闻之则提神醒脑，通鼻开窍，并具有驱虫消毒、避疫、防病的功能，对预防流感和疾病有一定作用。时至春季，各种致病微生物繁殖增加，呼吸道传染病也增多。除了内服中药外，外用中药也是行之有效的方法。

中药熏法防治疾病的历史悠久，它是预防传染病的一种行之有效的方法，也是呼吸道疾病重要的辅助疗法之一。以具有芳香气味的中药组方，达到预防呼吸道疾病和治疗疾病的目的。中医认为："肺朝百脉，司呼吸""肺开窍于鼻。"鼻是人体的重要门户，"温邪上受，首先犯肺"，温热传染病最先侵犯呼吸系统。预防疫病，最重要的是切断疫气传播途径，所以要固护人体鼻、口、皮肤等。

中药防疫香囊也是由芳香中药组成的，具有祛瘟除秽、开窍解毒的功效。香囊应用的历史源远流长，最初用作饰物，袋内装有生米和香料的混合物，是古人喜欢的装饰品之一。在古代，中药的芳香避秽功能和调养正气作用，除用于制造香囊外，还逐渐应用于较大范围内的清新空气、驱病邪、防蚊虫方面，如制成可燃烧的盘香、塔香、线香，大户人家还有焚烧檀香的檀香炉等，或用相关的药方煎煮熏洗以防病。现在流行的香熏、药浴等芳香疗法，正是传统医学与现代生活方式的巧妙结合。

现代医学的研究已发现芳香类中药含有植物性挥发油，而这类挥发油具有一定的抑菌、抗病毒作用。此外，香囊所散发的阵阵幽香药味，能刺激黏膜的免疫反应，刺激人体呼吸道黏膜产生分泌型免疫球蛋白，这种抗体对病毒和细菌有较强的灭杀作用，使这些微生物在上呼吸道黏膜不能存活。调整人体免疫系统，增强免疫能力，振奋人体正气，达到"正气存内，邪不可干"的功效。同时又能净化空气，避其毒气，改变口腔、鼻腔黏膜的酸碱环境，在鼻黏膜形成不利于疫毒传入的小环境，在一定程度上能有效遏制感冒病毒的入侵。苍术、艾叶、藿香、白芷、山奈等芳香类中药，现代研究显示对流感有预防作用，对水痘、麻疹、流行性腮腺炎、慢性呼吸道疾病等也有预防作用。

芳香中药香气作用于大脑，调节神经系统功能，调节心情，使人精神振奋，免疫功能增强。芳香中药，可以吃出健康，也能闻出健康。

香味中药

　　中药来源于大自然的植物、动物和矿物，其中以植物药占大部分，主要以叶、花、果、茎、根、种子或全草入药，从而使中药具有独特的气味和香味。其中也有很多常用作香料或食品调料。中国烹调享誉世界，饮食文化源远流长，在中国菜的烹调中，常用的调料姜、花椒、葱、蒜、八角、茴香等都具有特殊的香味和味道，在烹调中，我们随手撒上的几粒胡椒或者几节葱花，都会使得我们感觉不同，烹调出不同风味的可口食物。可见，这些香料在烹调工艺中有举足轻重的作用。也正是它们，几千年来，让我们的味觉渐渐有了不同的体验。香料具有特殊的香味，从巫术到宗教、从香水到毒药，在人类漫长的历史活动中，香料都占据着重要的位置。它体现个人的爱好和感情的表达，它曾经是贵族的奢侈品，价值与黄金相当。除了大部分来源于植物香料外，还有的来自动物，如麝香、龙涎香、海狸香、灵猫香等，后来还有人工合成的香料。

　　常用的香味中药大都属于芳香化湿、解表、清热、开窍、理气、活血类，分别具有芳香化湿、健脾和胃、解表散邪、清热解毒、开窍醒神、行气活血等功效，可用于脾虚湿阻、外感表邪、热毒、鼻塞、精神不振、郁郁寡欢、消化不良、气血失和等，具有良好的保健调治作用。在烹调中使用相当于"口服给药"，鼻闻香味也有良好的作用，传统的香囊芳香辟邪、净化空气。同时中药活性成分与机体反应在鼻黏膜形成不利于疫毒传入的小环境，具有祛瘟除秽、开窍解毒的功效，能预防病原微生物及其他过敏源的入侵，它还可振奋人体正气，增强免疫机能，达到"正气存内，邪不可干"的功效。

　　许多香料都是中药，许多中药也都是香料，这就是药食同源、药食同用。下面介绍一些常用的香味中药。

　　（1）丁香。桃金娘科常绿乔木植物丁香的干燥花蕾。香气浓郁，味辣，辛温，暖脾胃，行气降逆，可治胃寒呕吐呃逆、胃寒冷痛以及肾虚阳痿，1～6g，水煎服。煎汤外洗，可治各种癣病。丁香油滴于龋齿洞腔，治龋齿牙痛。不与郁金同用。

（2）砂仁。为姜科多年生草本植物砂仁的成熟果实。气芳香，味辛、凉，微苦，药性辛温，化湿行气，止吐泻，用于脾胃虚寒吐泻。可单用1.5～3g，研末吞服，或3～10g打碎水煎服；安胎，用于妊娠呕逆不能食和胎动不安，单用本品炒熟研末服或水煎服。阴虚有热者忌服。

（3）小茴香。为伞形科多年生草本植物小茴香的干燥成熟果实。气香浓，味甜，辛温，散寒止痛，可治疝气、腹痛、睾丸偏坠胀痛、痛经；理气和中，可治胃寒气滞导致的脘腹胀痛，3～6g水煎服。

（4）八角茴香。又名大茴香，为木兰科常绿乔木植物八角茴香的干燥成熟果实。气芳香，味辛、甜，其性味功用与小茴香同。

（5）桂枝、肉桂。同来源于樟科常绿乔木植物肉桂，桂枝为肉桂的嫩枝，肉桂为树皮，有特异香气，味甜、微辣。桂枝辛甘温，发汗解表，用于风寒感冒；温通经脉，可用于寒凝血瘀所致的胸痹心痛、脘腹冷痛、经闭腹痛、风湿痹痛；助阳化气、温通经脉，可用治痰饮、水肿和小便不利以及心悸、脉结代等，3～9g水煎服。肉桂辛甘大热，补火助阳，散寒止痛，可用治肾阳虚衰的阳痿宫冷、闭经痛经、风寒湿痹、虚喘心悸以及心腹冷痛、寒疝作痛等。还能鼓舞气血生长。焗服或水煎服2～5g，研末冲服，每次1～2g。

（6）郁金。为姜科多年生草本植物姜黄、温郁金、莪术等的块根。气微香，有姜味，辛、苦、寒，活血行气止痛，疏肝解郁，治疗气滞血瘀的胸、胁、腹痛。尤其是妇女经行腹痛、乳胀等。清肝胆湿热，并可利胆排石，用于胆石症。还可以郁金粉治早搏。水煎服3～9g，不与丁香同用，孕妇慎用。

（7）山柰。为姜科植物山柰的干燥根茎，气香特异，味辛辣，辛，温。行气温中，消食，止痛，用于胸膈胀满、脘腹冷痛、饮食不消。水煎服6～9g。

（8）荜茇。为胡椒科多年生草质藤本植物荜茇的未成熟干燥果穗，有特异香气，味辛辣。辛热，温中散寒，治疗胃寒腹痛、呕吐腹泻等。本品与胡椒研末，填塞龋齿孔中，可治疗龋齿疼痛。水煎服1.5～5g。

（9）胡椒。为胡椒科常绿藤本植物胡椒的干燥果实，气芳香，有刺激性，味辛辣。辛热，温中止痛，下气消痰，开胃进食，治疗胃寒腹痛、呕吐腹泻，可单用研末入猪肚中炖服。治腹泻，可研末敷贴脐部。水煎服1.5～4.5g，研末吞服每次0.3～0.6g。胃热及阴虚有火者忌用。

（10）草果。为姜科多年生草本植物草果的成熟果实，气香，味辛辣，辛温，燥湿散寒。用于寒湿中阻之脘腹胀痛、呕吐腹泻。除痰截疟用治疟疾。打碎煎服 3～6g。

（11）白豆蔻。为姜科多年生草本植物白豆蔻的成熟果实，气芳香，味辣，辛温。化湿行气，温中止呕，用于湿阻脾胃的脘腹胀满、不思饮食、呕吐等。小儿胃寒吐乳，可与砂仁、甘草研细末，常掺口中。水煎服 3～10g。

（12）肉豆蔻。为肉豆蔻科高大乔木植物肉豆蔻树的种仁，气芳香而强烈，味辛辣而苦，辛温。温中行气，涩肠止泻，用于脾肾虚寒久泻和胃寒胀痛、食少呕吐。煨后除去部分油脂（豆蔻醚）可降低毒副作用，水煎服 2～6g。

（13）姜黄。为姜科多年生草本植物姜黄的根茎，气微香，味苦辛。活血行气、通络止痛，用治血瘀气滞所致的心、腹、胸、胁痛，闭经，产后腹痛及跌打损伤和风湿痹痛等。可治牙痛；与大黄、白芷等外敷可治痈肿疔毒；还有降低胆固醇、甘油三酯的作用。水煎服 3～9g。

（14）花椒。为芸香科高大灌木或小乔木植物花椒的干燥成熟果皮，具特殊强烈香气，味麻辣而持久，辛热。温中止痛，杀虫止痒。治疗胃寒腹痛吐泻、蛔虫腹痛。单用本品煎水外洗，治疗湿疹瘙痒、妇女阴痒。水煎服 3～6g。孕妇慎用。椒目系花椒的成熟干燥种子，能利水消肿，常用于痰饮喘息、水肿胀满。

（15）薄荷。为唇形科多年生草本植物薄荷的茎叶，气芳香，味辛。辛凉，发散风热、利咽解毒，用于风热感冒、头痛目赤、咽喉肿痛；疏肝解郁，用于肝郁气滞、胸闷胁痛；还能芳香避秽，用治夏令感受暑湿秽浊之气致腹痛吐泻等。水煎服 3～5g。

（16）高良姜。为姜科多年生草本植物高良姜的干燥根茎，气芳香，味辛辣，辛热。温胃散寒止痛止呕，治疗胃寒冷痛。可研末服，水煎服 3～10g。

（17）姜。为姜科植物姜的根茎，气芳香而特殊，味辛辣，新鲜根茎为生姜，干燥的为干姜，生姜辛温，发汗解表，用于风寒感冒，可单用煎水加红糖服，或配葱白煎服；温中止呕，有"呕家圣药"之称；温肺止咳，用于风寒咳嗽。此外，能解鱼蟹毒。生姜皮，辛凉，行水消肿，用于水肿、小便不利。生姜汁，可临床应急服用，如遇中药南星、半夏中毒的喉舌麻木肿痛或呕逆不止、难以下食者，可取汁冲服，易于入喉；还可配竹沥（新鲜竹竿经火烤而流出的液汁），喂服或鼻饲给药，治中风痰热神昏者。干姜辛热，温中散寒，用治脘腹冷痛、寒呕冷泻；回阳通脉，用治亡阳脉微欲绝；温肺化饮，用治寒饮咳喘。干姜炮炒后为炮姜，其辛散力减，守而不走，专于温中止血，治虚寒性出血。生姜切片入药水煎服3～9g，生姜汁3～10滴，干姜水煎服3～10g。

（18）葱白。为百合科多年生草本植物葱近根部的鳞茎。辛温，发汗解表，可用于风寒感冒，与生姜、豆豉同用；散寒通阳，用于阴寒腹痛腹泻，用本品捣烂，外敷脐部，再施温熨，可治阴寒腹痛和小便胀闭等；外敷乳房，可治乳汁郁滞不下，乳房胀痛。水煎服2～8枚。

（19）胡荽（芫荽）。为伞形科一年生草本植物芫荽的全草，有特殊香气，辛温，发表透疹，用于麻疹不透，也可单用煎汤局部熏洗；开胃消食，增进食欲。水煎服3～6g。

临床常用的一些中药处方和中成药也是以它们为主要成分，如行气止痛治疗胃病的香砂养胃丸（砂仁）、疏肝温胃止痛治疗胃寒气痛的良附丸、调和胃肠治疗胃肠疾病的甘草泻心汤和生姜泻心汤、温暖脾肾治疗慢性腹泻的四神丸（肉豆蔻）、和胃降逆治疗呃逆的丁香柿蒂散（丁香）、温肺化饮治疗慢性气管炎和肺气肿的苓甘五味姜辛汤、养阴解表治疗病后外感的葱白七味饮（葱）、疏散风热治疗风热感冒的银翘散（薄荷）、截除疟邪治疗疟疾的截疟七宝饮（草果）、开窍醒神治疗神志昏迷的安宫牛黄丸（麝香）等。以上只是举例出常用的一些香味中药，还有很多中药也具有香味中药的特性，在临床中广泛应用，并有深入研究开发的价值。

常用香料可入药

胡椒、花椒、葱、蒜、八角、茴香等是做菜肴常用的香料。但你是否知道，这些香料蕴藏着中药价值呢？当你突然有些不舒服，身边又没有药品，它们都是可以当药物使用的呀！中药香料既是我们日常餐桌上的重要原料，它们在保健身体和治疗疾病中也都发挥着重要的作用。

生姜，辛温，发汗解表，用于风寒感冒，可单用煎水加红糖服，或配葱白煎服；温中止呕，有"呕家圣药"之称；温肺止咳，用于风寒咳嗽。此外，能解鱼蟹毒。生姜皮，辛凉，行水消肿，用于水肿、小便不利。生姜汁，可临床应急服用，如遇中药南星、半夏中毒的喉舌麻木肿痛，或呕逆不止。干姜，辛热，温中散寒，用治脘腹冷痛、寒呕冷泻；回阳通脉，用治亡阳脉微欲绝；温肺化饮，用治寒饮咳喘。

葱白，辛温，发汗解表，可用于风寒感冒，与生姜、豆豉同用；散寒通阳，用于阴寒腹痛腹泻，用本品捣烂，外敷脐部，再施温熨，可治阴寒腹痛和小便胀闭等；外敷乳房，可治乳汁郁滞不下、乳房胀痛。

大蒜，辛温，内服解毒杀虫止痢，用于肺痨（肺结核）、百日咳、泻痢；治百日咳，可将本品捣烂，凉开水浸泡 12h 后，取液加白糖调服。治肺痨咳嗽，用本品煮粥送服白及粉；治泻痢可生食，或煎汤服。外用有解毒消肿、杀虫作用。治疗痈肿初起，可切片贴患处，再以艾火灸之；也可捣烂，加麻油适量调匀，敷贴肿处。治疗蛲虫，将本品捣烂，加少许菜油，于睡前涂于肛门周围；下田劳动前将大蒜捣烂涂于体表，可预防钩虫病。

花椒，辛热，温中止痛，杀虫止痒。治疗胃寒腹痛吐泻、蛔虫腹痛。单用本品煎水外洗，治疗湿疹瘙痒、妇女阴痒。

胡椒，辛热，温中止痛，下气消痰，开胃进食，治疗胃寒腹痛、呕吐腹泻，可单用研末入猪肚中炖服。治腹泻，可研末敷贴脐部。

小茴香、八角茴香，气香浓，味甜，辛温，散寒止痛可治疝气腹痛，睾丸偏坠胀痛、痛经。理气和中，可治胃寒气滞所致的脘腹胀痛。水煎服。

中药香料的应用介绍——乳香

乳香是常用中药，为植物卡氏乳香树及其同属植物皮部渗出的树脂，是一种散发浓浓香料味的植物。春、夏将树干的皮部由下向上顺序切开，使树脂由伤口渗出，数天后凝成硬块，收集即得。主产于北埃塞俄比亚、索马里以及南阿拉伯半岛。自古，埃及人与希伯来人在祭祀中以燃烧乳香来拜神，至今，仍有部分教堂在其仪式中采用此法，将它用来烟熏病患，以便消减邪灵。而乳香树脂，是乳香树的生命能量点，可用来替病人熏蒸消毒。埃及人则是将其加入防止老化的软膏中或制作成回春面膜；也常常将乳香与肉桂并用，如此可以舒缓四肢的疼痛。他们甚至不惜巨资向腓尼基人进口乳香，乳香在古代的身价几乎如黄金般贵重，以至于东方三博士特别挑选它做礼物，送给刚诞生的耶稣。中国人则发现它治淋巴腺结核与麻风病很有效。

乳香作为常用中药，其性味辛、苦、温，归心、肝、脾经，功效活血、行气、止痛、消肿生肌，用于跌打损伤、疮疡痈肿、气滞血瘀痛症，是外伤科要药。其成分主要有树脂、树胶和挥发油。现代药理作用：镇痛、消炎、升高白细胞，促进伤口愈合；降低药物对胃粘膜的损伤等。临床应用，3～10g，水煎服，宜炒去油用；外用适量，生用或炒用，研末外敷。

乳香还有如下一些用途：

清肺抗感染：针对气喘、咳嗽等肺部感染，鼻黏膜炎，可以香薰法吸入、（冷）热敷、按摩或浸泡，能舒缓急促的呼吸，有益于气喘患者。对鼻黏膜发炎（流鼻涕或咽喉有痰），还能调节黏液分泌量，对头部着凉也有舒缓效果。

调节内分泌：可以按摩、沐浴、（冷）热敷。

适合于怀孕及待产妇女使用：怀孕4个月后每天把稀释的乳香精油涂抹于腹部，可以防止妊娠纹。其安抚作用在分娩时很有用，也能舒缓产后抑郁症。

调节胃液分泌、助消化，祛肠胃胀气，改善消化不良和打嗝。

调理受刺激的肌肤和老化肌肤，平复皱纹，平衡油性皮肤，促伤口愈合。可以敷面、热（冷）敷及按摩脸部；乳香和玫瑰精油的配搭是绝佳的安抚修复配方。乳香精油是利用蒸馏法自其树脂萃取而来，其颜色呈无色或淡黄色，而其气味则深沉而带有淡淡的清新樟脑味，可制作成人类皮肤的回春液，是真正的护肤圣品。

针对发炎伤口之愈合，可以敷面、热（冷）敷或稀释后局部涂抹。

对心灵与精神效用，用香薰法赋予希望、增强心灵、平顺呼吸、消除忧郁，帮助解决焦虑及执迷过往的精神状态，使心情好转。

中药香料的应用介绍——没药

　　没药与乳香一样也是常用的中药，且两药通常配对使用。没药为橄榄科植物没药树或爱伦堡没药树的胶树脂，是一种会渗出芬芳树脂的植物。这两种树是阿拉伯、埃塞俄比亚和东索马里海岸的土产，两个品种都是矮小繁茂的灌木或小树，树枝粗壮、硬直而多刺，生长在石头地区，尤其是在石灰石山上。树的外皮和木质都有浓烈的香味，树干和树枝会自然地渗出树脂，树脂的味道苦涩且有点刺激，但曾一度被医药学界重视，用作止血的药物。若与酒调和饮用，可达到止痛的功效。因此传说耶稣被钉十字架时，信徒们也将没药混着酒递给耶稣以止痛消毒。希腊士兵都会随身携带一小瓶没药上战场，因为没药抗菌抗炎的特性能让他们的伤口止血愈合。在东方，没药被推崇为芳香的物质、香料和药物；古代埃及人在庙中燃烧没药，这是他们太阳仪式中的一部分，他们还把没药、芫荽及蜂蜜调在油膏中治疱疹，并用以裹尸，甚至能做出最好的木乃伊；犹太人也用没药膏来抹尸体。在希伯来人眼中，没药是一种贵重的香料。有些山羊爱嚼没药美味的叶子，因此它们的胡子也常会沾上树脂的香气。

　　没药是常用中药，其性味辛、苦、平，归心、肝、脾经，功能活血止痛、消肿生肌，用于跌打损伤、疮疡痈肿、气滞血瘀痛症。现代药理研究有降血脂和收敛作用，能抗菌、抗炎、镇痛与退热。

　　没药还有一些特别的用处，它有特别的"干化"作用，适合肺中有过多的黏液时，可清肺，并治疗支气管炎、感冒、咽喉痛及咳嗽等。对口腔问题和牙龈疾病也有较好的疗效，可用治口腔溃疡、脓漏、牙龈发炎、海绵状牙龈等，也常用在药用牙膏和牙科药膏中。能改善胃部异常发酵而引发的口臭。能减少胃酸、止泻、减轻痔疮。对妇科疾病有效，治疗经血过少，有抗霉菌、消炎、除臭功能，改善念珠菌引起的阴道炎，可坐浴。收敛生肌，能防止组织退化，外用治皮肤溃疡、疮口久不收口。

　　此外，没药提取的精油气味挥发得很慢，对身体的作用是在舒缓与提升之间取得平衡，能创造内在的平静，这种平静是来自深层内在的，是抚慰灵魂的，同时也能使我们在心灵的平静中更加睿智。